JN001437

硬い体をほぐす かんたん ストレッチ

中村 格子 監修

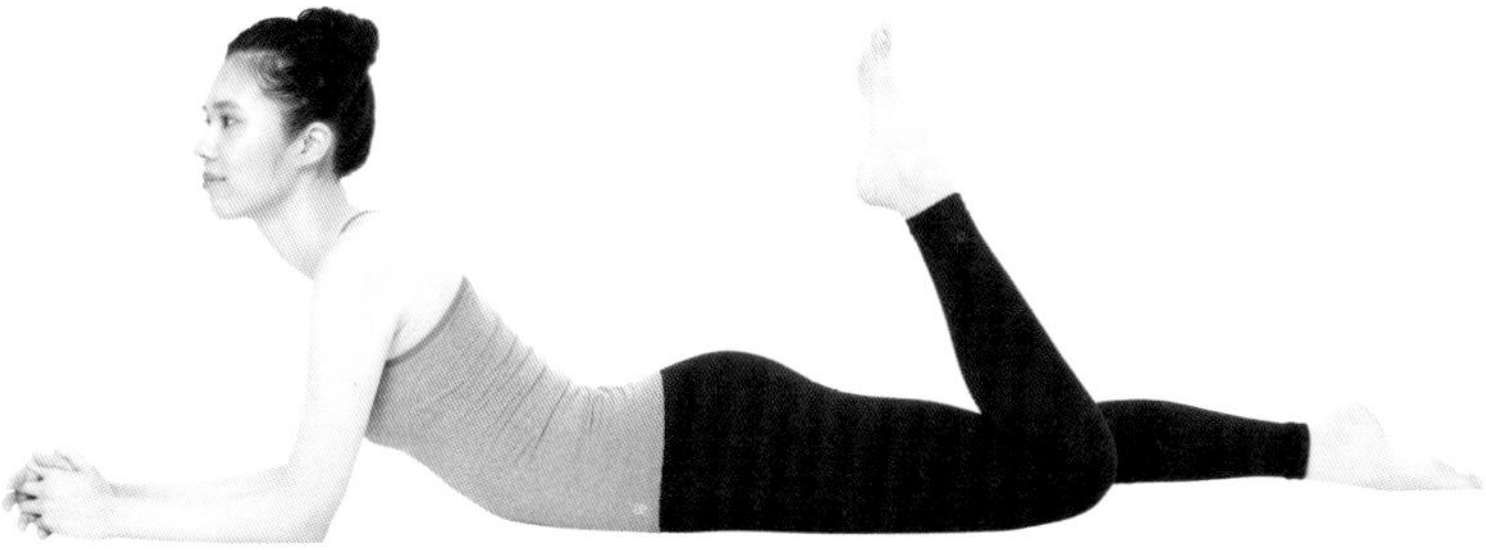

成美堂出版

はじめに

ダイエットをしたい、猫背を直したい、運動不足を解消したい、体があちこち痛むけれどどうすればいいのかわからない……。

そんな人はぜひ、ストレッチをしてみませんか。

便利になった反面、体を動かすことが少なくなった現代社会。

体を動かさずにいると硬くなって老化が進み、ケガをしやすくなるだけでなく、血行不良などから体調に影響を及ぼすこともあります。

ストレッチは、そんな硬い体をほぐすのにおすすめ。

コリ固まった筋肉や関節をほぐし、動きをよくすることができます。

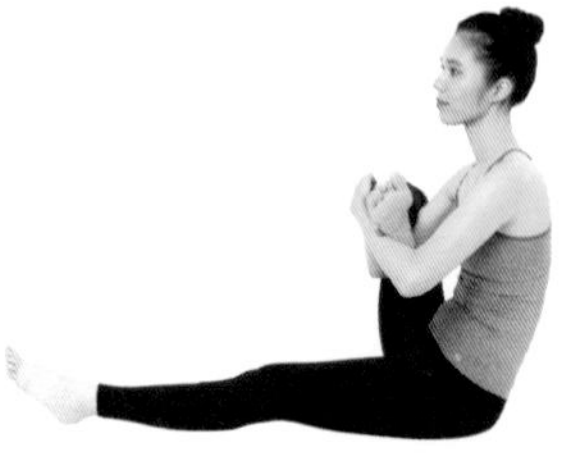

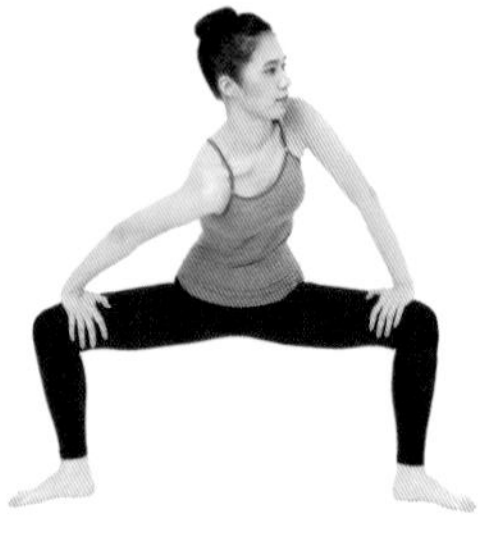

本書ではストレッチのなかでもとくに簡単で、すぐにできて、なのに効果的なものばかりを集めました。

でも、「毎日やろう！」と意気込む必要はありません。

運動しようとすればするほど続かないもの。

体が固まっているな、あまり動いていないなと思ったときや、ふと思い出したときにちょっとだけやってみる。

そんな〝ちょこっとストレッチ〟でも、続けていけば必ず効果は現れます。

今すぐ始められる本書の簡単ストレッチで、硬い体をほぐしていきましょう！

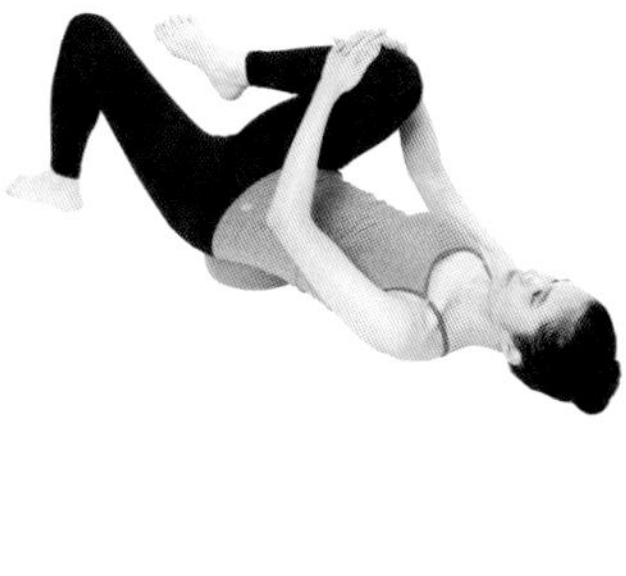

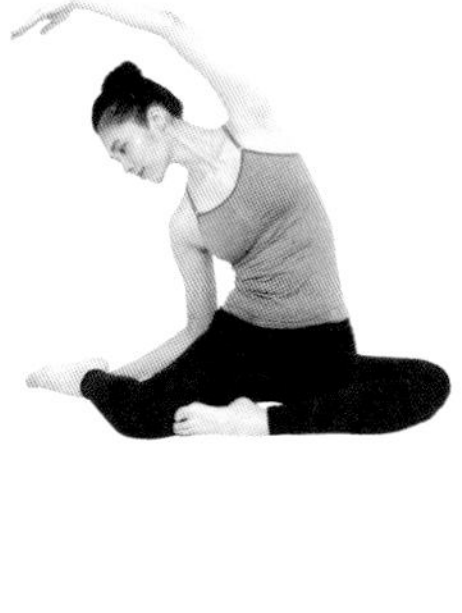

Contents

002 はじめに

006 本書の見方と注意事項

008 ストレッチで体と心がこんなに変わる!

013 楽しく続けるために目標を立てよう

018 簡単に全身をほぐす〝ぶらぶら体操〟

❶上半身をぶらぶら …… 019

❷腕をぶらぶら …… 020

❸長座で脚をぶらぶら …… 021

❹開脚して脚をぶらぶら …… 022

❺両手足をぶらぶら …… 023

呼吸 正しい呼吸法を身につけよう! …… 024

Part 1 基本の簡単ストレッチ

体の構造&使い方を知ろう! …… 026

ストレッチの特徴を知り効率アップ …… 028

代謝を上げる全身ストレッチ …… 030

上半身が楽になる肩甲骨のストレッチ …… 032

全身の動きがよくなるストレッチ …… 036

下半身が楽になる股関節のストレッチ …… 038

Column アルカリ性の食品を摂って ストレッチ効果をアップ! …… 040

Part 2 悩みを改善しよう!

首・肩のコリ&肩の動きを改善しよう …… 042

腰・背中の痛みを軽減しよう …… 048

つまずきやすさを改善しよう …… 054

ひざの痛みを軽減しよう …… 058

二の腕のたるみを改善しよう …… 064

手・ひじの痛みを軽減しよう …… 068

足のむくみを改善しよう …… 074

冷え性を改善しよう …… 078
眠りの質を改善しよう …… 082
Column ストレッチを効果的にする生活習慣 …… 086

Part 3 理想的な姿勢を身につける

理想的な姿勢はなぜ大事? …… 088
猫背・前肩を改善する …… 094
体のゆがみを改善する …… 102
ストレートネックをチェック&簡単に改善する方法 …… 104
骨盤のゆがみを改善する …… 108
反り腰を改善する …… 112
お尻をほぐして力をつける …… 114
Column 目指せ健康! 理想の1日 …… 116

Part 4 道具を使って効率アップ

道具を使うとどう違う? …… 118
バランスボールを使ってみよう! …… 120
ストレッチ用ポールを使ってみよう! …… 126
フォームローラーを使ってみよう! …… 136
ピラティスボールを使ってみよう! …… 142
マッサージボールを使ってみよう! …… 148
ストレッチバンドを使ってみよう! …… 150

154 簡単ストレッチのON&OFFな1日!
158 ストレッチQ&A

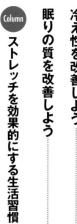

本書の見方と注意事項

下記の見方を参考にさっそくストレッチを実践してみましょう。まずは、18ページのぶらぶら体操やPart1の基本のストレッチなど、続けやすいものから取り組んでみるといいでしょう。無理なやり方をするとケガにつながるので、プロセスやポイントを確認しながら行うことが大切です。

どんな人におすすめかを紹介しています。

ストレッチのやり方を説明しています。

効果やコツなどを紹介しています。

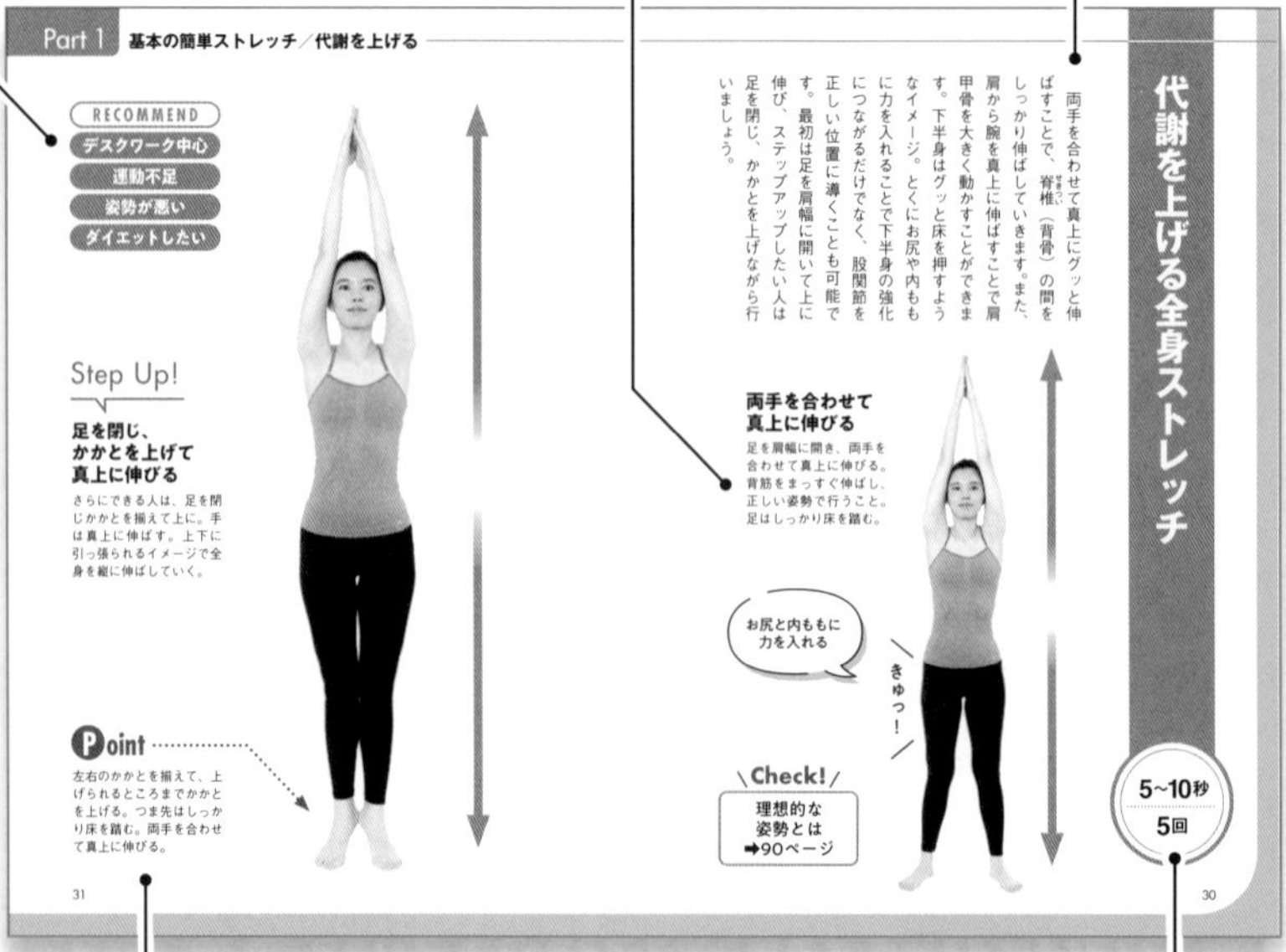

Part 1 基本の簡単ストレッチ／代謝を上げる
代謝を上げる全身ストレッチ
両手を合わせて真上にグッと伸ばすことで、脊椎《せきつい》（背骨）の間をしっかり伸ばしていきます。また、肩から腕を真上に伸ばすことで肩甲骨を大きく動かすことができます。下半身はグッと床を押すようなイメージ。とくにお尻や内ももに力を入れることで下半身の強化につながるだけでなく、股関節を正しい位置に導くことも可能です。最初は足を肩幅に開いて上に伸び、ステップアップしたい人は足を閉じ、かかとを上げながら行いましょう。
両手を合わせて真上に伸びる
足を肩幅に開き、両手を合わせて真上に伸びる。背筋をまっすぐ伸ばし、正しい姿勢で行うこと。足はしっかり床を踏む。
お尻と内ももに力を入れる
きゅっ！
Check!
理想的な姿勢とは➡90ページ
5~10秒
5回
30
RECOMMEND
デスクワーク中心
運動不足
姿勢が悪い
ダイエットしたい
Step Up!
足を閉じ、かかとを上げて真上に伸びる
さらにできる人は、足を閉じかかとを揃えて上に。手は真上に伸ばす。上下に引っ張られるイメージで全身を縦に伸ばしていく。
Point
左右のかかとを揃えて、上げられるところまでかかとを上げる。つま先はしっかり床を踏む。両手を合わせて真上に伸びる。
31

気をつけたいポイントを紹介しています。

基本の目標回数・秒数。きつい人は回数・秒数を減らし、さらにできる人は回数・秒数を増やしてステップアップを。

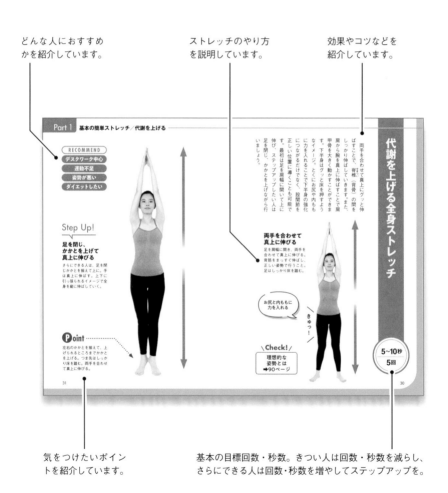

正しく、楽しく続けるポイント！

●回数や時間は？

➡最初に目指すべき目標の回数、秒数は各ページに明記されているのでまずはそこを目標に。ただし、きついと思ったら減らしたり、もっとできると思ったら徐々に回数を増やす、秒数を長くするなどして自分のレベルに合わせて調整しましょう。

●いつやるべき？

➡無理なくできる時間に行えばOK！ ただし、起床後30分程はまだ体が硬く、無理に行うとケガにつながるので避けましょう。

●どれからやればいいの？

➡準備（18〜23ページ）で体をほぐすところから始めましょう。時間がないときは、この準備体操だけでも十分です！「気持ちいい！」「もっとやりたい！」と思ったら、Part1の基本のストレッチやPart2の悩み別のストレッチにチャレンジ。

注意事項

●無理のない範囲で行ってください。

●体に痛みがある方は、すぐにストレッチを中止し、
痛みがなくなってから行ってください。

●持病のある方は、医師に相談してから行ってください。

●体の不調や痛みが続く場合は、医療機関に相談してください。

健康になれば、生活がもっと楽しくなる！
ストレッチで体と心がこんなに変わる！

そもそもストレッチって？

ストレッチ（stretch）は、もともと「伸ばす」という意味で、主に筋を伸ばす、関節の可動域を広くするといった目的で行われる動きのことを指します。1975年にボブ・アンダーソン氏の著書『STRETCHING』がアメリカで出版されたことがきっかけで広まり、日本でも1970年代後半には「ストレッチ」という言葉が定着したといわれています。

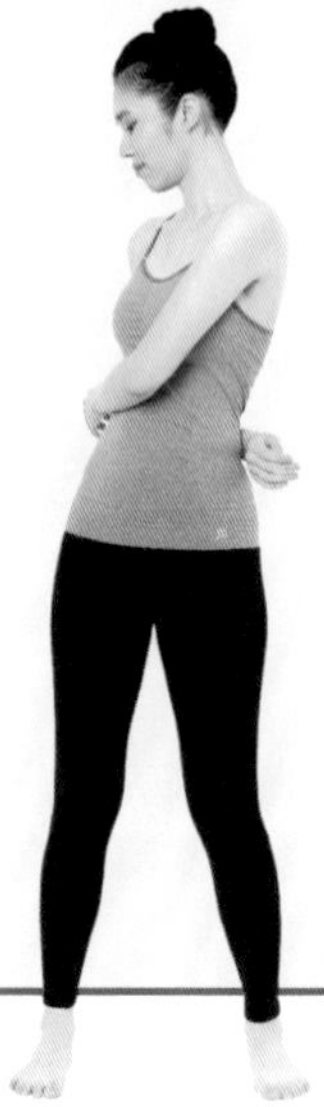

ストレッチは、簡単なのに心身を健康に導いてくれる手軽な運動。**ストレッチで体をほぐすことで血流がよくなり、代謝が上がる、リラックスできる**などさまざまな効果が期待できます。

普段、運動習慣がない人は「時間が取れない」「スペースがない」などと考えてしまい、なかなか最初の一歩が踏み出せないかもしれません。でも、難しく考えないで！ **その場で背伸びをするだけでも十分、ストレッチ効果はあります。**まずは、18～23ページで紹介しているぶらぶら体操のような手軽にできるものから始めるのがおすすめです。

体が動かしにくくなってきた、なんとなく調子が悪いなど不調を感じている人も、健康のために運動したいけれどなかなか動きだせないという人も、まずはストレッチを始めてみましょう。それだけで体と心の変化を感じられるはずです！

効果① 体が若返る！

ストレッチを行うことで血行や代謝がよくなると、体の機能が正常に働くため、**加齢による老化が進む速度もゆるくなり、若々しい体を保つ**ことが期待できます。

運動不足やストレスが原因で固まっている体は、血液の流れが悪くなっています。ですが、**ストレッチで体をほぐすことによって、滞っていた血液の流れがよくなります。**

血液は、摂取した栄養素や酸素を全身に運ぶ役割があるため、流れがよくなることでそれらが滞りなく末端までいきわたります。そして、細胞に必要な栄養素が運ばれることで各細胞の働きがよくなり、**内臓や筋肉といった体の機能も正常に**なっていきます。

また、代謝とは細胞が新しいものに入れ替わること。もしくはエネルギーを消費することを言いますが、代謝がよくなることで古い細胞が適切に新しいものに替わります。つまり、**細胞が若々しい状態に**なるのです。

ストレッチで血行をよくし、若々しくバランスの取れた体を目指しましょう。

ストレッチで体をほぐす

↓

全身に血液がめぐる

↓

血行・代謝がよくなる

↓

バランスの取れた若々しい体が保てる

効果② 自律神経が整う

自律神経

副交感神経

働き

胃腸の機能を高め、消化をうながす。心拍数や血圧を下げ、体を安静に保つ。

特徴

主に食事や睡眠のときに働く。体や心を休め、リラックスさせることができる。

交感神経

働き

心臓の働きを活発にする➡血管が広がり、血流が増加。筋肉に血液がいきわたりやすくなる。

特徴

主に仕事や運動時など活動的なときに働く。優位な状態が続くと不調の原因になる。

自律神経の主な働きは、呼吸や消化、排せつなど人が生きていくために必要な機能を調節すること。自律神経には、交感神経と副交感神経があり、交感神経は体を活動的にする神経、副交感神経は体を休ませる神経です。どちらも常に作用していますが、交感神経は仕事や運動時など活発に動いているときに優位になり、副交感神経は睡眠や食事などリラックスしているときに優位になります。

交感神経が優位になる時間が長くなると、人は体を休めることができなくなり、ストレスが溜まったり、イライラしたりと、疲れが取れない状態に。さらにその状態が続くと心身に不調が現れてきます。

そうならないために、手軽に取り組めるのがストレッチです。**ストレッチで体をほぐすことで心身をリラックスさせることができ、副交感神経が優位に**なります。交感神経ばかりが優位に立っていた状態から、交感神経と副交感神経のバランスがよくなり、**自律神経が整いやすくなる**のです。

効果③ ストレスが軽減する

ストレスとは、外部から刺激を受けたときに生じる緊張状態のこと。外部からの刺激とは、〈暑い・寒い〉といった天候や〈騒音〉などの環境による要因のほか、病気や睡眠不足から来る身体的な要因、心理的、社会的要因も含まれます。つまり、**日々の生活のなかにある変化はどれもストレスの原因になり得る**ということ。ストレスをまったく排除して生活することは難しいのです。

ストレス自体が必ずしも体に悪いというわけではありませんが、ストレスを感じる状態がずっと続くと心身に不調が現れることがあります。そのため、日常のなかでこまめにストレスを発散するようなリラックス法を取り入れていくことが必要。そのリラックス法のひとつに、ストレッチを取り入れてみましょう。

ストレスは、溜め込まないようにうまく付き合っていくことが大切。**すき間時間にストレッチを行い、体をほぐすことでリラックスできれば、ストレスを溜めすぎず、より健康的な生活を送ることができます。**

ストレスの主な原因

環境的要因

暑い、寒い、うるさい、まぶしい、暗いなど不快だと感じる環境。

身体的要因

病気や睡眠不足のほか、アレルギー物質、化学物質による刺激など。

心理的要因

不安、悩み、まわりや社会規範などのプレッシャー、身近な人の死など。

社会的要因

人間関係、仕事が忙しい、結婚･出産などによる生活の変化など。

効果④ やせやすくなる！

運動する時間が取れなかったり、加齢で基礎代謝量が落ちたりすると、食事制限をしてもなかなかやせない、食べすぎていないのになぜか太る……ということも。また、体重の増加がストレスになり睡眠不足やドカ食いをしてしまい、また体重が増えストレスが溜まるという悪循環を繰り返すこともあります。

しっかりと運動した場合と同じような効果があるわけではありませんが、**ストレッチには体をやせやすくする効果が期待できます**。

硬くなった筋肉は血液や水分が滞った状態。ストレッチでほぐしてあげることで血液や水分の流れがよくなり、基礎代謝を上げることができます。代謝が上がるとエネルギー消費がよくなるので、その分、**体重が落ちやすくなります**。また、水分の流れがよくなることで**むくみが取れ、見た目もすっきりとサイズダウンすることが可能**です。

ダイエットしたいけれど運動するのが苦手、時間がないという人こそ、ぜひストレッチでやせやすい体を目指しましょう！

ストレッチで体をほぐす

↓

血液や水分の流れがよくなる

↙ ↘

むくみが取れてサイズダウン！

代謝が上がってやせやすくなる！

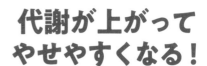

モチベーションをキープして習慣化！

楽しく続けるために目標を立てよう

目標設定の心得

- 無理な目標を立てない！
- すぐにできなくて当たり前
- 気持ちよく続けられることだけやる

運動やダイエットが続かないのは、モチベーションが保てないことも大きな原因。「絶対にやせてやる」「必ず毎日やる！」といったやる気はとても素晴らしいのですが、無理して生活のリズムを変えたり、頑張りすぎたりするとどうしても長続きしません。

楽しく続けるためには、無理な目標を立てないこと。できなくてあたり前、できたら自分をほめるくらいの気持ちでいることです。 そして、**気持ちよく続けられることだけをやる**という思いで、自分のレベルに合わせた目標を立てるといいでしょう。

目標といっても、簡単なことでいいのです。健康維持や美容のため、また日常生活を安全に送るためのちょっとした目標くらいがちょうどいいもの。

例えば、〈手を使わずに立つ・起きる〉、〈背中で合掌したり手をつなぐ〉という動きをできるようになるなど。「なんだそんなことか」と思われるかもしれませんが、やってみると意外とできないものです。

まずは、次ページから紹介する目標をやってみましょう。**今はできなくても適切にストレッチを続けていけば必ずできるようになります。** 毎日少しずつストレッチしていけば、数日で変わってきます。徐々にできるようになるその過程を楽しみながら、ステップアップしていきましょう。

目標❶

手を使わずにしゃがんで立つ！

健康で若々しい体を保つには、適度な筋力と柔軟性が大切。手を使わずにしゃがむ・立つという動作は、足腰の筋力や柔軟性が必要になります。この動きがスムーズにできるようになると転んでケガをするなどのリスクも軽減します。

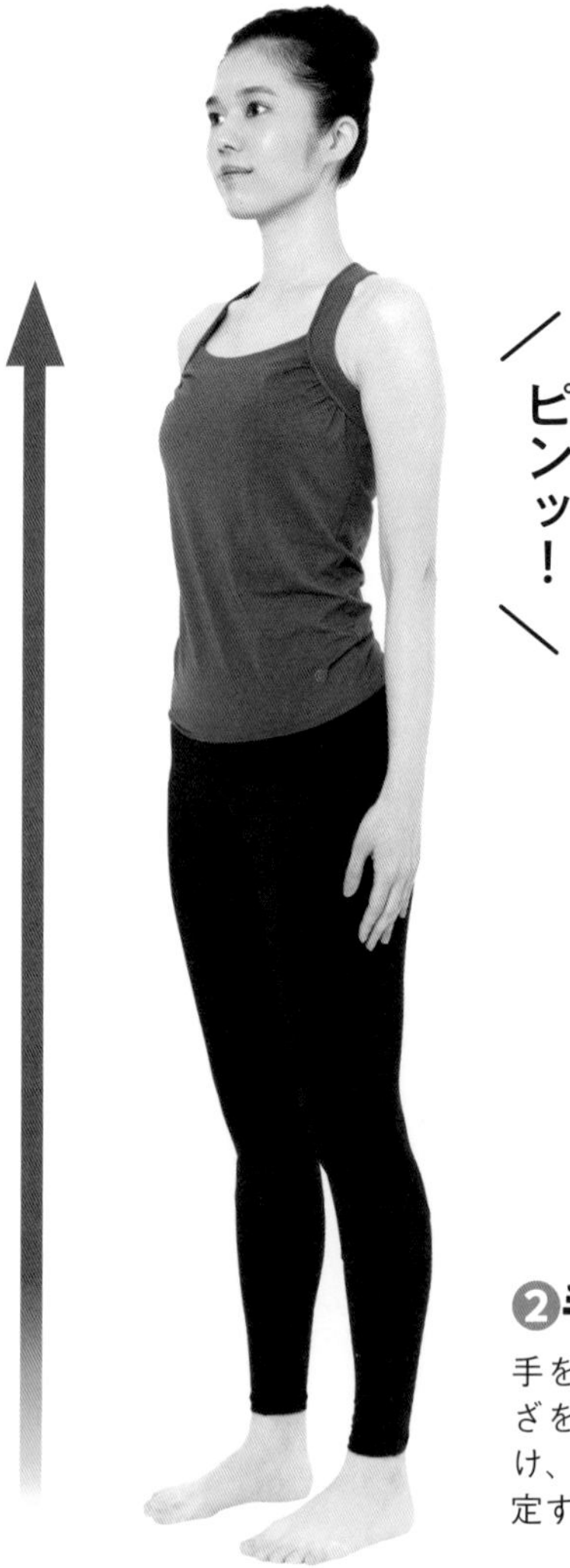

❶その場でしゃがむ

足を少し開いてゆっくりしゃがむ。お尻は床につけず、手は前方に下ろし、うしろに倒れないようバランスを取る。かかとは浮かせてもOK。

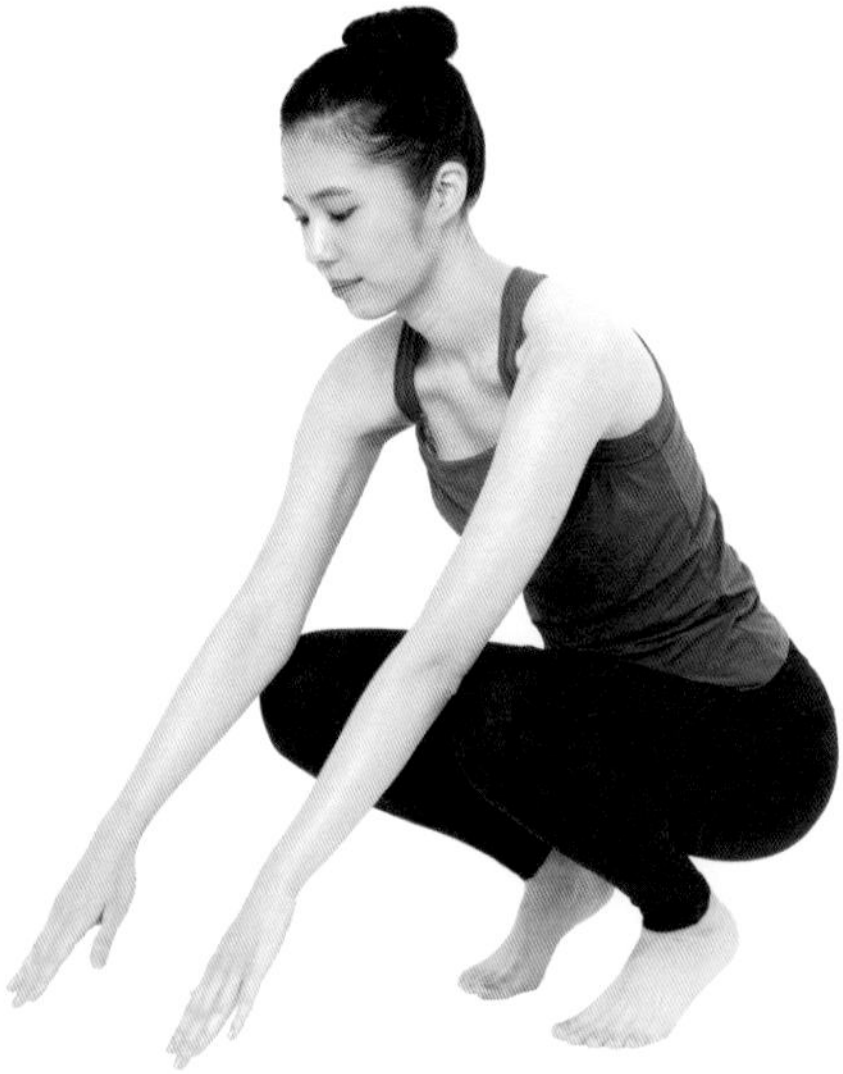

❷手を使わずに立ち上がる

手を床についたり動かしたりせず、ひざを伸ばして立ち上がる。かかとをつけ、背筋がピンと伸びたら、姿勢が安定するまでキープ。

目標②

背中で合掌！

両手のひらを合わせる合掌。背中側でできますか？ このポーズが取りづらい人は、前肩になっていたり、肩甲骨が硬かったりと、肩や胸の動きが悪くなっているかもしれません。上半身を中心にほぐすことでできるようになります。

背中で両手のひらを合わせる

両手を背中にまわし、手のひらを合わせる。できたら、合わせた手のひらを徐々に上に引き上げられるように。できない人は左右の指先だけでも触れるように意識して。

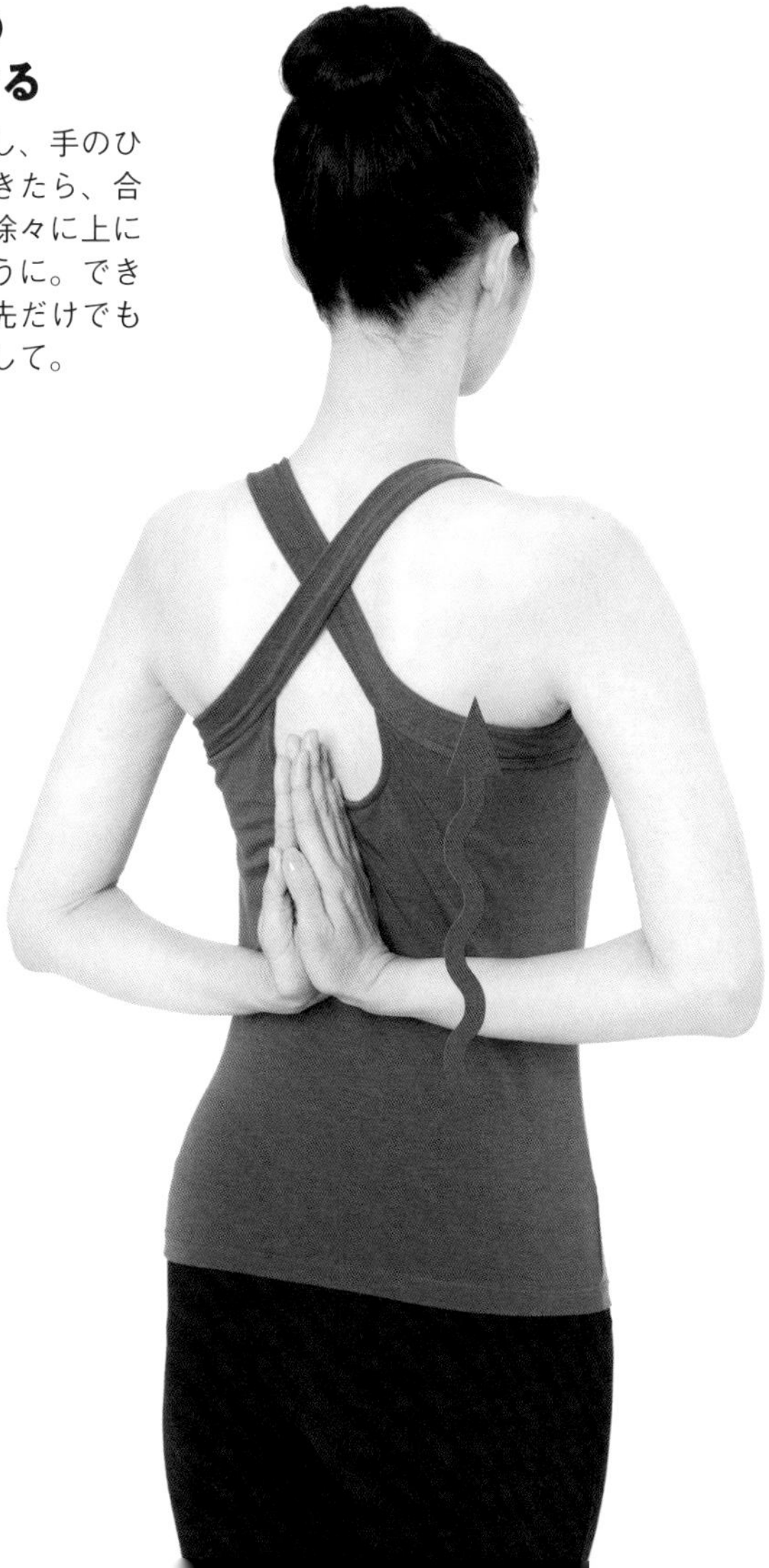

徐々に引き上げて！

目標③

背中で手をつなごう

肩甲骨や肩関節、胸椎《きょうつい》などの柔軟性が求められる動きです。指先でも触れることができない人は、手をつなぐかわりに、上になる手でタオルを持って下の手でそのタオルをたぐり寄せるようにするのもいいでしょう。

❶右手は上から、左手は下から背中にまわす

右手を上げてひじを曲げ、背中側へ。左手は下から背中側にまわし、ひじを曲げる。両手が体の中心に来るように動かしていく。

❷そのまま手をつなぐ。反対側も同様に行う

手をつなぐ。つなげなければ指先をつかむか、両手を可能な限り近づける。頭が前に倒れないように注意。手を入れ替えて同様に行う。

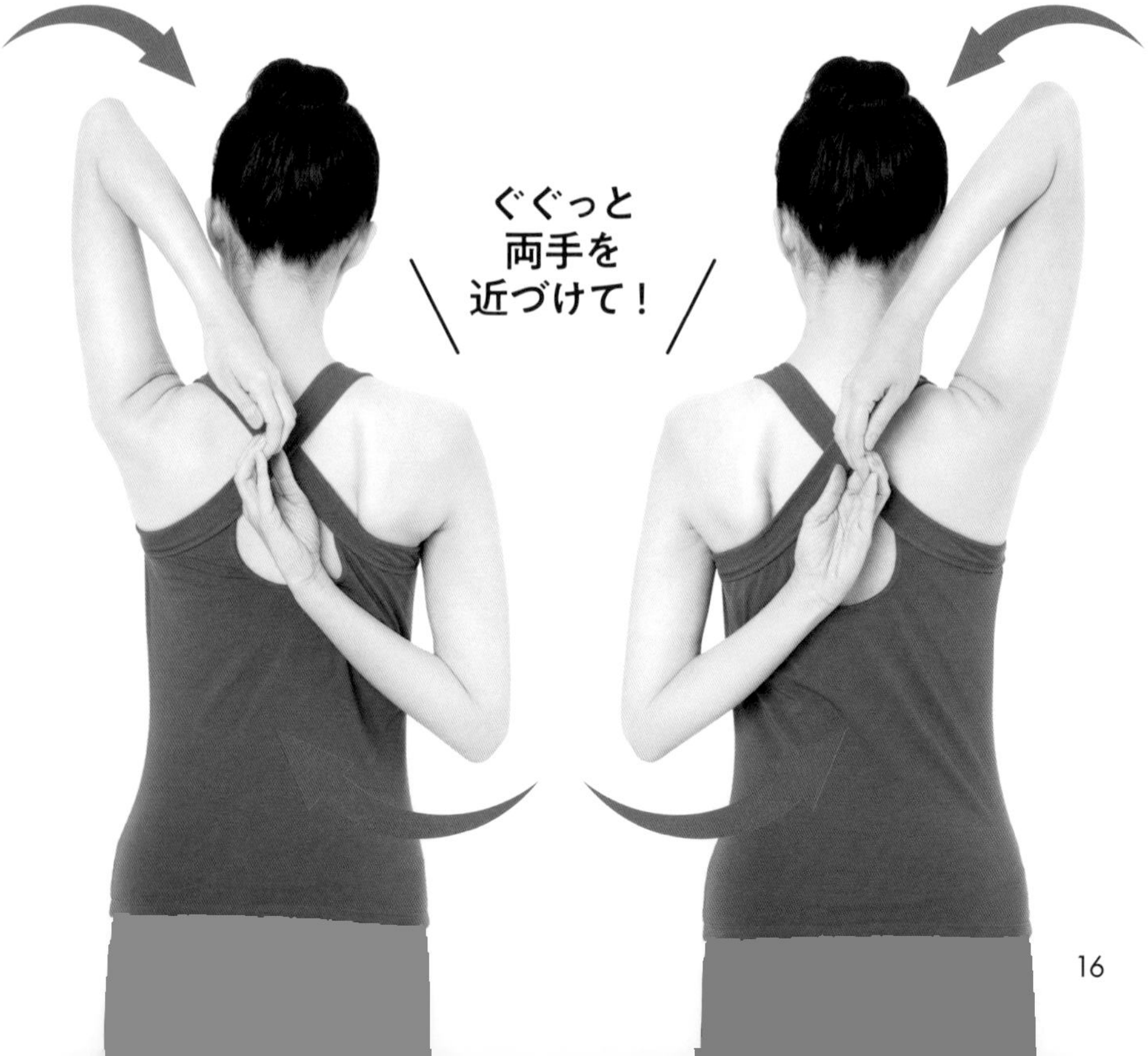

目標❹

手を使わずに上半身を起こす

仰向けに寝た状態から、手の支えを使わず上半身を起こします。全身の関節と筋肉を使わないと起き上がれないので、自分の運動機能が落ちていないか、バランスよく体を使えているかをチェックすることができます。

Start!

❶仰向けの状態から上半身をやや起こす

ひざを軽く曲げ、肩を左右に振るようなイメージで上半身を少しずつ起こす。できるだけ両腕には力を入れないように気をつけて。

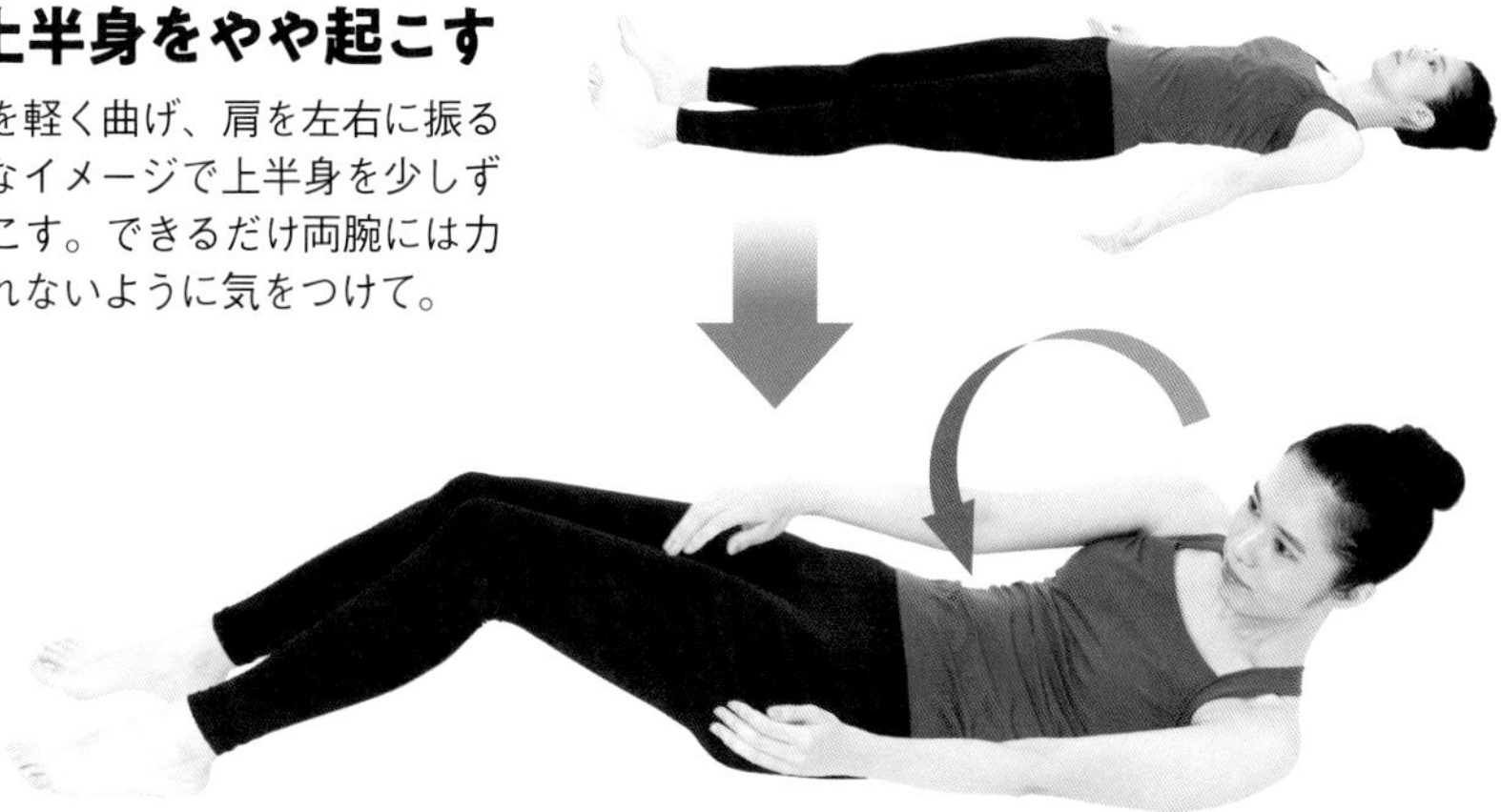

❷左右に揺れながら上半身を起こす

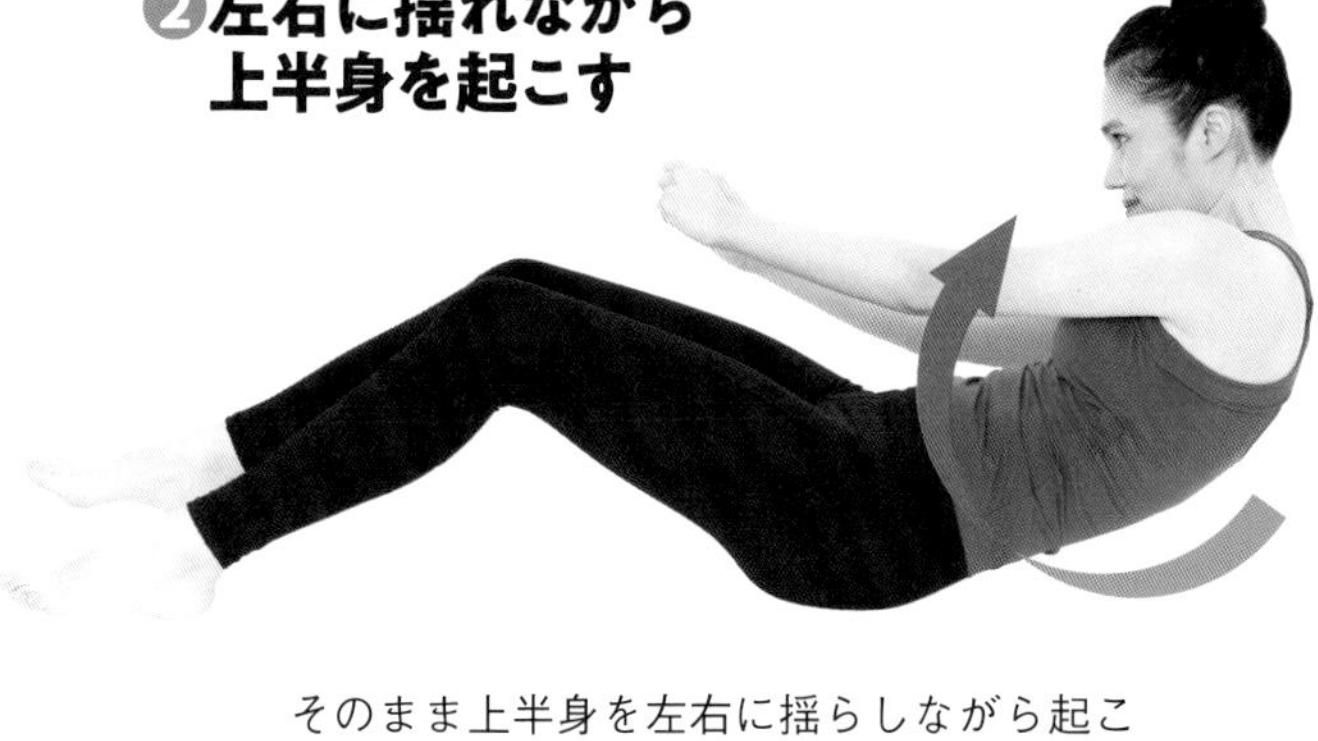

Finish!

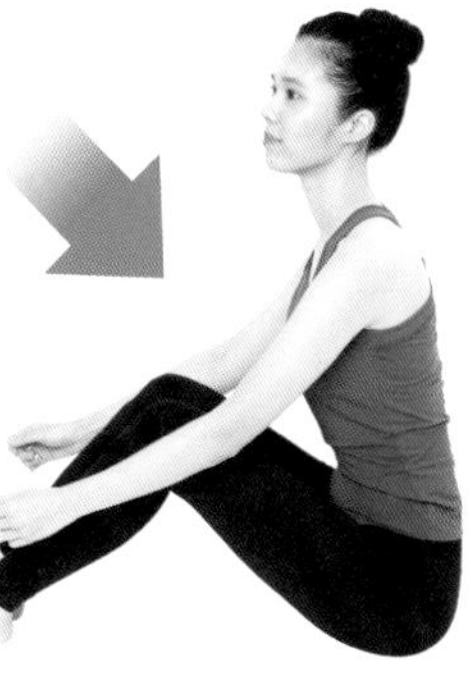

そのまま上半身を左右に揺らしながら起こしていく。腕の勢いで起き上がらないように注意。完全に上半身を起こせたらOK。

準備 ①

ストレッチ前に行うとさらに効率アップ！

簡単に全身をほぐす〝ぶらぶら体操〟

ストレッチするだけで、十分体はほぐれますが、より効果的にするために〝ぶらぶら体操〟をストレッチ前に取り入れてみましょう。〝ぶらぶら体操〟は、ただ手や足をぶらぶらするだけなのに、しっかり全身がほぐれ、血行をよくしてくれる簡単な体操です。

ぶらぶら体操を行う前に、前屈をして自分の体の硬さを覚えておいてください。19〜23ページのうち1、2種類でいいのでぶらぶら体操を行ったら、もう一度、前屈してみてください。体操前よりも少しやわらかくなっていませんか。体はほぐれるとやわらかくなるので、少しほぐしただけでも結果が出るのです。もちろん、続けていけば、もっとやわらかくなります。

デスクワークなどで体を動かす機会が減り、緊張状態が長いという人が増えています。そのため、筋肉がこわばるように固まっている人が多いのです。ぶらぶら体操はこの固まった筋肉をほぐすことで、体を動きやすい状態に導いてくれます。

とくに肩甲骨や股関節といった大きな関節を動かすと、筋肉はほぐれやすいので、肩甲骨から腕を、股関節から脚をぶらぶらさせて体をやわらかくしてあげましょう。体が動きやすくなるとストレッチもよりスムーズに効果的に行うことができます。このぶらぶら体操だけでも体は変わってくるでしょう。

“ぶらぶら体操”のメリット

- いつでも、どこでも、だれでもできる！
- 簡単に体がほぐれる
- 血行がよくなる

準備❶

10秒

上半身をぶらぶら

腕、上半身の力を抜いて左右にぶらぶらと体をひねります。腕が体に巻きつくくらい手と体を勢いよくぶらぶらさせるのが正解。体の動きに合わせて首も動かしましょう。上半身がほぐれ、すぐに体が温まってきます。

腕、上半身、首を左右にぶらぶらさせる

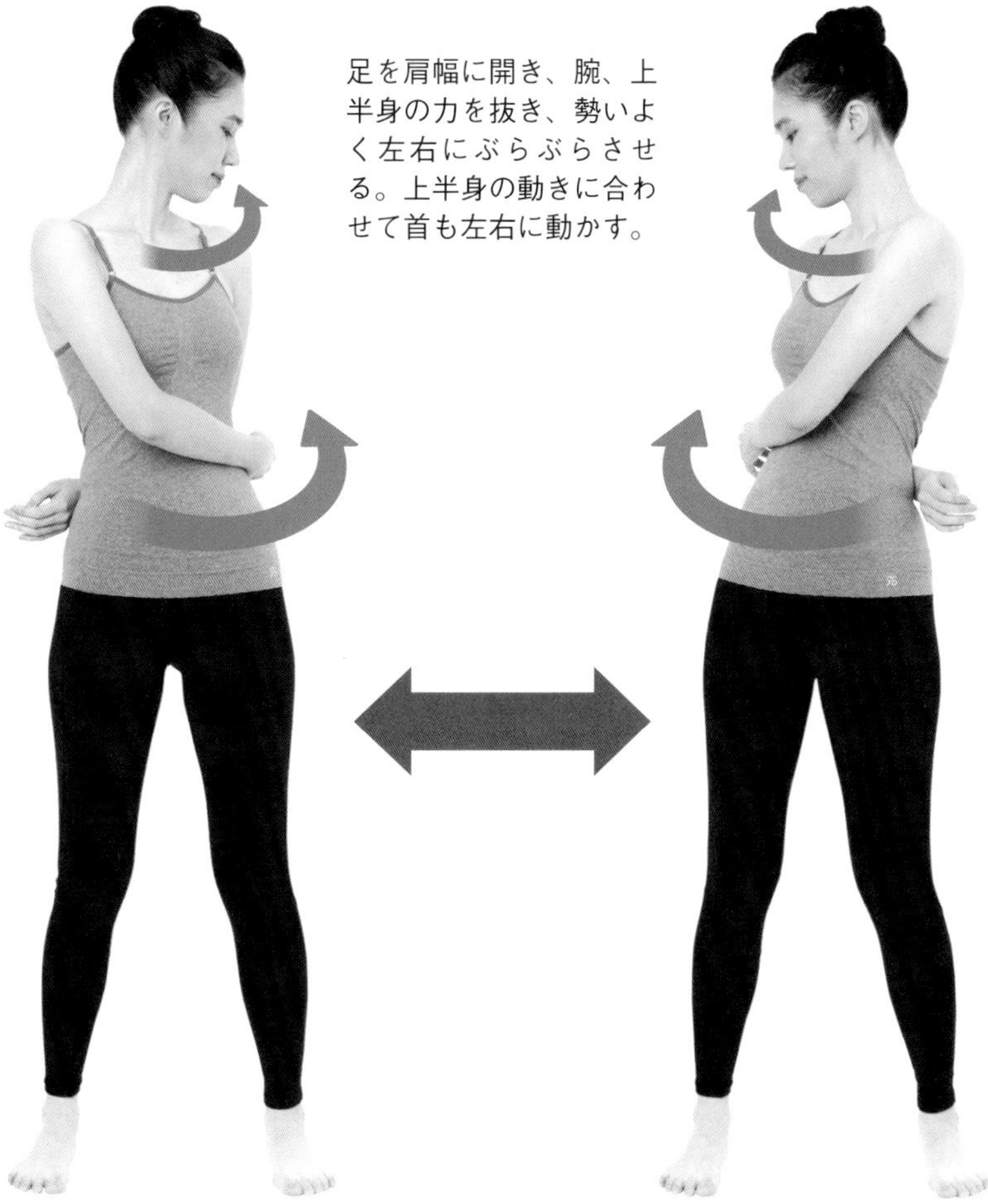

足を肩幅に開き、腕、上半身の力を抜き、勢いよく左右にぶらぶらさせる。上半身の動きに合わせて首も左右に動かす。

準備②

10秒

腕をぶらぶら

足を軽く開いて立った状態で、腕をぶらぶらさせる動きです。腕だけを動かすのではなく、ひじを伸ばして肩からまわすイメージで動かすと肩まわりから手まで全体をほぐすことができます。

肩から腕を回旋させるようにぶらぶらさせる

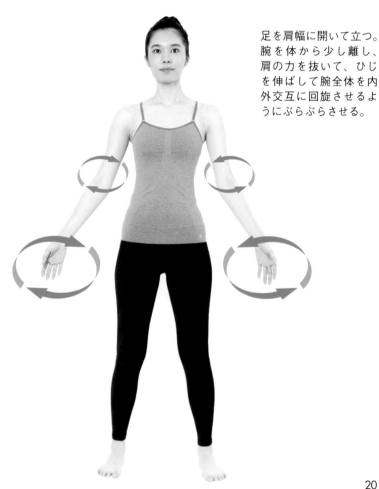

足を肩幅に開いて立つ。腕を体から少し離し、肩の力を抜いて、ひじを伸ばして腕全体を内外交互に回旋させるようにぶらぶらさせる。

準備③

10秒

長座で脚をぶらぶら

ひざを伸ばして座り、脚を内外にぶらぶらさせる動きです。足先だけ動かすのではなく股関節から脚全体を動かすイメージでぶらぶらさせましょう。股関節や下半身全体がほぐれるので、脚のストレッチ前に行うと効果的です。

股関節から
脚を回旋させるように
ぶらぶらさせる

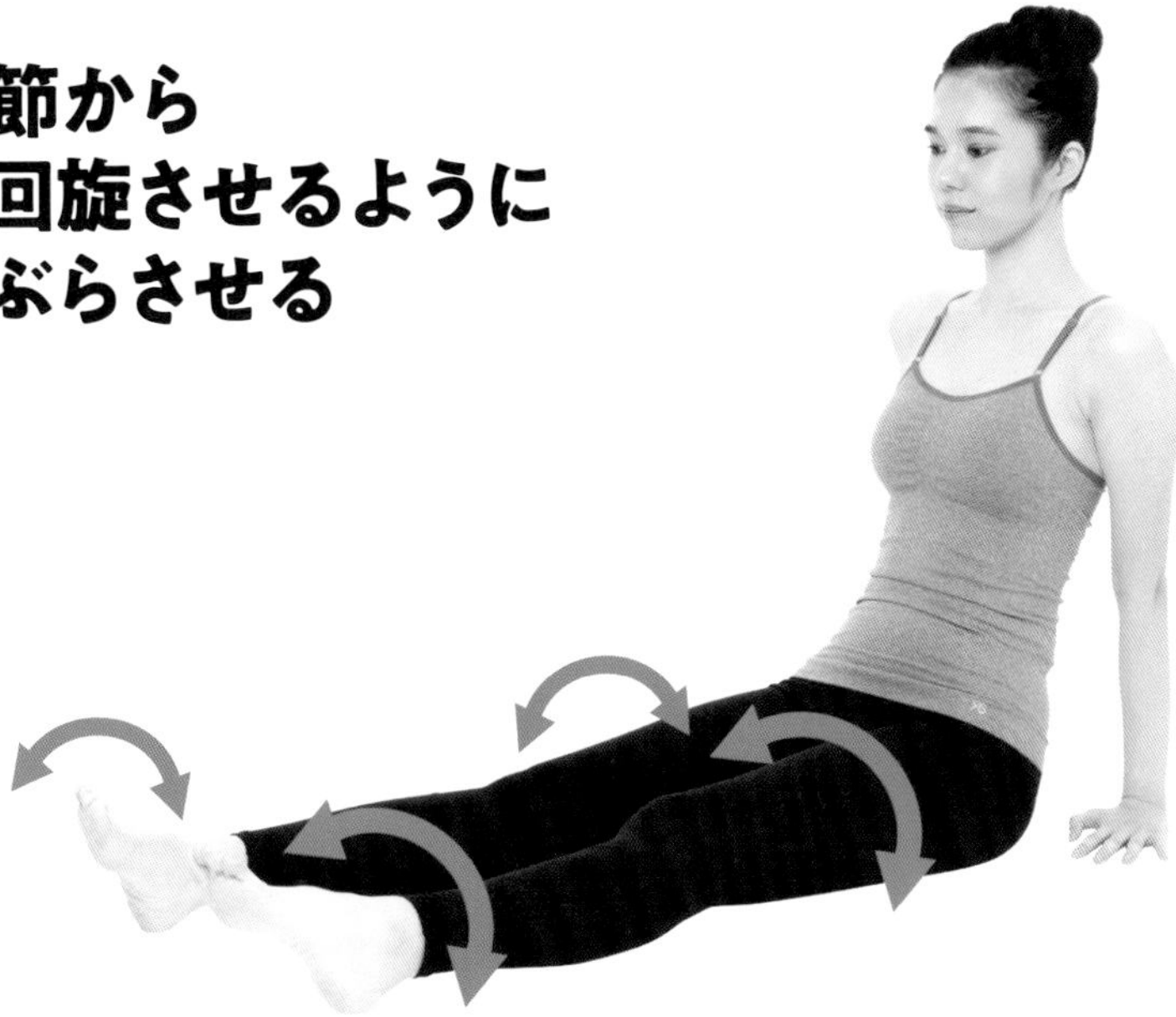

足を肩幅くらいに開き、ひざを伸ばして座る。両手をお尻のうしろについて上半身を安定させ、股関節から脚全体を回旋させるようにぶらぶらと動かす。

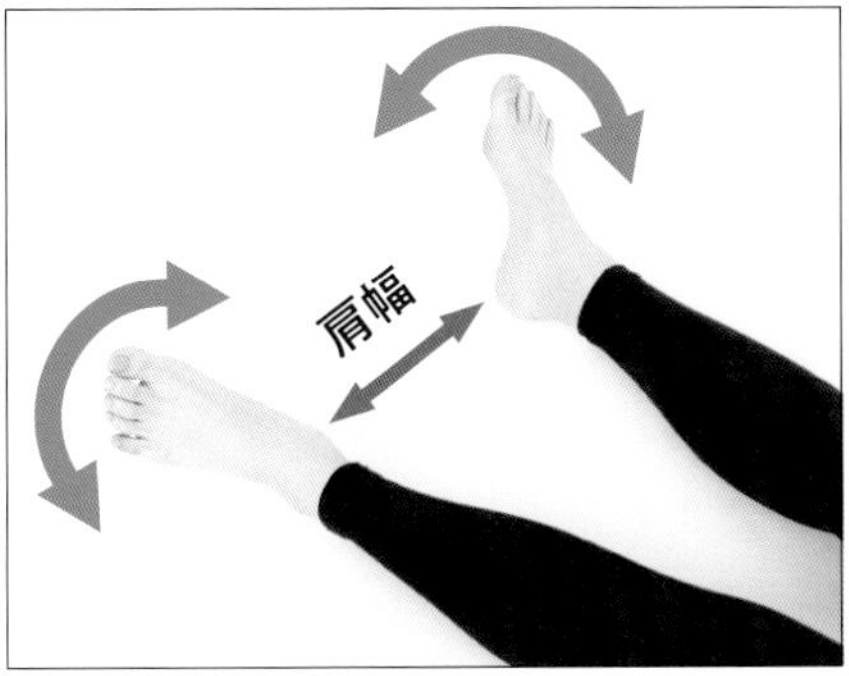

Close-up!

内→外→内→外の動きを繰り返す

準備④

10秒

開脚して脚をぶらぶら

脚を開いて座り、脚を内外にぶらぶらさせる動きです。「長座で脚をぶらぶら」（21ページ）と同様、足先だけ動かすのではなく股関節から脚全体を動かすイメージです。股関節や下半身全体をほぐすことができます。

開脚して脚を回旋させるようにぶらぶらさせる

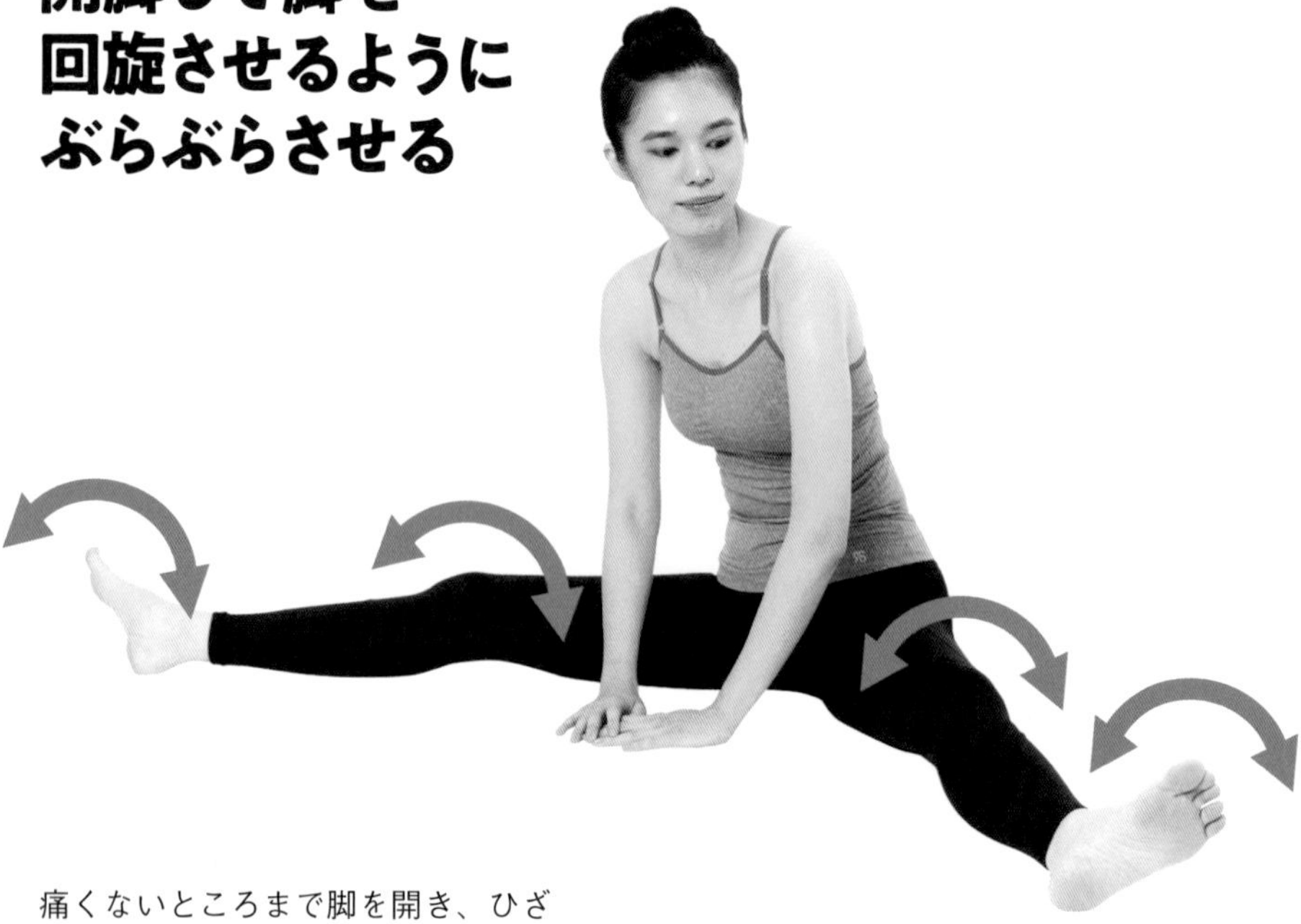

痛くないところまで脚を開き、ひざを伸ばして座る。手は脚の間などに置いて上半身を安定させたら、股関節から脚全体を内→外→内→外と回旋させるようにぶらぶらと動かす。

準備❺

10秒

両手足をぶらぶら

仰向けに寝た状態で両手足を上げてぶらぶら。手足を上げてぶらぶらさせることで、手先、足先に溜まった血液がめぐりやすくなり、血行促進につながります。腕、脚だけでなく、手や足の細かい関節をほぐすこともできます。

仰向けになり両手足を上げてぶらぶらさせる

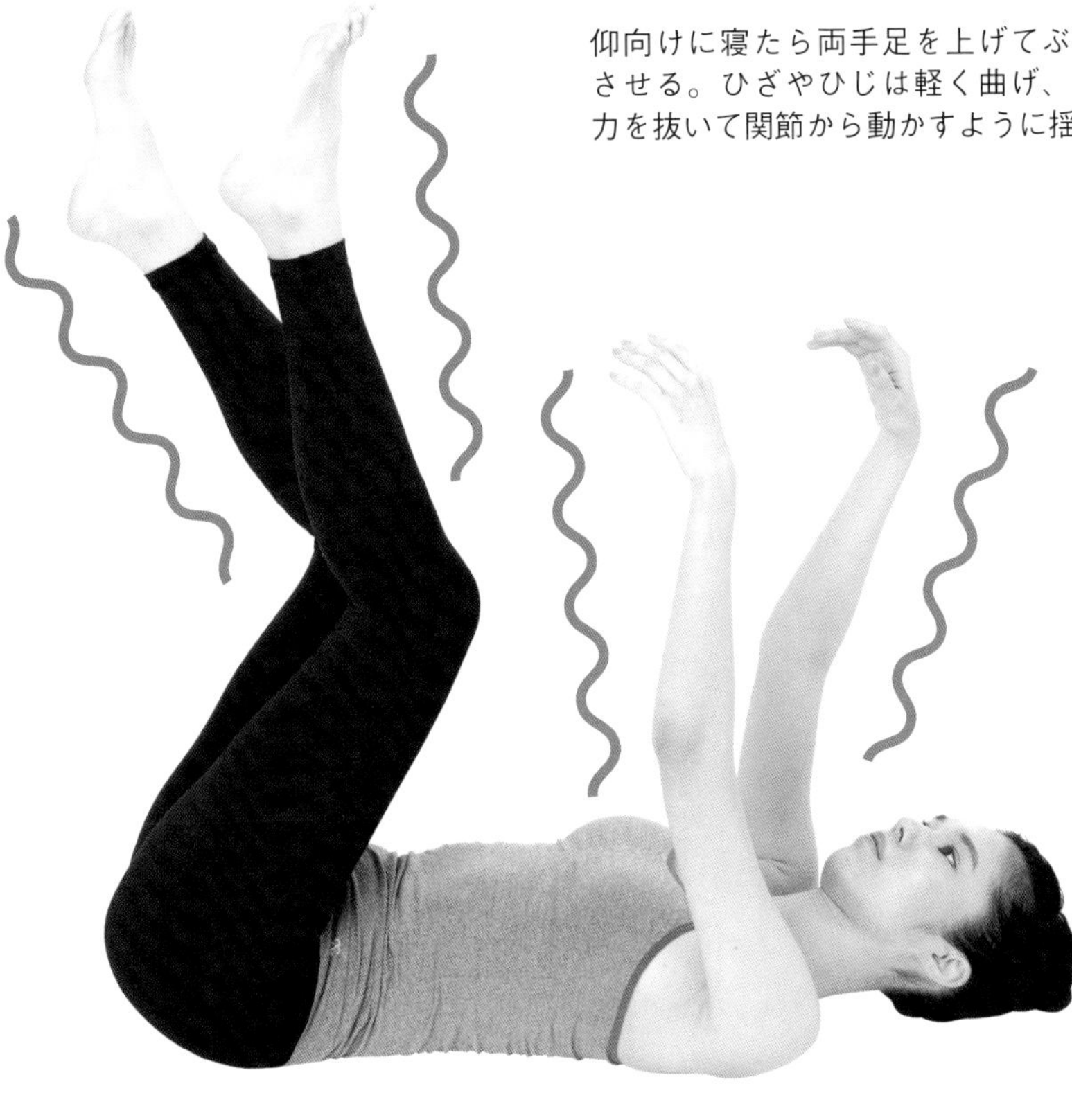

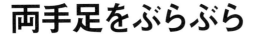

仰向けに寝たら両手足を上げてぶらぶらさせる。ひざやひじは軽く曲げ、手足の力を抜いて関節から動かすように揺らす。

正しい呼吸法を身につけよう！

ぶらぶら体操やストレッチを行う際は、正しい呼吸を意識し、呼吸を止めないことが大切です。ただし、意識しすぎて力が入ると体がほぐれず、効果が出にくくなってしまいます。リラックスしながら正しい呼吸を続けましょう。

吸ったときに胸とお腹が膨らみ、吐くとへこむ

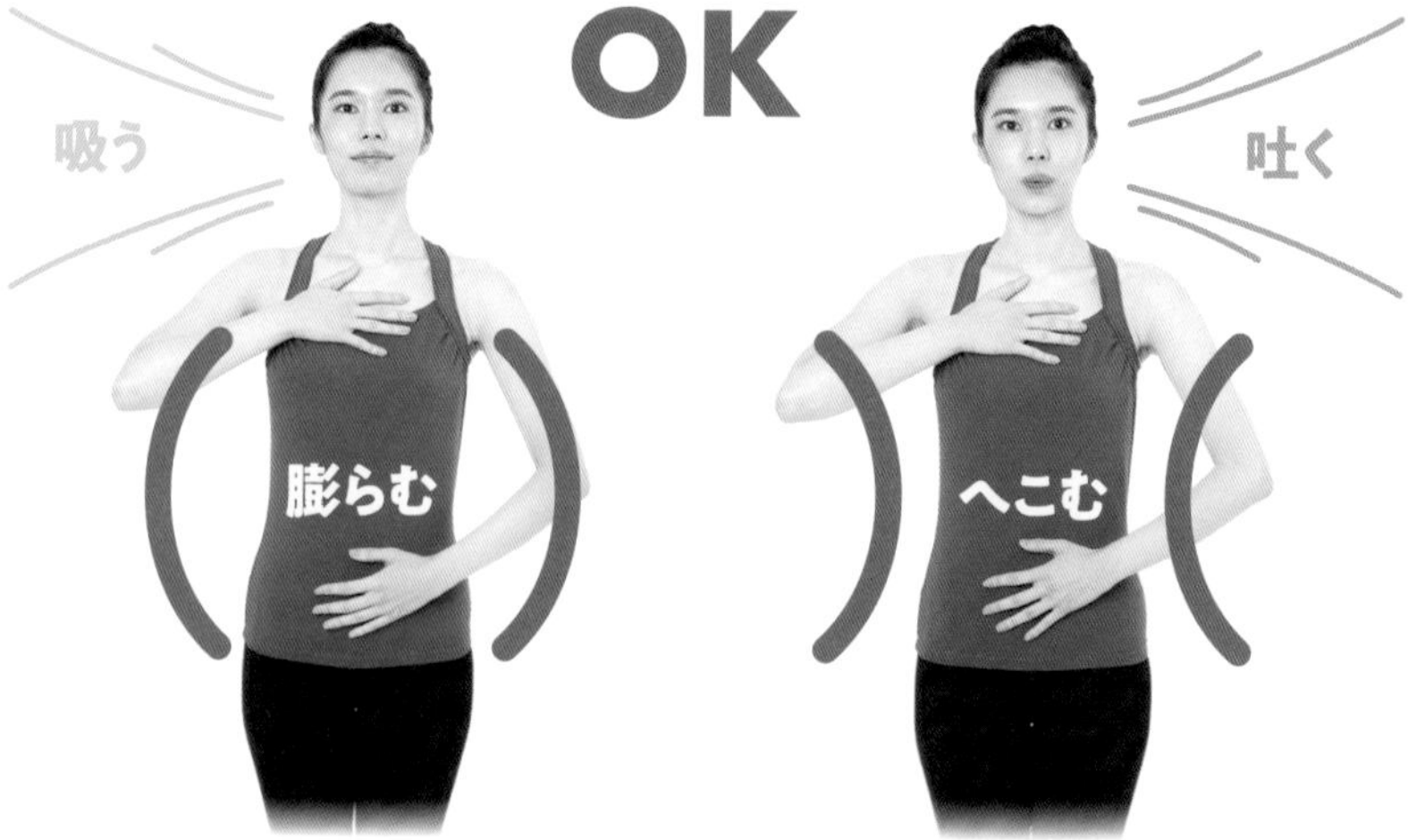

胸とおへその下あたりに手を当てる。鼻から息を吸い、胸とお腹が膨らむのを確認。次に口からゆっくり息を吐き、胸とお腹が自然にへこめばOK。

NG

吸ったときに胸とお腹がへこみ、吐くと膨らむ

力が入ってしまい吸ったときに肩が上がって胸とお腹がへこみ、吐くと肩が下がって膨らむ状態はNG。力を抜いて自然な呼吸を心がけて。

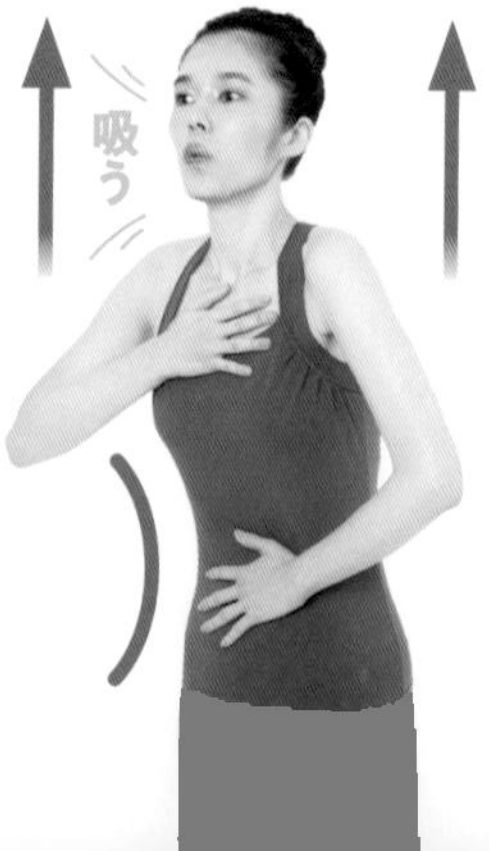

Part 1

まずはマスターしたい！
たった3分で全身ほぐし

基本の
簡単ストレッチ

簡単な動きで覚えやすい！
これだけで全身のほぐし、コリの改善などが期待できる
基本のストレッチを5つご紹介。
ひとつのストレッチなら３分程度でできるものばかり。
まずは1日ひとつずつやってみるなど、
ストレッチを習慣化させましょう。

より効率的にストレッチを行うために

体の構造&使い方を知ろう！

ストレッチを正しく安全に、そして効率よく行うために、まずは体の構造や使い方を学びましょう。ただなんとなく体を動かしているだけでは効果が得られにくく、さらに、関節や筋を痛めるなどケガにつながることもあります。**安全に楽しくストレッチを続けるためには、体について知っておくことが必要**なのです。だからといって、専門的な知識を勉強しましょうということではありません。

「体はこういう構造でできているのか」

「このストレッチは、この関節や筋肉を意識して動かすのかな」

といったくらいの感覚で大丈夫。どこを動かしているのかわからないままよりも、効果的です。

ストレッチは主に筋肉をほぐし、伸ばしていく動きです。筋肉は脳からの指令で動きますが、基本的には筋肉を縮ませる指令しか出ていません。筋肉を伸ばすという指令は来ないのです。そのため、意識して伸ばさないと縮んだままの状態が続き、硬くなっていきます。また、年齢を重ねるとさまざまな組織が硬くなっていくので、さらに体はほぐれにくくなります。その状態を打破するのがストレッチの役目。

「今、この筋肉を伸ばしているのか」

「この関節を動かすストレッチをやろう」

と**どこに働きかけているのかを把握しながら行えば、しっかり効果は現れてきます。**

また、硬くなった筋肉をストレッチで伸ばしていくと「気持ちいい！」と感じるはずです。この「気持ちいい！」は効果が出ている証拠。モチベーションにもなります。続けていくとどこをほぐすべきかわかるようにもなってきます。

体の構造と使い方を意識して、効率よくストレッチを続けていきましょう。

知っておきたい主な骨格

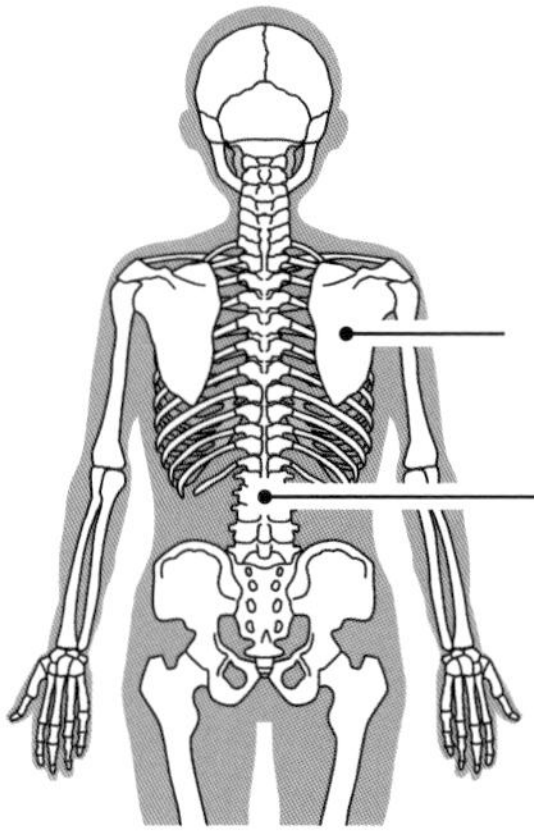

肩甲骨

肩～背中にかけてある大きな骨、肩甲骨。肩甲骨の可動域が狭いと首・肩のコリの原因に。猫背の人は肩甲骨の間が開いた状態。

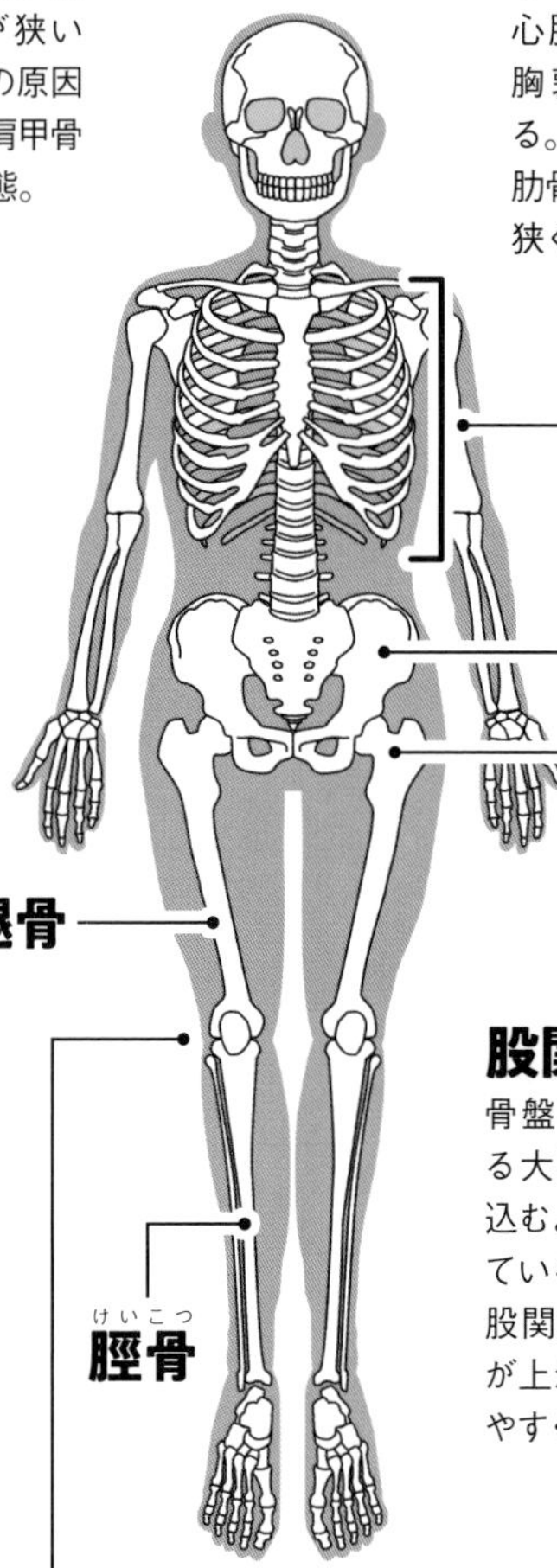

胸郭《きょうかく》

左右それぞれ12本ある肋骨が肺や心臓を取り囲み、胸郭を作っている。猫背になると肋骨と骨盤の間が狭くなっていく。

脊椎《せきつい》

頸椎7個、胸椎12個、腰椎5個、計24個の椎骨《ついこつ》と呼ばれる骨が連結したもの。本来はゆるやかなS字カーブになっている。

骨盤

大腿骨

股関節

骨盤に脚の骨である大腿骨がはまり込むような形になっているのが股関節。股関節が硬いと足が上がりにくく転びやすくなることも。

脛骨《けいこつ》

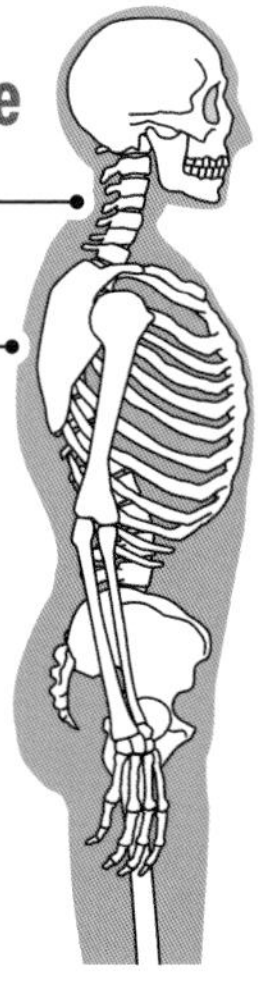

頸椎《けいつい》

脊椎の一角で重い頭蓋骨を支える首の骨。本来はゆるやかなカーブを描いているが、まっすぐになるストレートネックが増えている。

ひざ関節

大腿骨と脛骨のつなぎ目でもあるひざ関節。体重がかかりやすく、ねじれやすいため、痛みが出やすい箇所なので注意が必要。

動と静、2種類のストレッチを上手に使い分け

ストレッチの特徴を知り効率アップ

ストレッチには2種類あります。ひとつは**より体を動きやすくするダイナミックストレッチ**。もうひとつは**筋肉をリラックスさせたり血行をよくしたりするスタティックストレッチ**です。

ダイナミックストレッチは、体を動きやすくする動きなので、主に運動をする前や活動している時間に行います。アスリートが試合前に行うのもこのダイナミックストレッチで、私たちも日中など活動的な時間に取り入れたいストレッチです。一方、筋肉をリラックスさせるスタティックストレッチは、これから心身を休ませたいというときに行うのがおすすめです。

このようにストレッチには動（ダイナミックストレッチ）と静（スタティックストレッチ）の**2つの種類があるので、上手に使い分けるとさらに効果的**。例えば、午前中や午後の早い時間など、これから活動する、または活発に活動している時間帯にはダイナミックストレッチを、帰宅後のリラックスタイムや就寝前はスタティックストレッチを取り入れるといった使い分けをしていきましょう。

それぞれどんなストレッチが当てはまるのか、把握することも必要。すべてのストレッチがはっきりすみわけできるわけではありませんが、ざっくりと次のような特徴を覚えておくといいでしょう。

ダイナミックストレッチ

- **肩甲骨や股関節など大きな関節を大胆に動かす**
- **全身を使う**
- **動きが多い**

スタティックストレッチ

- **動きが少ない**
- **寝ながら行えるなどあまり全身を使わない**

それぞれの特徴を知り、ストレッチの効率をアップさせましょう！

ダイナミックストレッチ

動的ストレッチともいい、体を動きやすくします。柔軟性を高めるのでケガの予防にも。午前中などこれから活動するとき、また運動前に行うと筋肉や関節の動きがよくなります。

特徴

- 筋肉や関節を動きやすくする
- 柔軟性を高める
- 主に運動・活動する前に行うと効果的

主なダイナミックストレッチ

- 全身の動きがよくなるストレッチ
  ➡36ページ
- 冷え性を改善する
  ➡80ページ
- 猫背・前肩を改善する③
  ➡98ページ

etc.

スタティックストレッチ

静的ストレッチとも。筋肉をゆっくり動かすので、筋肉をゆるめる、血行を改善する効果が期待できます。お風呂上がり、就寝前などリラックスしたいときに行うとより効果的です。

特徴

- 筋肉をゆるめる
- 血行をよくする
- リラックス効果が期待できる

主なスタティックストレッチ

- 下半身が楽になる股関節のストレッチ
  ➡38ページ
- 腰・背中の痛みを軽減する①
  ➡51ページ
- 骨盤のゆがみを改善する②
  ➡110ページ

etc.

代謝を上げる全身ストレッチ

5〜10秒
5回

両手を合わせて真上にグッと伸ばすことで、脊椎《せきつい》（背骨）の間をしっかり伸ばしていきます。また、肩から腕を真上に伸ばすことで肩甲骨を大きく動かすことができます。下半身はグッと床を押すようなイメージ。とくにお尻や内ももに力を入れることで下半身の強化につながるだけでなく、股関節を正しい位置に導くことも可能です。最初は足を肩幅に開いて上に伸び、ステップアップしたい人は足を閉じ、かかとを上げながら行いましょう。

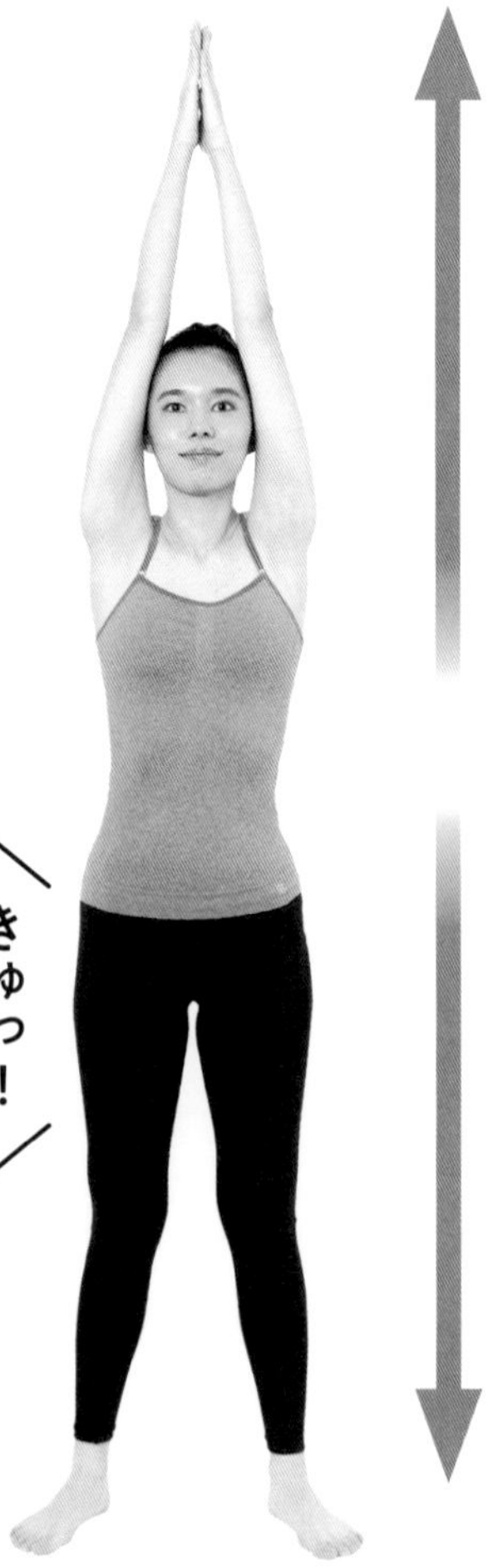

両手を合わせて真上に伸びる

足を肩幅に開き、両手を合わせて真上に伸びる。背筋をまっすぐ伸ばし、正しい姿勢で行うこと。足はしっかり床を踏む。

＼Check!／

理想的な姿勢とは
➡90ページ

RECOMMEND

- デスクワーク中心
- 運動不足
- 姿勢が悪い
- ダイエットしたい

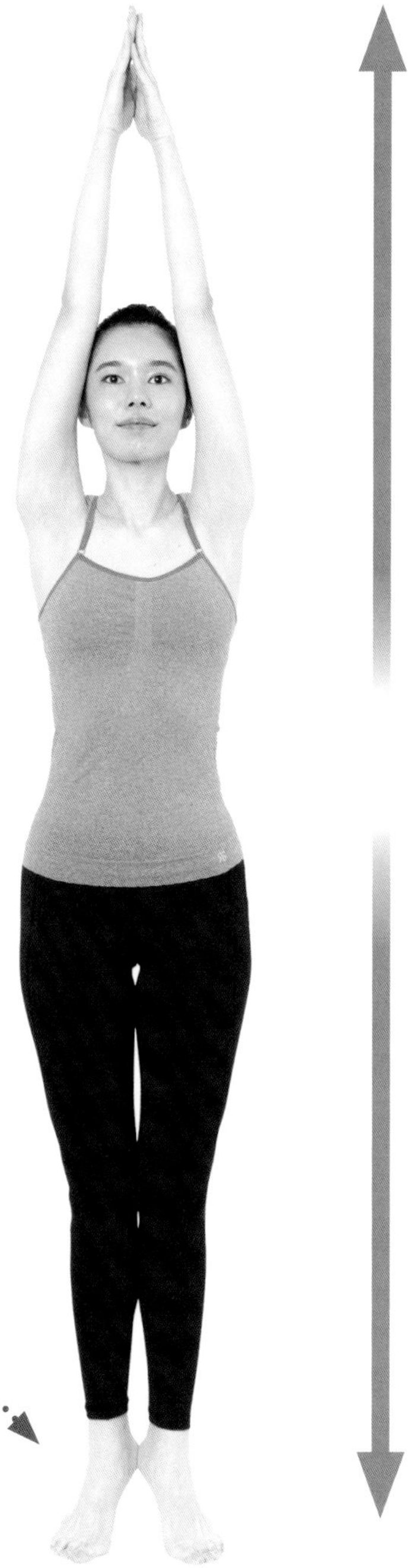

Step Up!

足を閉じ、かかとを上げて真上に伸びる

さらにできる人は、足を閉じかかとを揃えて上に。手は真上に伸ばす。上下に引っ張られるイメージで全身を縦に伸ばしていく。

Point

左右のかかとを揃えて、上げられるところまでかかとを上げる。つま先はしっかり床を踏む。両手を合わせて真上に伸びる。

上半身が楽になる肩甲骨のストレッチ❶

前後10回
2セット

❶ひじを曲げ、肩から腕をうしろにまわす

床やイスに座って体を安定させたらひじを曲げる。ひじで大きな円を描くように前から上、うしろに動かして肩をまわしていく。

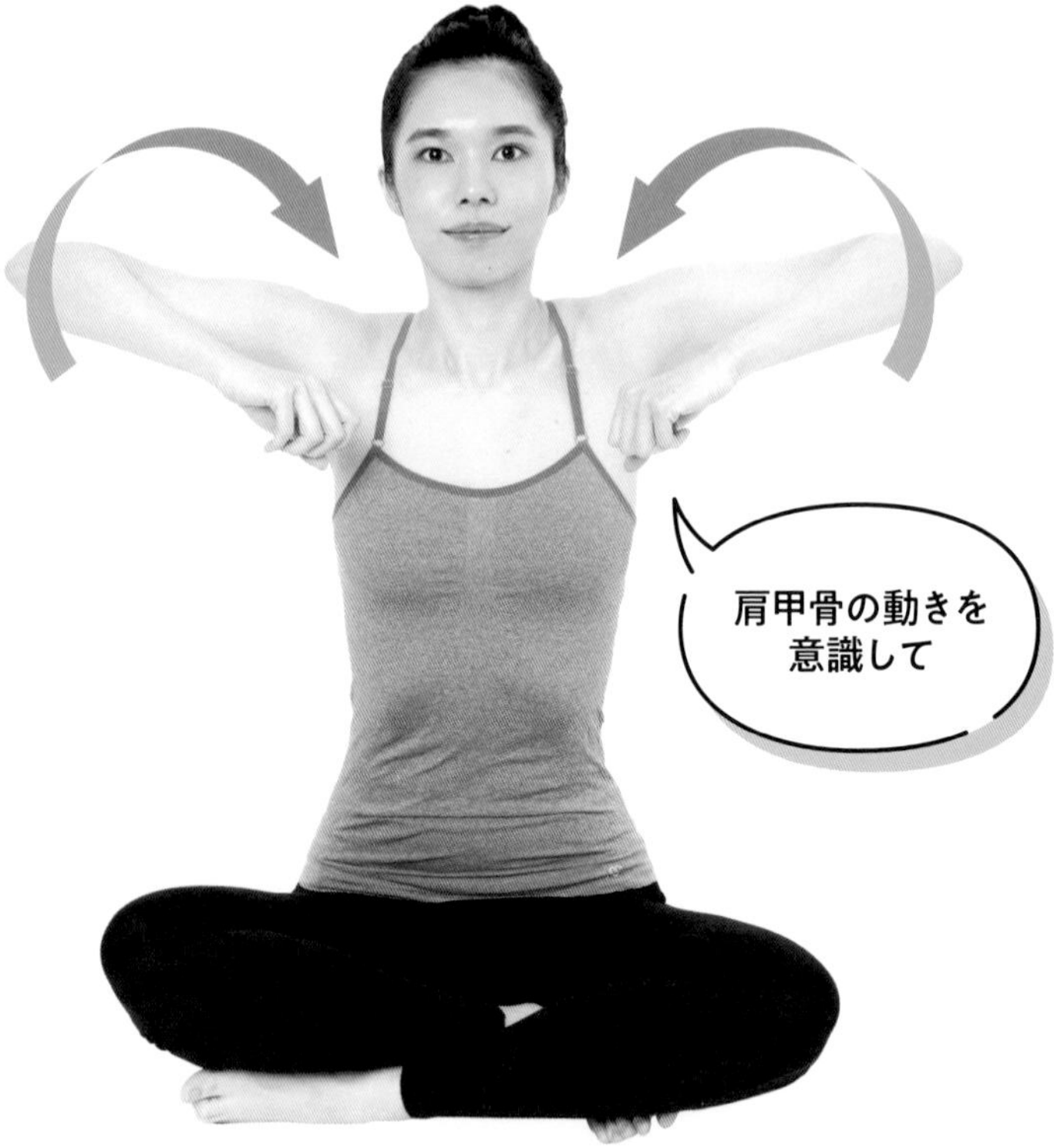

デスクワークが多いなど体を動かす習慣がない人はとくに、肩甲骨がコリ固まっている傾向にあります。普段、意識しないとあまり動かさない肩甲骨を大きく動かして、肩、首まわりのコリや猫背、前肩を改善していきましょう。まずは、ひじを曲げて肩を大きくまわすストレッチから。ひじを前から上、背中側、下にぐるっとまわします。ひじが前に来たときに肩甲骨を開き、背中側に来たときに寄せるように意識すると肩甲骨が動きやすくなります。

RECOMMEND

デスクワーク中心

姿勢が悪い

❷肩甲骨を寄せながら肩をまわす

ひじが背中側に来たら肩甲骨を寄せながら、下、前とまわす。10回まわしたら、同様に今度は前まわしを10回。これを2セット行う。

Point

肩や腕だけをまわすのではなく、肩甲骨を大きく動かすことを意識して。とくにひじが背中側に来たときは肩甲骨を内側に寄せる。

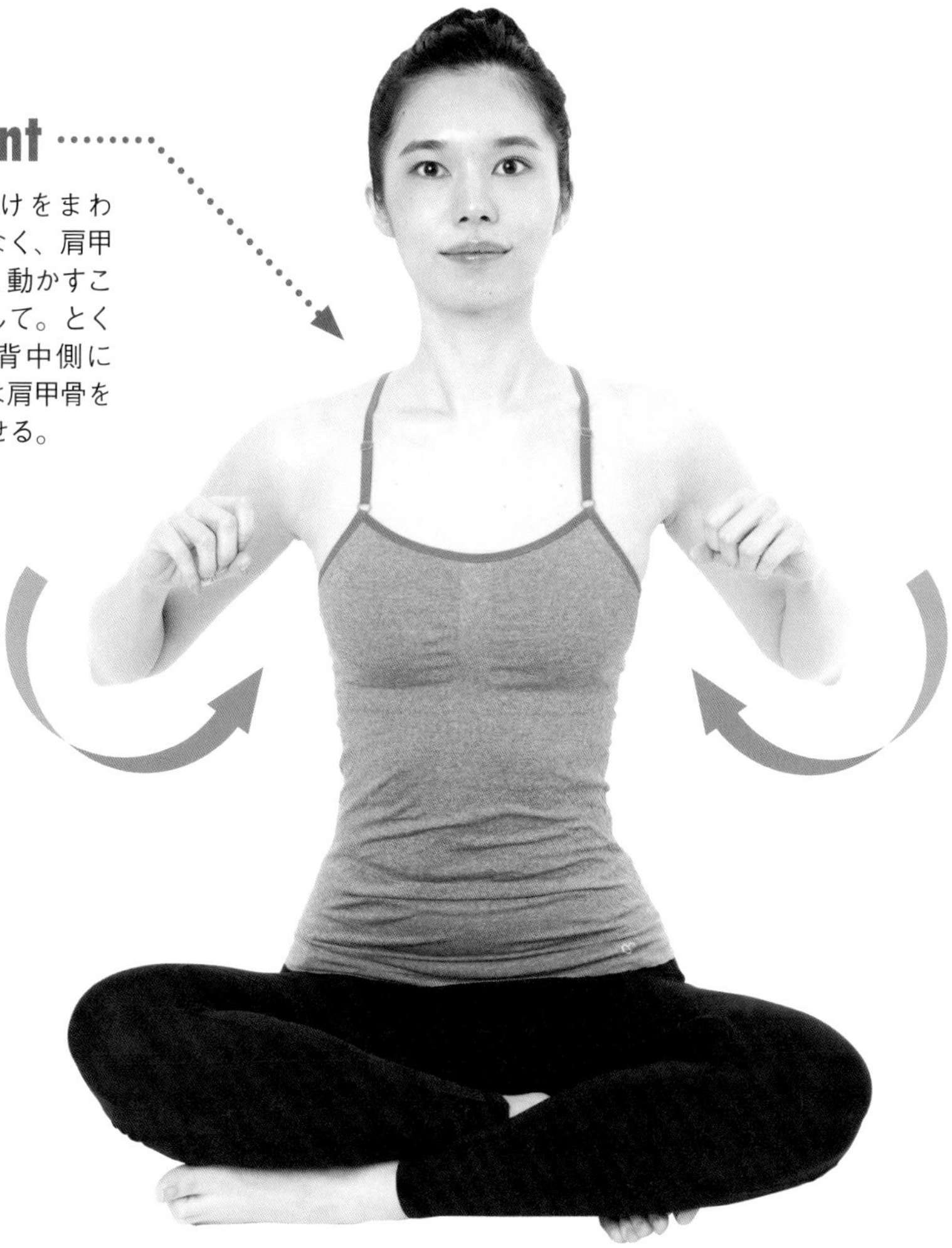

上半身が楽になる肩甲骨のストレッチ②

10回
2セット

普段の生活や運動でもあまりない肩の上下運動を行いましょう。肩を上下に動かしますが、このとき、肩甲骨がしっかり動いているか確認してください。肩甲骨がコリ固まっていると、最初は肩甲骨を動かしたり、そのイメージができないかもしれませんが、意識しながら続けていくことで肩甲骨は大きく動くようになっていきます。また、背筋を伸ばした姿勢で行わないと肩甲骨はきちんと動かないので、姿勢にも意識を向けましょう。

❶背筋を伸ばし、肩を上げる

床やイスに座って体を安定させたら背筋を伸ばし、顔は前に向けたまま肩を上げる。肩甲骨から肩を上げるように意識して。

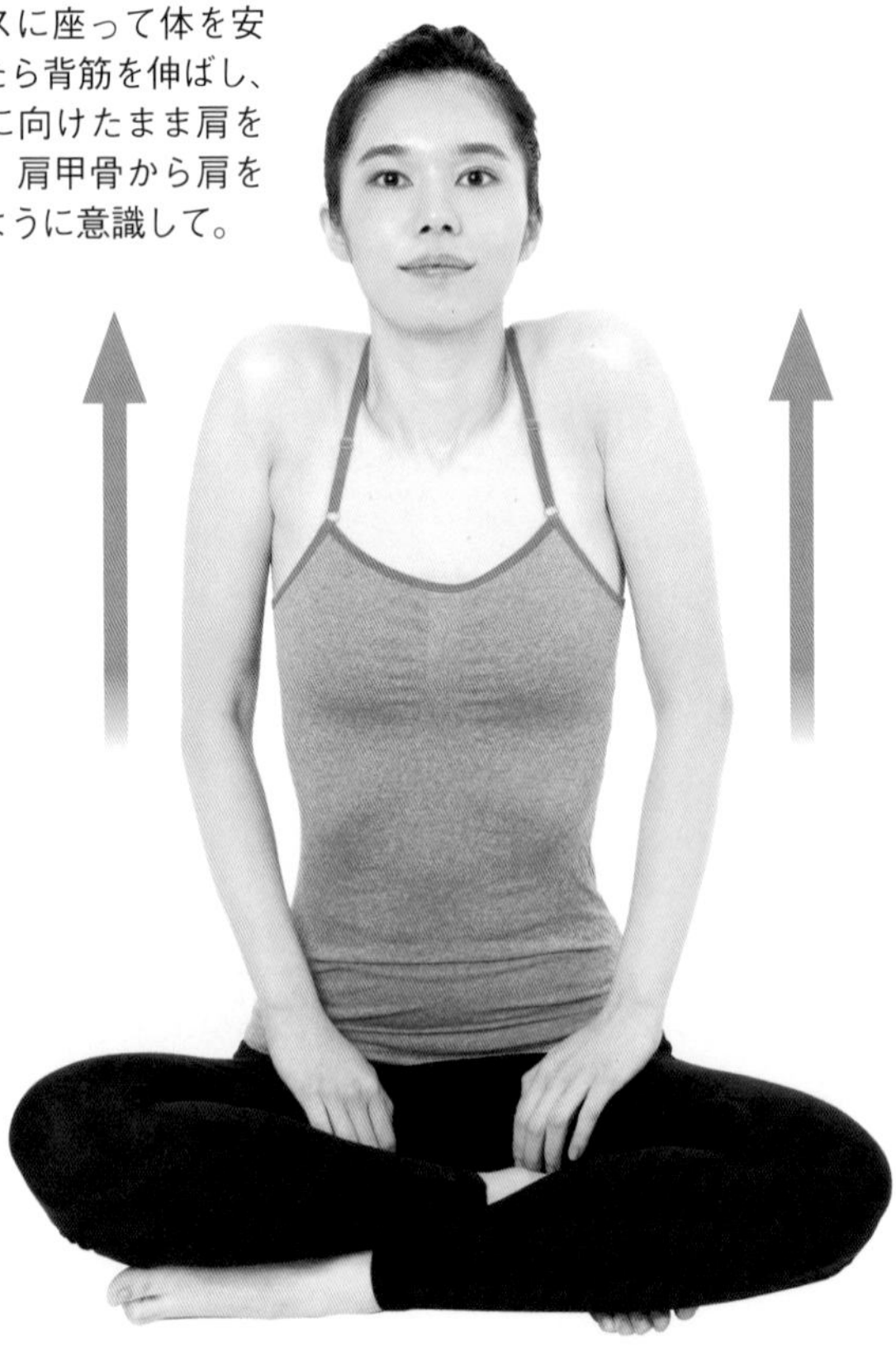

RECOMMEND

デスクワーク中心

姿勢が悪い

❷肩をすとんと下げる

そのまま肩をすとんと下げる。このときも肩甲骨から肩を下げ、脱力するようなイメージで行う。①②の動きを10回×２セット。

Point

腕を上げ下げするのではなく、肩甲骨から動かすことが大事。肩甲骨全体で肩を持ち上げたり、下ろしたりするような感覚が正解。

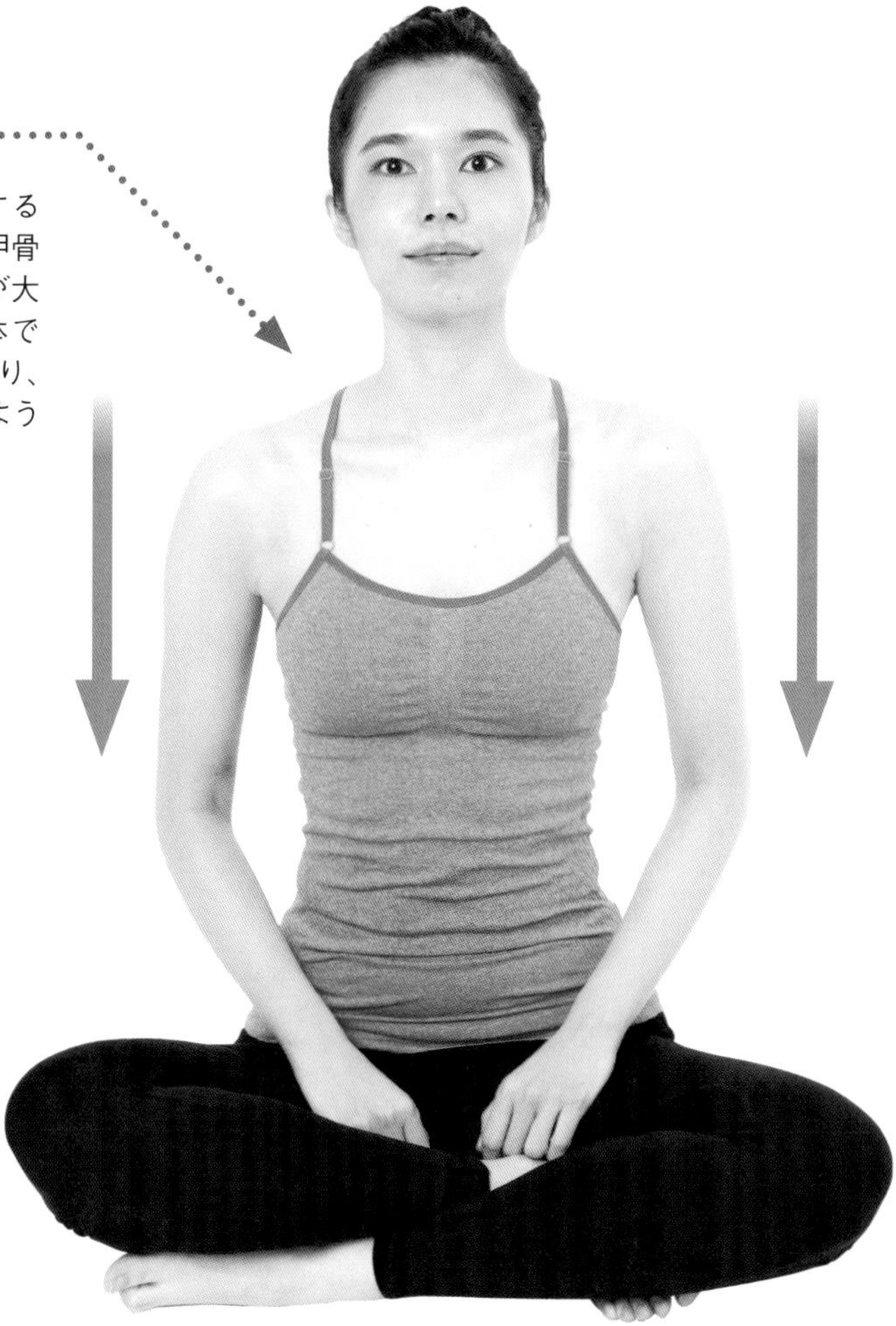

全身の動きがよくなるストレッチ

5~10秒
左右3回
2セット

❶足を大きく開いて腰を落とす

脚を大きく開き、つま先はひざと同じ方向に向ける。ゆっくり腰をひざの高さまで落とし、上体はまっすぐに、手は内ももに軽く添える。

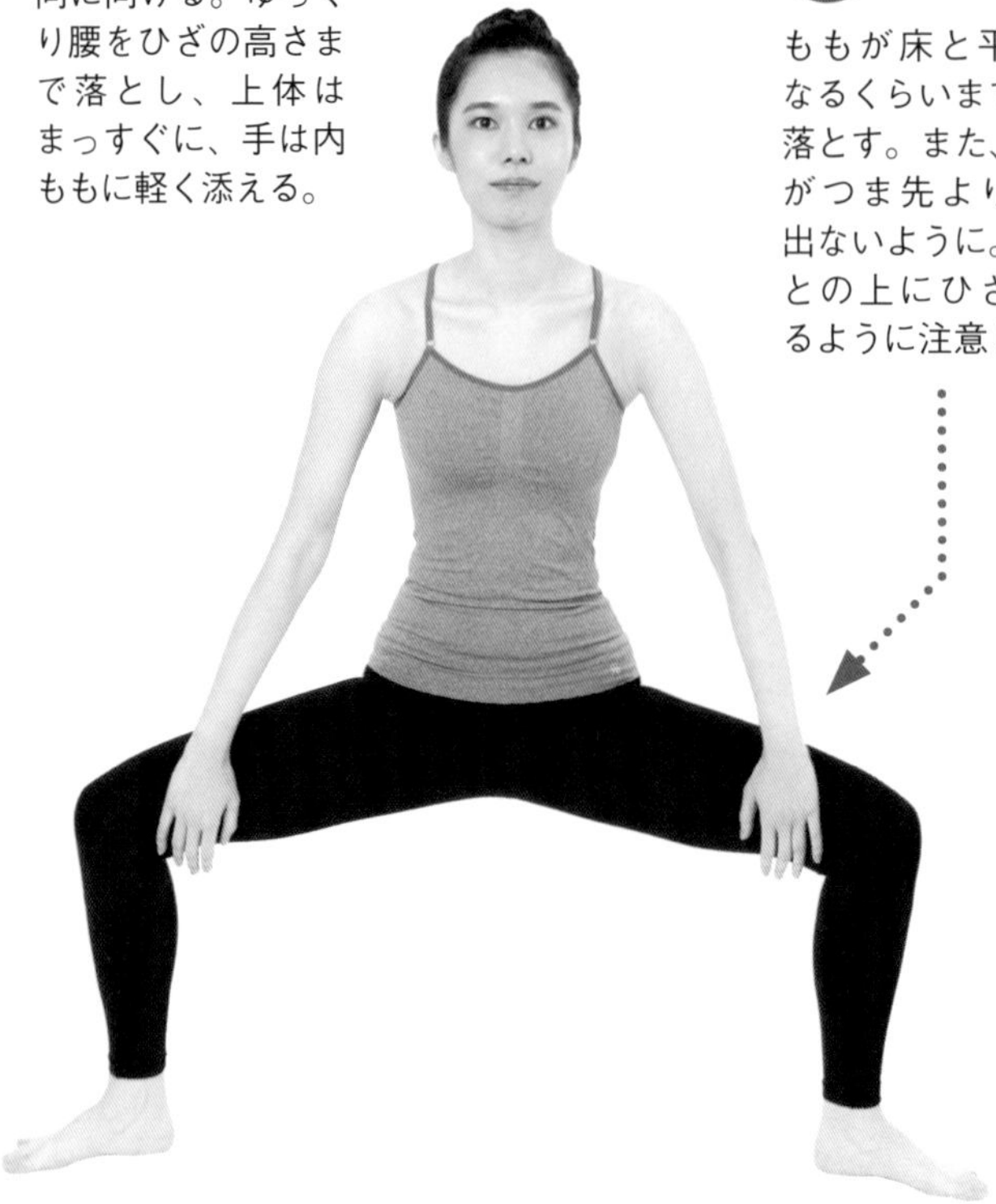

Point

ももが床と平行になるくらいまで腰を落とす。また、ひざがつま先より前に出ないように。かかとの上にひざが来るように注意して。

骨格の中でも大きい肩甲骨、体幹、骨盤を同時に動かし、全身にアプローチしていきます。脚を大きく開いて腰を落とすことで、ももの内側、裏側を伸ばすことができ、下半身の強化にもつながります。また、肩甲骨や骨盤を大きく動かすと代謝が上がり、やせやすい体になります。最初はあまり脚が開かない、腰を落とせない、上半身をひねるのが難しいと感じるかもしれませんが、続けていくとすぐにできるようになります。まずは3日続けてみましょう。

RECOMMEND

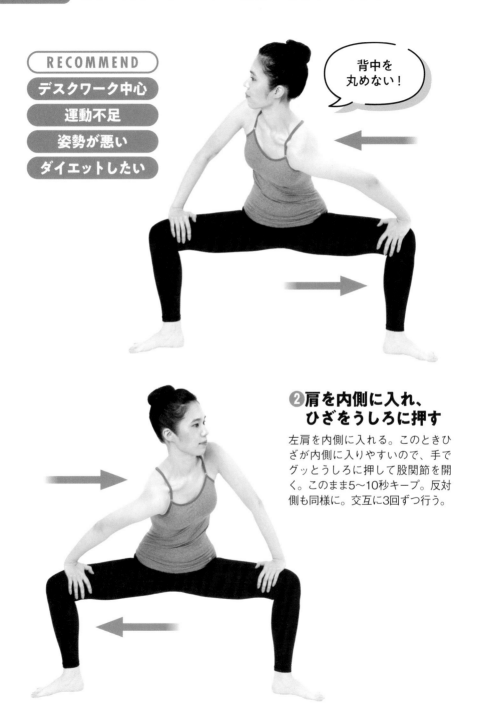

- デスクワーク中心
- 運動不足
- 姿勢が悪い
- ダイエットしたい

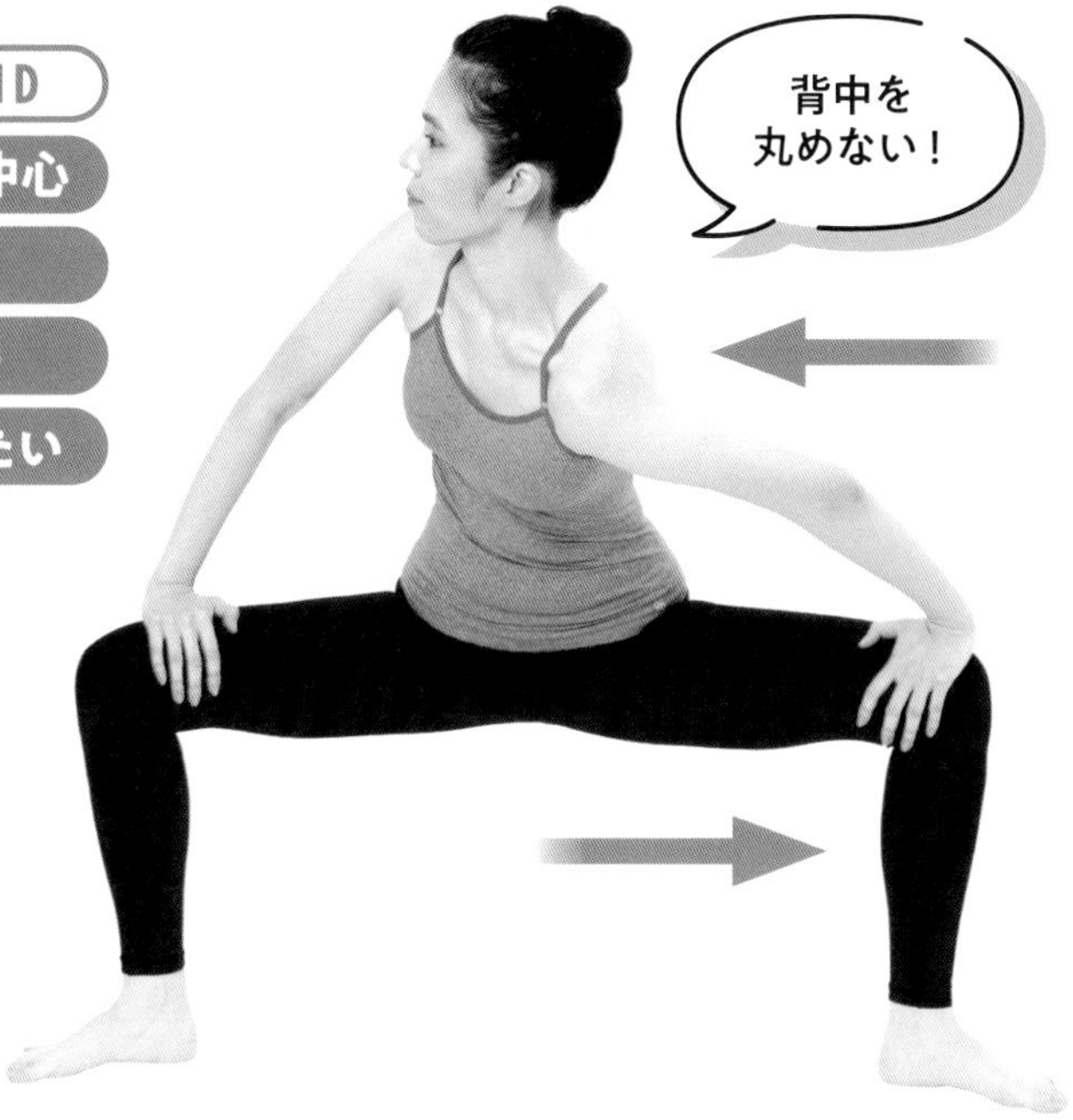

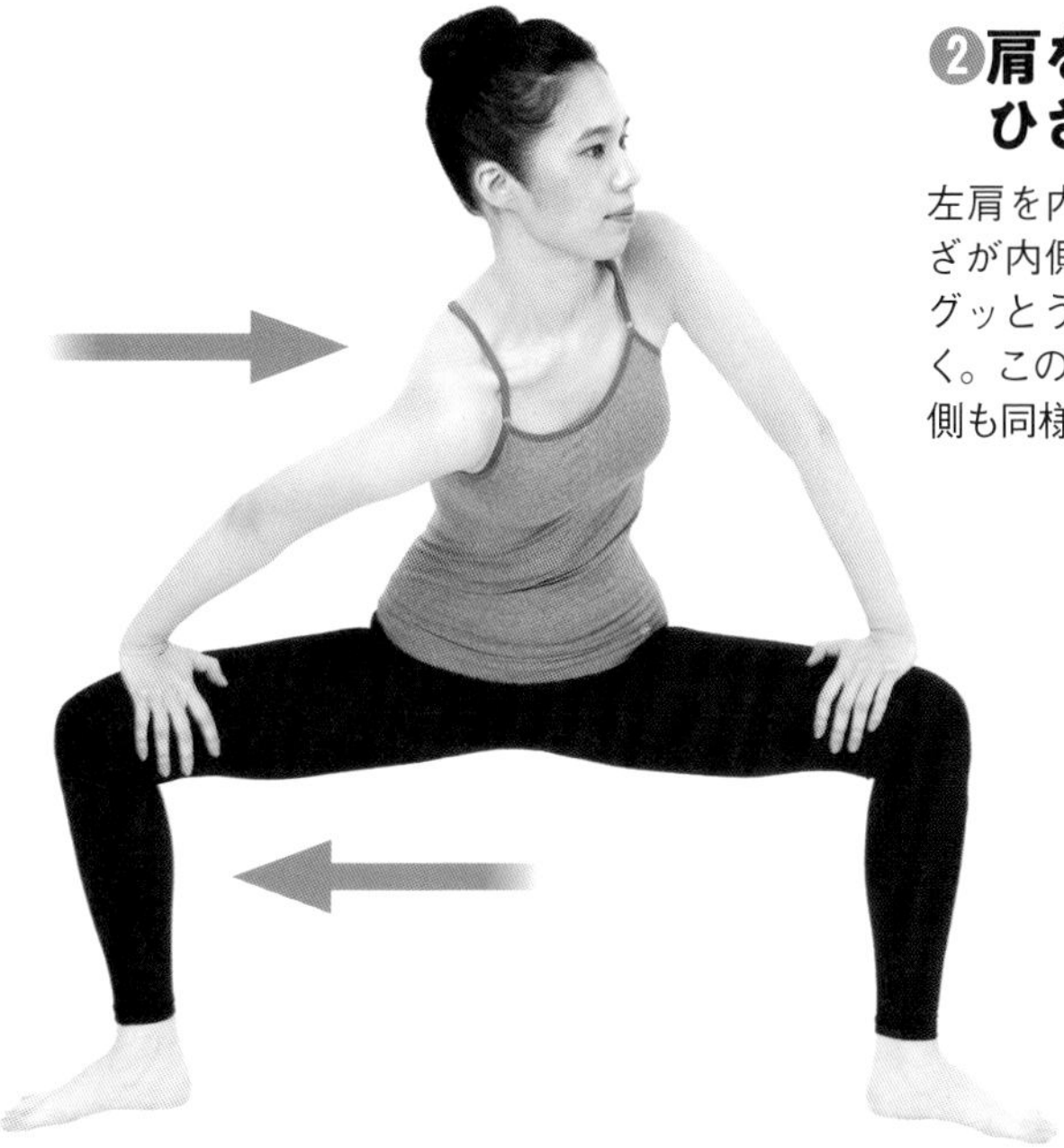

❷肩を内側に入れ、ひざをうしろに押す

左肩を内側に入れる。このときひざが内側に入りやすいので、手でグッとうしろに押して股関節を開く。このまま5〜10秒キープ。反対側も同様に。交互に3回ずつ行う。

下半身が楽になる股関節のストレッチ

5~10秒
左右2回

仰向けになってひざを抱えるストレッチです。お尻やもも裏が伸びることで、股関節の動きがよくなります。さらに、お腹に刺激を与えることもできるので、腸の動きを活発にしてくれます。片ひざを抱えるときに、下ろしている脚を遠くに伸ばすようにすると、よりストレッチの効果が出るでしょう。腰はしっかり床につけたまま、顔は真上に向けて。呼吸を止めずに行ってください。

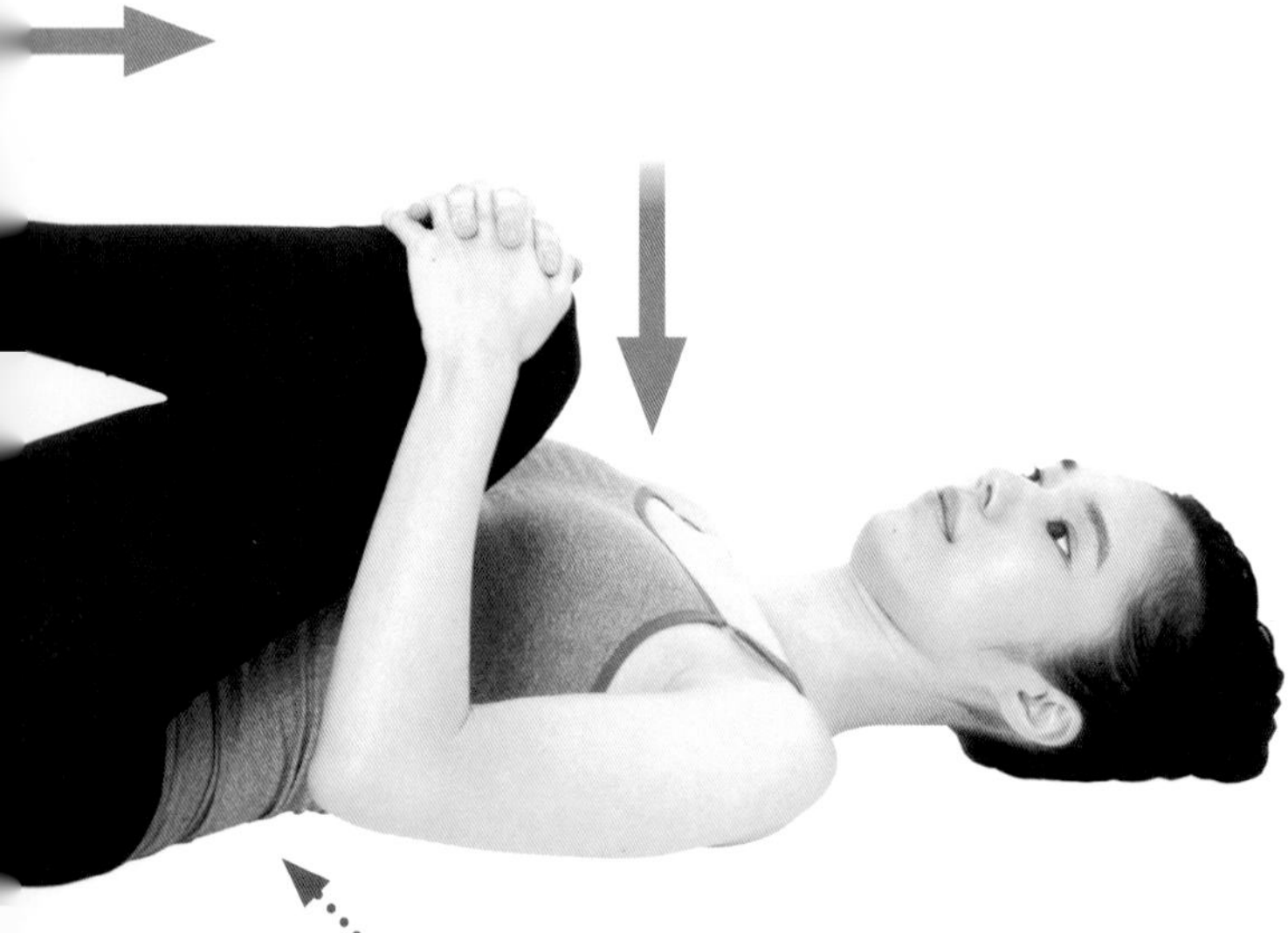

Point

ひざを抱えたときに腰が浮くと痛めやすいので、浮かないように注意。背中全体がしっかり床についているか確認しながら行うこと。

RECOMMEND

デスクワーク中心

運動不足

姿勢が悪い

ダイエットしたい

仰向けになり、左ひざを胸に引き寄せる

仰向けの状態になったら、左ひざを曲げ、両手で抱えて胸に引き寄せる。右脚は下ろしたまま、遠くに伸ばす。頭は床につけ、まっすぐ真上に向ける。このまま5〜10秒キープ。脚を入れ替えて反対も同様に行う。

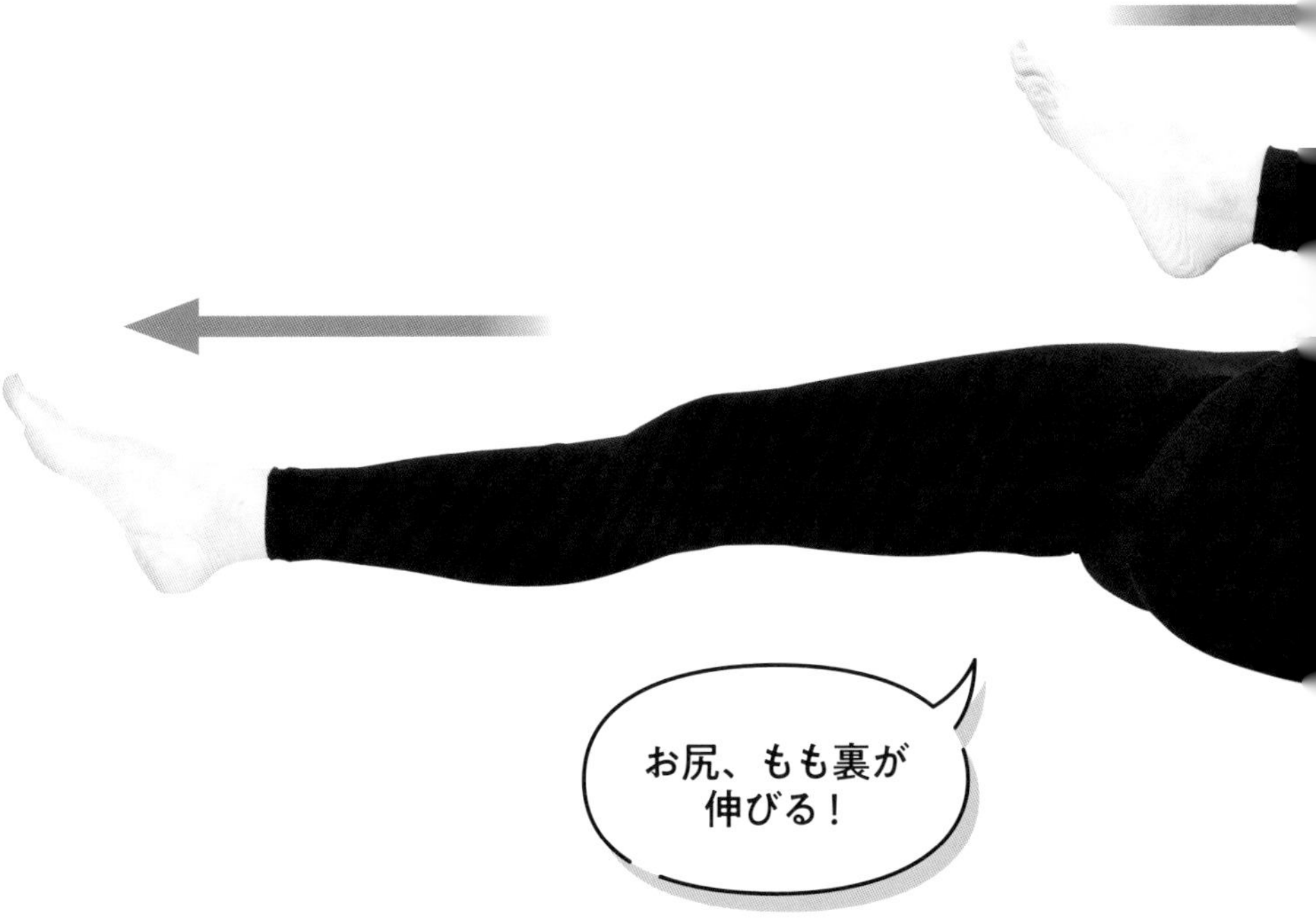

Column

アルカリ性の食品を摂ってストレッチ効果をアップ！

食品には酸性とアルカリ性があると知っていますか？ 一般的にはその食品に含まれるミネラルによってすみわけされており、体内で酸性に作用する硫黄やリンをより多く含んでいるものは酸性食品、アルカリ性に作用するナトリウムやカリウムなどをより多く含んでいるものはアルカリ性食品となります。

食事はさまざまな栄養素をバランスよく摂ることが大切ですが、酸性食品ばかりを摂っている人は体が硬かったり、筋肉がつりやすかったりします。ただ、筋肉をつくるたんぱく質も、エネルギー源となる炭水化物も実は酸性。これらの栄養素はもちろん摂取しなければいけません。ですが、栄養素のバランスを整え、ストレッチをより効果的にするためにも、アルカリ性の食品を積極的に摂るように意識しましょう。

酸性とアルカリ性を覚えるのが大変という人は、酢が入ったドリンクを毎日飲む、毎食発酵食品を1品加えるなどルール化するのがおすすめです。

積極的に摂りたい！ アルカリ性の食品

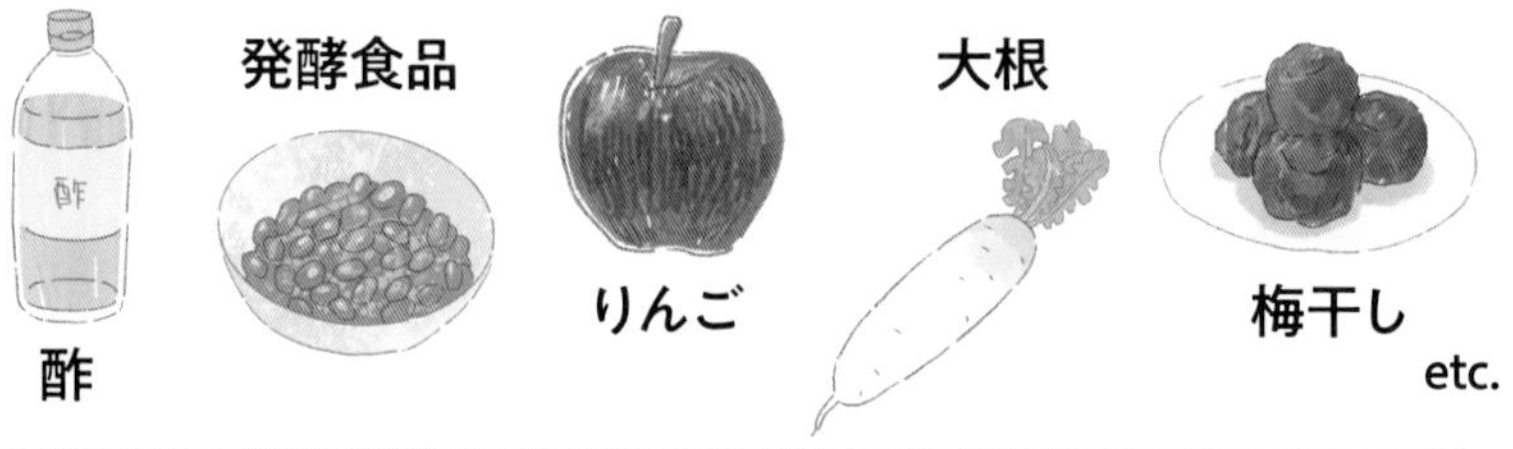

酢
酢
発酵食品
りんご
大根
梅干し
etc.

摂りすぎ注意！ 酸性の食品

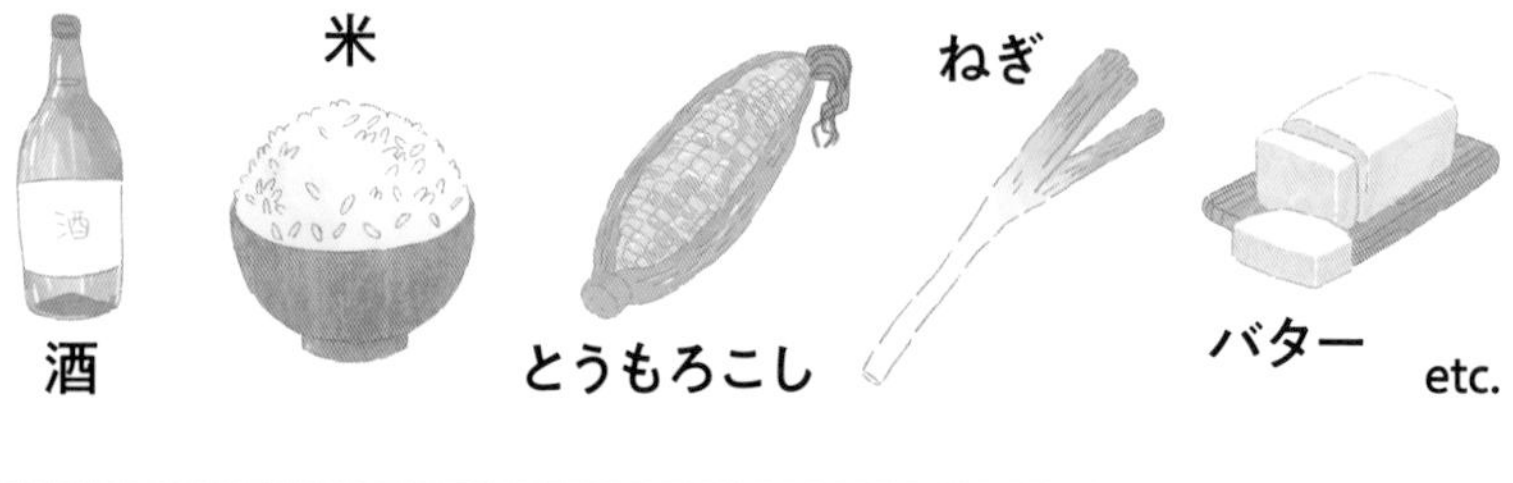

酒
酒
米
とうもろこし
ねぎ
バター
etc.

Part 2

コリ、痛み、冷え性だって
ほぐせばOK！

悩みを
改善しよう！

首や肩がこる、腰や膝が痛い、手足が冷える……。
なんとなくつらいというだけでも、
イライラしたり日常生活に支障が出たりすることも。
そんなお悩みはストレッチで解消しましょう。
不調が改善されると体も整います。

悪化すると頭痛などを引き起こすことも……

首・肩のコリ＆肩の動きを改善しよう

日中はほとんどパソコン作業をしているなどの理由で、慢性的に首や肩のコリを感じている人は多いでしょう。そのままにしておくと、頭や歯に痛みが出てきたり、体調が悪くなったりすることもあり得ます。

首や肩のコリの原因は、**筋肉がコリ固まっていること。コリ固まった筋肉は血液や水分の流れも悪く、首や肩のコリをさらに悪化**させてしまいます。

筋肉の動きには大きく分けて2種類あり、それぞれ伸張性収縮と短縮性収縮といいます。「収縮＝縮む」ということなので、基本的に筋肉はずっと縮もう縮もうとしています。伸張性収縮の場合でも、引っ張り合いながら収縮しているのです。

成人の頭は6キロほどの重さがありますが、この重い頭を支えるために、背中の筋肉は伸張性収縮をしています。つまり引っ張り合いながら収縮しているのです。よい姿勢を保っていたとしても背中の筋肉には負担がかかっているのに、猫背になると背中の筋肉がさらに引っ張り合いながら収縮し、余計に負担がかかります。伸張性収縮はもともと筋肉に負担がかかりやすいため、この状態がずっと続くと**肩や背中に筋疲労が溜まり、首や肩にコリが生じるようになります。**

また、四十肩や五十肩という言葉があるように、年齢とともに**肩が上がらない、動きが悪くなったという人は多い**のではないでしょうか。肩は肩甲上腕関節《けんこうじょうわんかんせつ》と肩甲骨が一体になって動いています。**肩甲骨や、肩甲骨と上腕骨をつないでいる筋肉が硬くなると、肩甲骨の動きが悪くなり、さらに肩関節まで硬くなって肩まわり全体の動きが悪くなってしまうのです。そして首や肩のコリにもつながります。**

まずはストレッチなどで筋肉をほぐして肩の動きをよくしてあげましょう。血液や水分の流れが促され、首や肩のコリも改善していきます。

コリの原因となる筋肉の動き

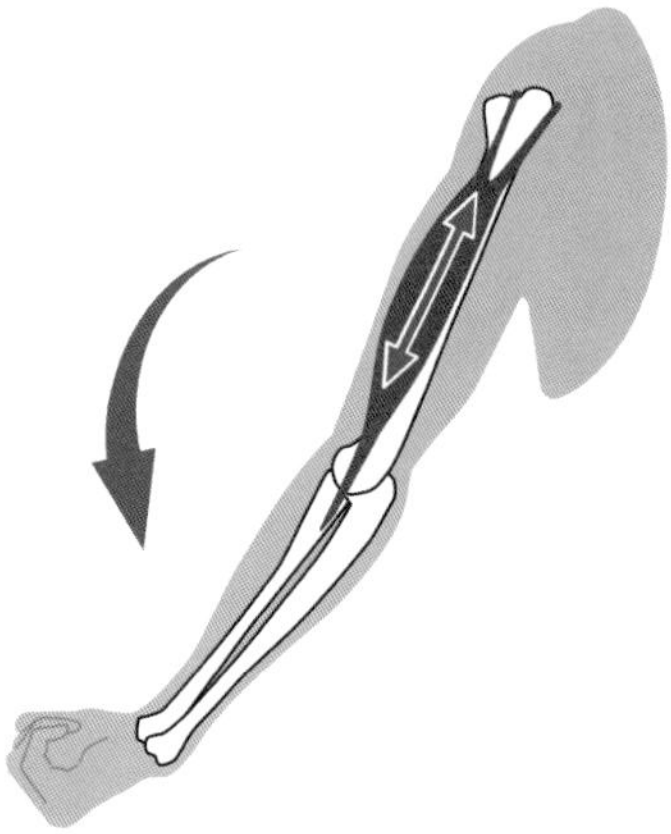

伸張性筋収縮

重いものを持つなど、力がかかって筋肉が引き伸ばされる状態のこと。エキセントリック収縮ともいいます。この状態がずっと続くと水分や血液が逃げていき、筋疲労が溜まっていきます。それがコリの原因になります。

- 首や肩、腰などのコリの原因になる
- 肉離れの原因になる
- 筋肉に一番負担がかかっている状態
- 水分や血液が逃げていき不足する
- 筋疲労が溜まりやすい

コリを解消する筋肉の動き

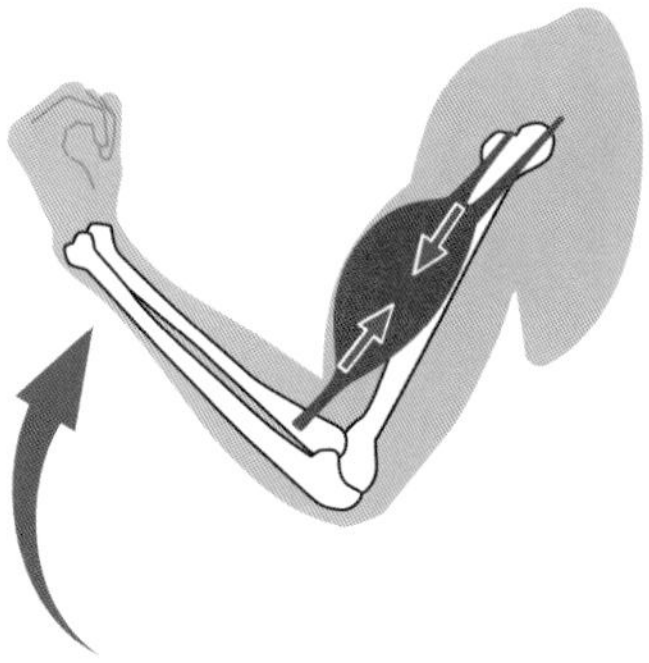

短縮性筋収縮

筋肉を縮めるような状態でコンセントリック収縮とも。ひじを曲げたときに力こぶができますが、これが短縮性筋収縮の状態。伸張性筋収縮で筋肉が伸びた状態のところに短縮性の動きを入れると筋肉が収縮して楽になります。

- 筋肉が縮んだ状態
- 関節を曲げようとした際に起こる
- 伸びた筋肉を縮めて筋肉を楽にする
- コリを解消する動き
- 筋肉への負担は少ない

\ Check! /

首・肩のコリを改善するには➡32、34ページもおすすめ

肩の動きをよくする❶

ひじを体より前に持ってくる動きで、可動域が狭くなった肩の動きをよくするストレッチです。体ごと動いてしまわないよう、肩と腕だけを動かすように意識して行います。15ページで紹介している背中で合掌する動きができない人は、肩甲骨まわりが硬くなり、肩の内旋（内側に向かってまわすような動き）がしづらくなった状態。ひじを前に持ってくるこのストレッチを行うことで、肩が内旋しやすくなり、肩甲骨がほぐれて、肩の動きがよくなります。

20秒

左右5回

❶背筋を伸ばし、右手を腰に当てる

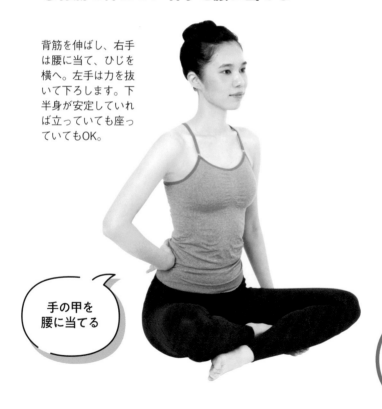

背筋を伸ばし、右手は腰に当て、ひじを横へ。左手は力を抜いて下ろします。下半身が安定していれば立っていても座っていてもOK。

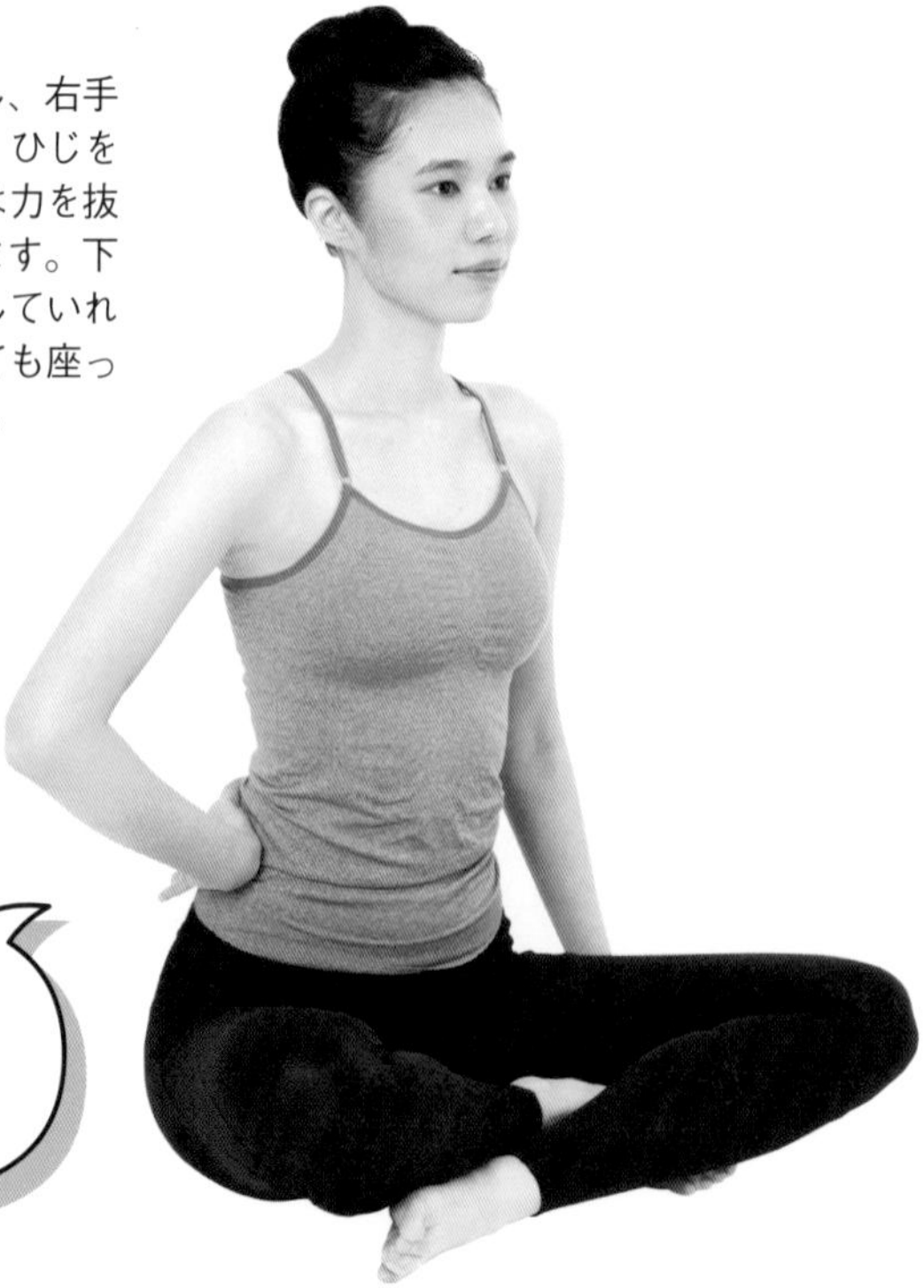

手の甲を腰に当てる

RECOMMEND

デスクワーク中心

姿勢が悪い

❷左手で右ひじを前に持ってくる

左手を右の二の腕に添え、右ひじを前に出す。肩から腕全体を前に動かすように意識して。顔、体は動かさないように。反対も同様に行う。

Point

動かすのは肩と腕だけ。右手の動きにつられて顔や体が左にまわってしまうと肩の内旋運動にならないので注意して。

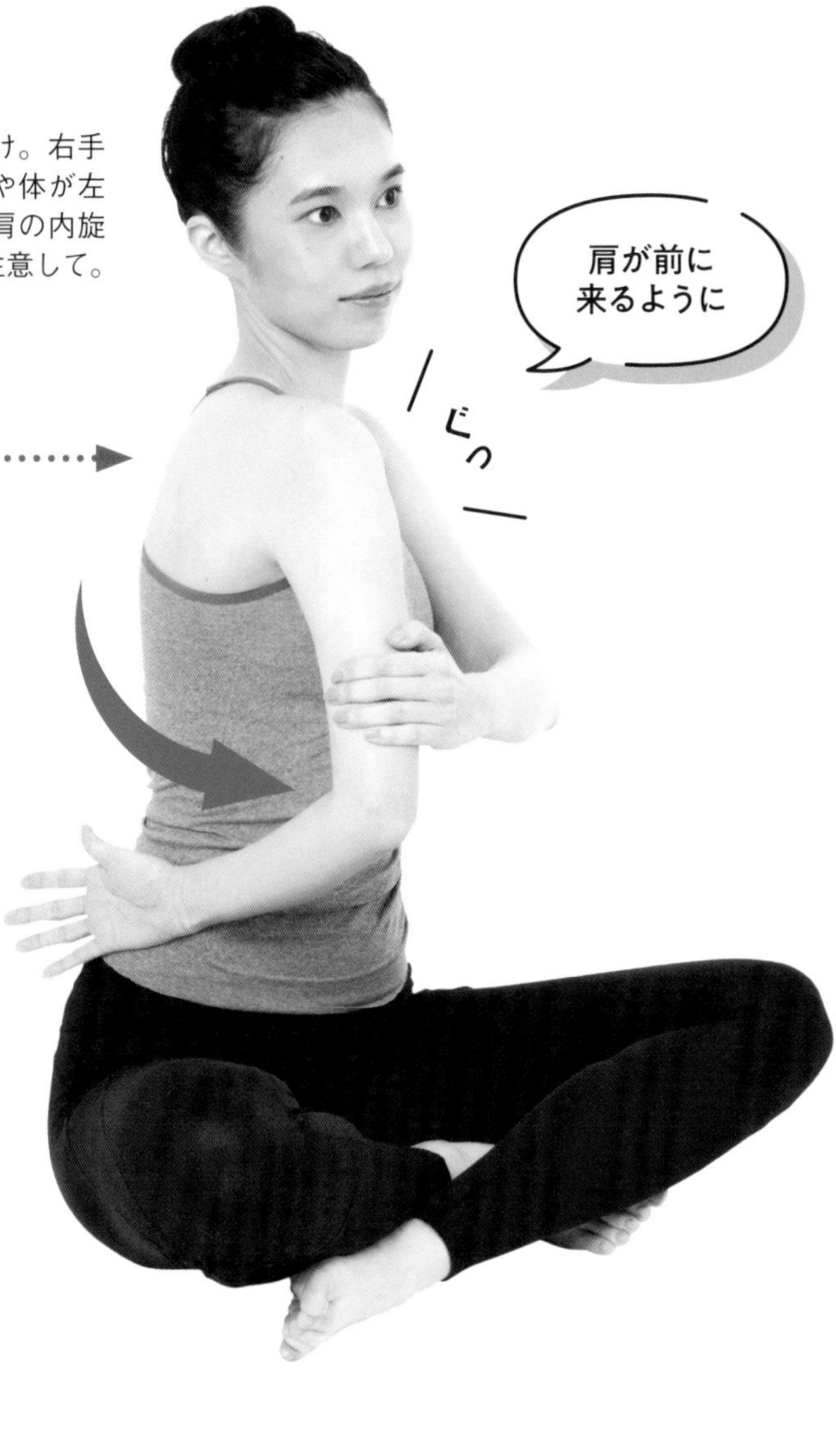

肩の動きをよくする②

Close-up!

左手は脇の下から差し込み、肩甲骨の前側下あたりを指で軽くつかむ。右手を動かしたときに、筋肉の動きが左手に伝わる位置が正解。

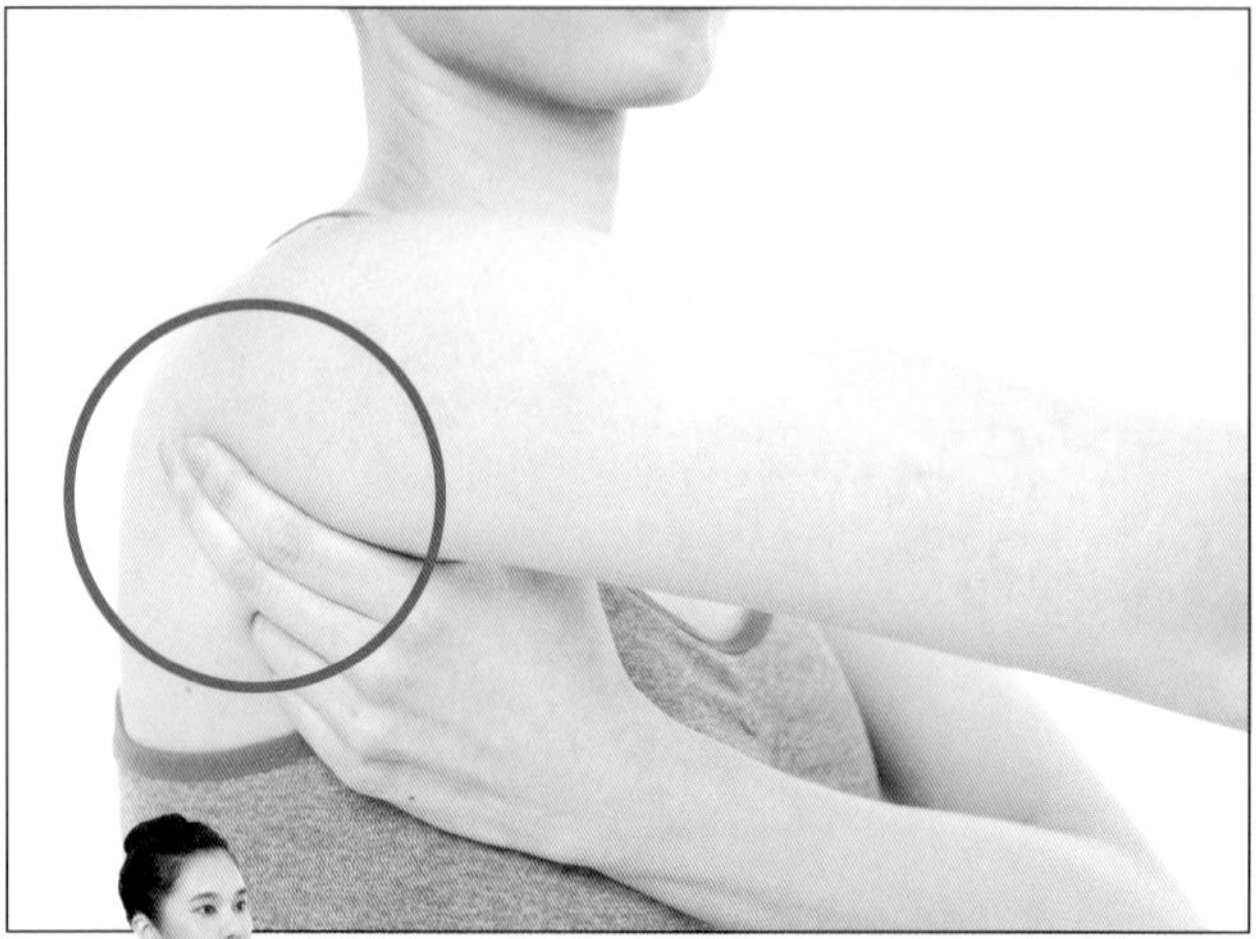

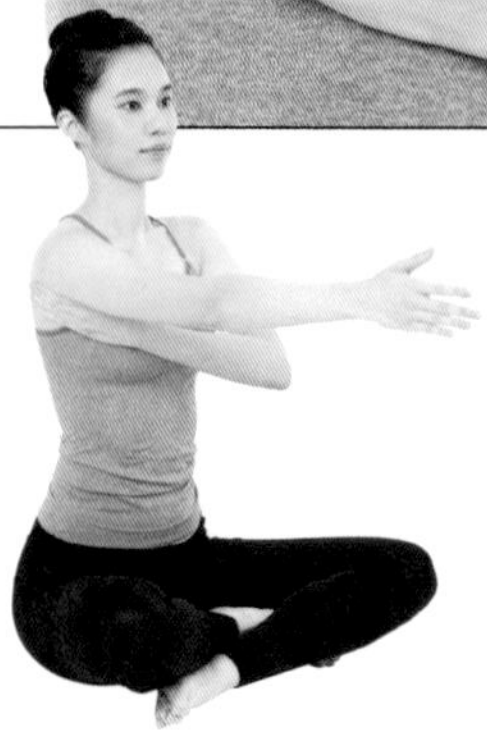

❶右腕を伸ばし、左手で肩甲骨の前側下をつかむ

右腕を前に伸ばし、左手で肩甲骨の前側下あたりを軽くつかむ。下半身が安定していれば立っていても座っていてもOK。

手を前に伸ばし、手のひらを内側に向かって回転させることで、44ページのストレッチ①と同様に、肩を内旋させるストレッチです。腕がブレると正しい動きができないので、腕の位置は固定して。肩まわりが硬い人は、肩甲骨のまわりの筋肉をうまく動かすことが難しいので、もう片方の手で肩甲骨の前側の下を軽くつかむようにし、筋肉が動くことを確認しながら行うといいでしょう。正しい動きを確認することにつながり、より効果的になります。

左右
3~5回
2セット

RECOMMEND

デスクワーク中心

姿勢が悪い

❷手のひらを内側に回転させる

腕の位置は固定したまま、手のひらを内側に向かって回転させる。左手で肩の筋肉が動いているか確認すること。左腕も同様に行う。

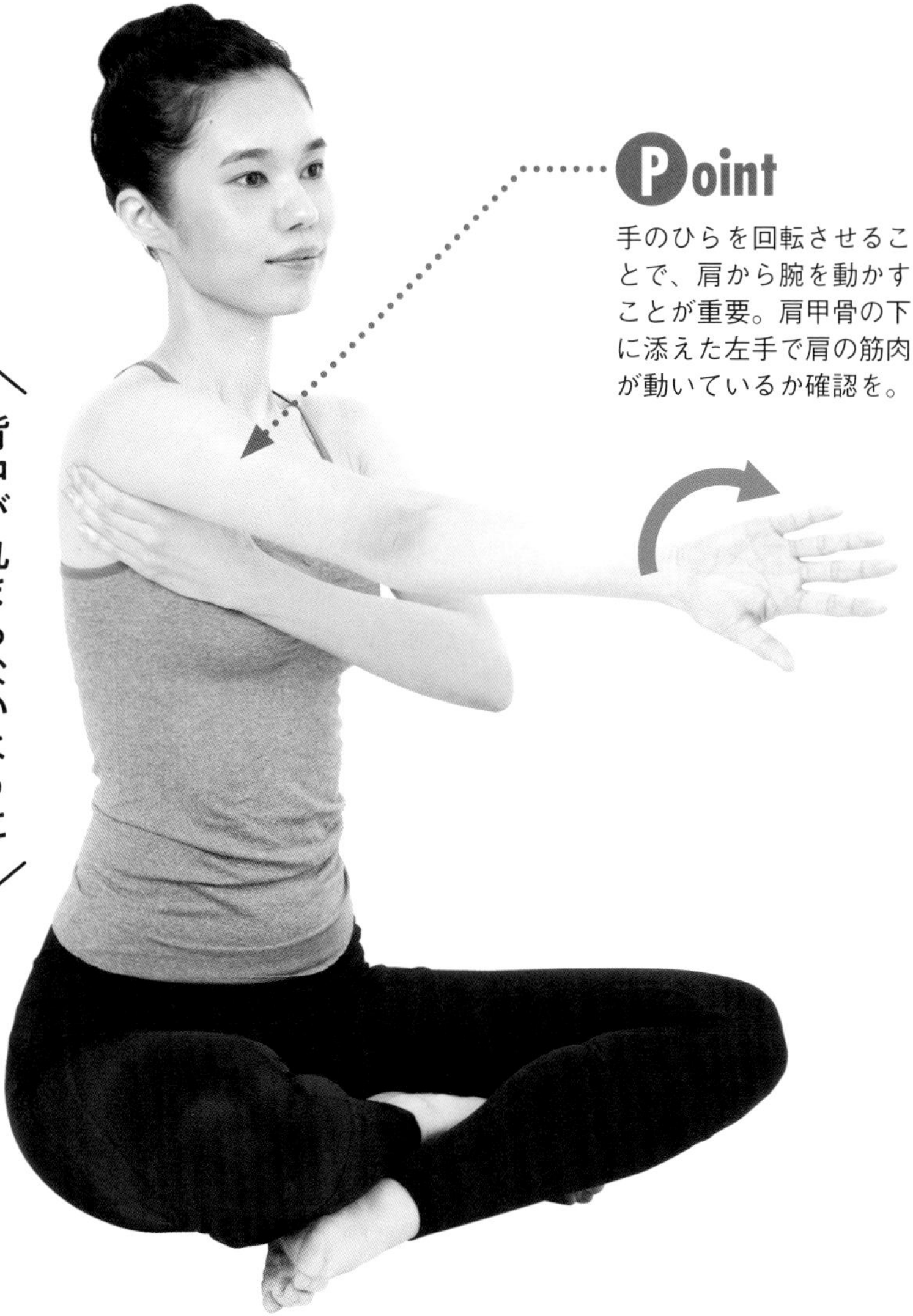

Point

手のひらを回転させることで、肩から腕を動かすことが重要。肩甲骨の下に添えた左手で肩の筋肉が動いているか確認を。

＼背中が丸まらないように／

悪化させる前にストレッチを取り入れて！
腰・背中の痛みを軽減しよう

ずっと座っているだけ、立っているだけ、歩いているだけ。それだけなのになぜか痛くなる腰や背中。とくに腰痛を抱えている人は多いですが、椎間板《ついかんばん》ヘルニアや脊柱管狭窄症《せきちゅうかんきょうさくしょう》といった明確なケガ、病気が原因である人は、全体の約15％しかいません。つまり、腰痛のほとんどが原因を特定できないのです。

明確なケガや病気が原因ではない場合、加齢や運動不足で体が硬くなる、関節の可動域が狭くなることによって腰や背中に痛みが出ていることが考えられます。**運動など生活習慣の見直しのほか、ストレッチで体をほぐすことも日常に取り入れてみましょう。**

また、原因が特定できない痛みがある人には、**姿勢が悪いという共通点**がある場合が多いです。椎間板ヘルニアや脊柱管狭窄症、腰椎圧迫骨折などのケガも加齢や姿勢の悪さが原因であることが多いので、よい姿勢を取ること（Ｐａｒｔ3参照）が大切です。

腰痛の原因

腰痛の原因の約85％は原因が特定できない非特異的腰痛。脊椎の間にある椎間関節や筋肉などに原因があると考えられていますが、特定するのは困難です。しかし、姿勢の悪さや加齢によるものが多いといわれているので、まずはよい姿勢を意識することが大切です。

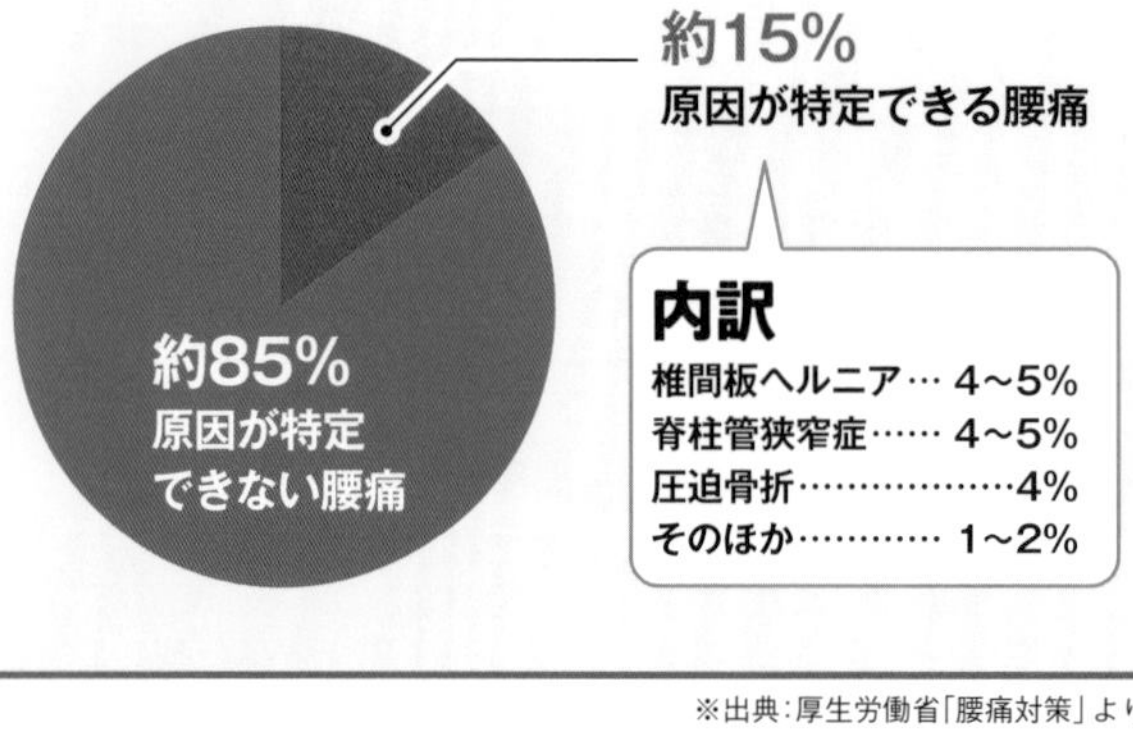
約15％
原因が特定できる腰痛
約85％
原因が特定
できない腰痛
内訳
椎間板ヘルニア… 4～5％
脊柱管狭窄症…… 4～5％
圧迫骨折………………4％
そのほか………… 1～2％

※出典：厚生労働省「腰痛対策」より作成

腰・背中の痛みが起こりやすい人の特徴

腰や背中の痛みは、生活習慣や姿勢の癖が原因であることも考えられます。下記の項目に当てはまる人は、今は痛みがなかったとしても今後、痛みが出てくる可能性もあるので、事前に理想的な姿勢を意識したり、ストレッチを取り入れたりなど対策するのがおすすめです。

- □ **座りっぱなしや立ちっぱなしなど、長時間、同じ姿勢でいることが多い**
- □ **気づくと前かがみになっている**
- □ **猫背**
- □ **反り腰**
- □ **重いものを持つことがある**
- □ **体を動かす習慣がない**
- □ **仕事や人間関係でストレスが溜まっている**

姿勢が悪い人は、〈アライメント〉が悪いということ。アライメントとは、骨格の配列のことで、よいアライメントの人は体重を体の中心でとらえられています。つまりゆがみがなく、体のラインがまっすぐに整っており、美しい姿勢が保てています（90〜93ページ参照）。しかしアライメントが悪いと、頭などが正しい位置にないため、ゆがみが生じて上手にバランスが取れず、体のどこかに負担がかかります。そして、**負担がかかっているところに痛みが出やすい**のです。骨格のバランスを整え、普段から**姿勢を意識することも大切**です。

また、デスクワークで長時間座っている、立ち仕事で何時間も立ったままという人は、筋肉や関節が固まっています。すると、血液や水分、リンパの流れも悪くなるため、**腰や背中などの筋肉がコリ、痛みが生じやすい**のです。腰や背中に慢性的な痛みがある人は、仕事の合間に**簡単なストレッチを取り入れるなどして固まった筋肉や関節をほぐしてあげる**といいでしょう。

体がほぐれると、自然とよい姿勢もとりやすくなるので、腰や背中の痛みの悪化を防ぐことにもつながります。

理想的な骨盤の位置

腰や背中の下のほうの痛みは骨盤の位置が大きく影響していると考えられています。イラストの青い矢印のように横から見たときに骨盤がまっすぐになっているのが理想的な位置。前やうしろに傾いていると脊椎の間にある椎間板や椎間関節への負担が増え、痛みにつながる可能性があります。

横から見たときに骨盤がこの向きに傾いている人は骨盤が後傾した状態

前かがみや猫背の姿勢の人は、骨盤が後傾していることが多い。このタイプの人は、ヘルニア等になりやすい。

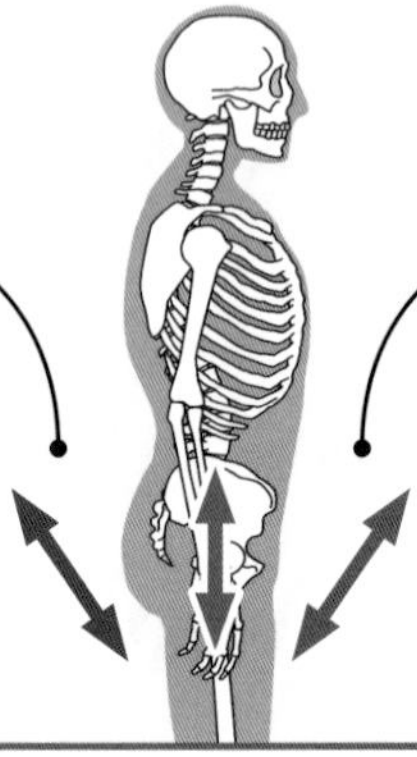

横から見たときに骨盤がこの向きに傾いている人は骨盤が前傾した状態

お腹が前に突き出て、腰が反る反り腰もこのタイプ。反り返った腰の部分は、筋肉や関節に負担がかかりやすい。

脊椎を支え、上半身と下半身をつなぐ役割をしている骨盤。**腰や背中に痛みがある人は、骨盤の位置にも目を向ける**必要があります。

骨盤は、イラストのように**横から見たときにまっすぐ立った状態（青い矢印の向き）になっているのが正しい位置**ですが、筋肉不足や癖などにより前傾または後傾している場合がとても多いのです。骨盤は脊椎《せきつい》に比べてお腹やお尻の脂肪に覆われているため傾きがわかりにくいかもしれませんが、自分の横向きの姿勢を鏡で見たり、写真を撮ってもらうなどしてチェックしてみましょう。**反り腰の人は、骨盤が前に傾いている状態（赤い矢印の向き）。背中全体が丸くなり、お腹が縮こまっている猫背の人は骨盤がうしろに傾いている状態（紫の矢印の向き）**です。

前傾、後傾ともに、その状態が続くと筋肉や関節に無理な力がかかり痛みが出ます。また、脊椎の間にある椎間板への負担が増し、椎間板ヘルニアになる可能性も。さらには腰や背中だけでなく、股関節やひざなどに痛みが出ることもあります。腰や背中に痛みがある人は、**自分の骨盤をチェックして、理想的な位置を保てるように意識**しましょう。

腰・背中の痛みを軽減する❶

腰や背中を伸ばす、反り腰の人におすすめのストレッチ。仰向けになりひざを抱える動きですが、ひざに痛みがある人はあまり深く曲げず、手をひざの裏に当ててもＯＫ。ひざを引き寄せすぎて腰が浮かないように注意して。

RECOMMEND

- デスクワーク中心
- 運動不足
- 姿勢が悪い

仰向けになり、手で両ひざを抱える

仰向けになり、両ひざを胸のほうに引き寄せて手で抱える。頭から腰は床につけたまま、腰まわりが伸びているのを感じながらキープ。

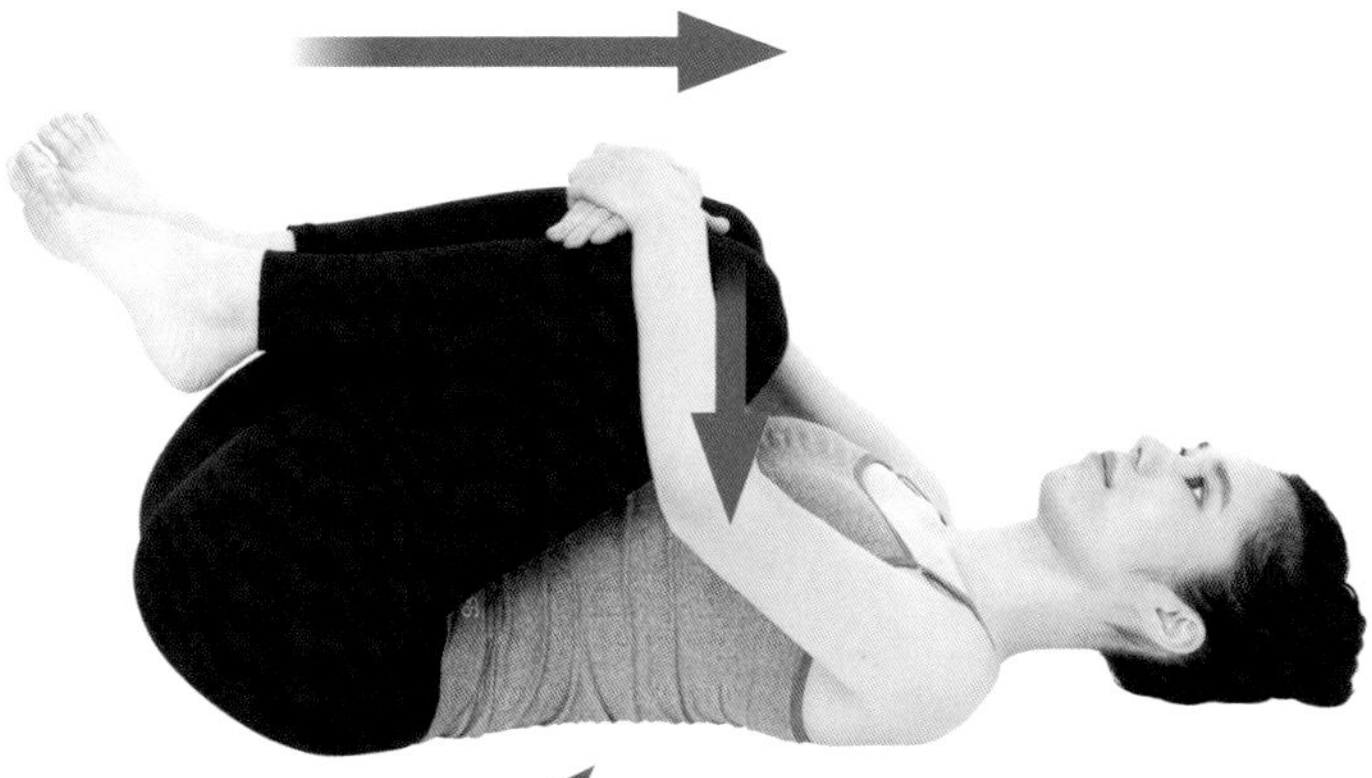

Point

背中全体を床につけること。ひざを胸に引き寄せすぎると腰が浮いてしまうこともあるので、腰が浮かないところまで引き寄せればOK。

30秒

腰・背中の痛みを軽減する❷

背中を中心に上半身全体を伸ばすことができるストレッチです。ひざ立ちの状態から上半身を倒し、腕をまっすぐ前に伸ばします。そのままぐーっと脇や胸を床に近づけるようにして上半身を伸ばしていきます。ただし、胸を床に近づけようとしすぎて腰が反ると痛みの原因になることがあるので、背中がまっすぐな状態をキープしましょう。お尻は後方に、肩甲骨は前方に伸ばすように意識すると背中が縦方向に伸び、より効果的です。

❶ひざ立ちから上半身を倒して伸ばす

ひざ立ちになり、上半身を倒したら両手を前へ。そのままお尻と肩で引っ張り合うように上半身全体を伸ばしていく。

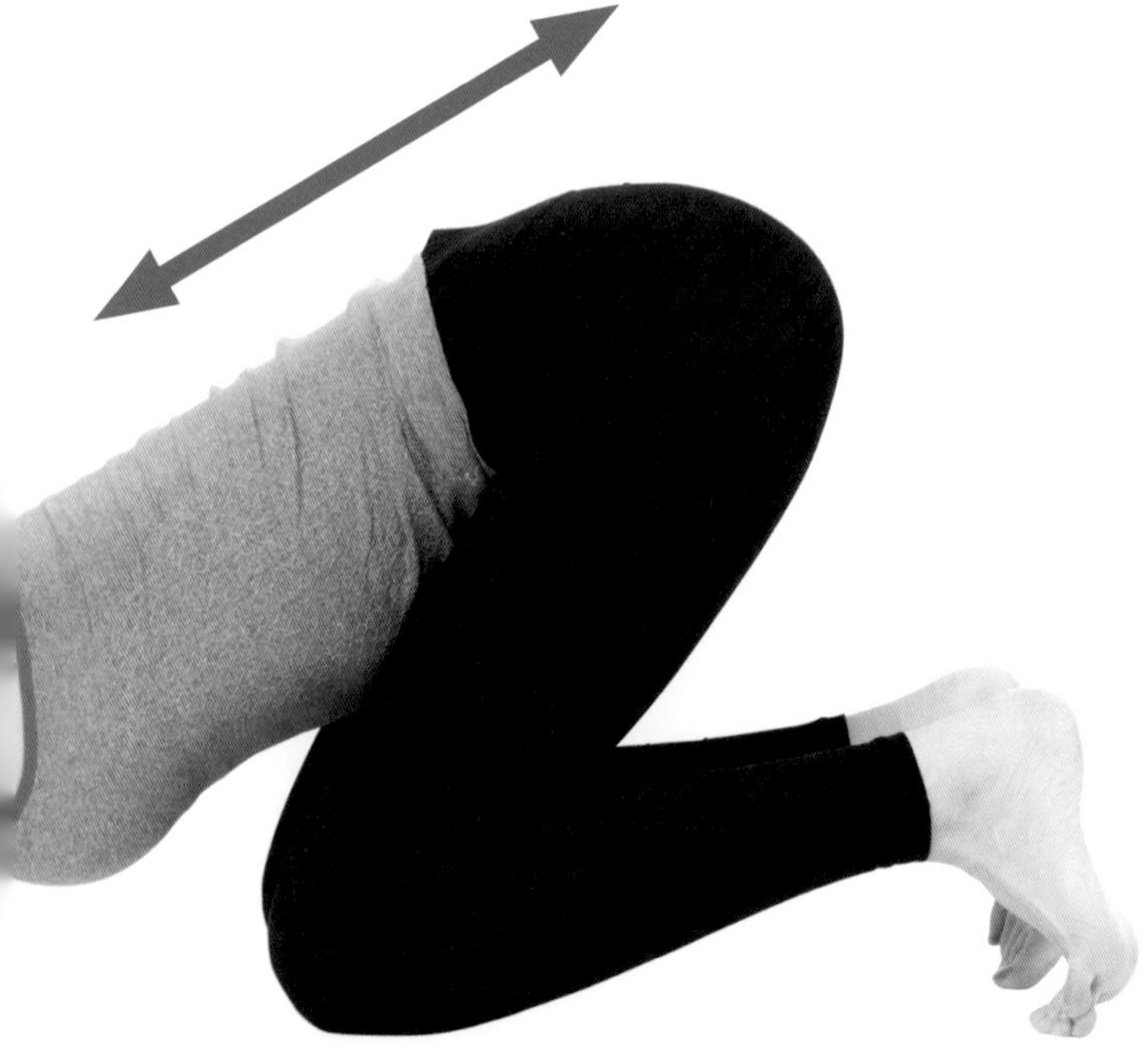

30秒

RECOMMEND

デスクワーク中心

運動不足

姿勢が悪い

❷腰を落としておでこを床に

腰を落としておでこを床につける。お尻がかかとに乗るとベスト。より背中全体が伸びるので効率よくストレッチできる。きつい人は、①の状態でキープ。

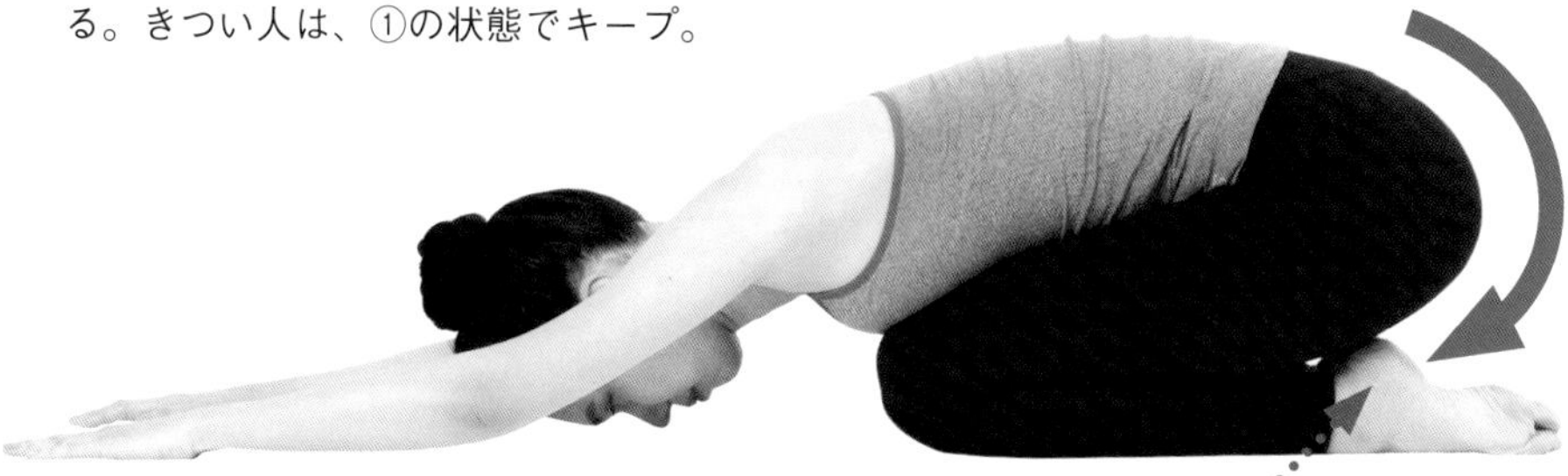

Point

お尻がかかとに乗るまで腰を落とせるとより効果的。かかとにお尻がつかなくても、できるところまで腰を下ろせばOK。

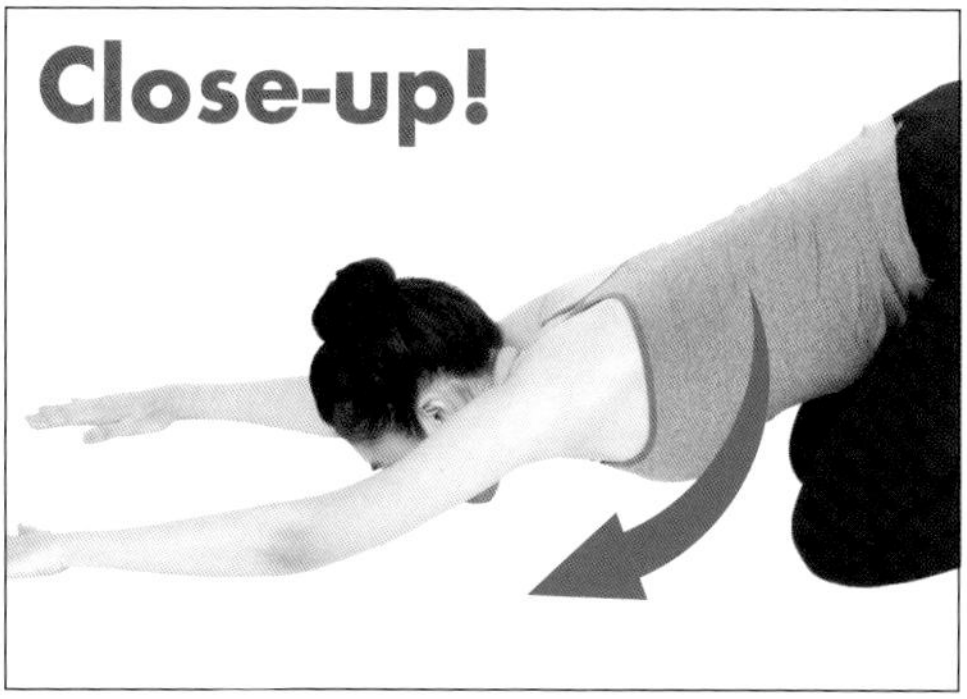

あごを床につけ、脇と胸を床に近づけるようなイメージで行う。胸を近づけすぎて腰が反らないように注意して。

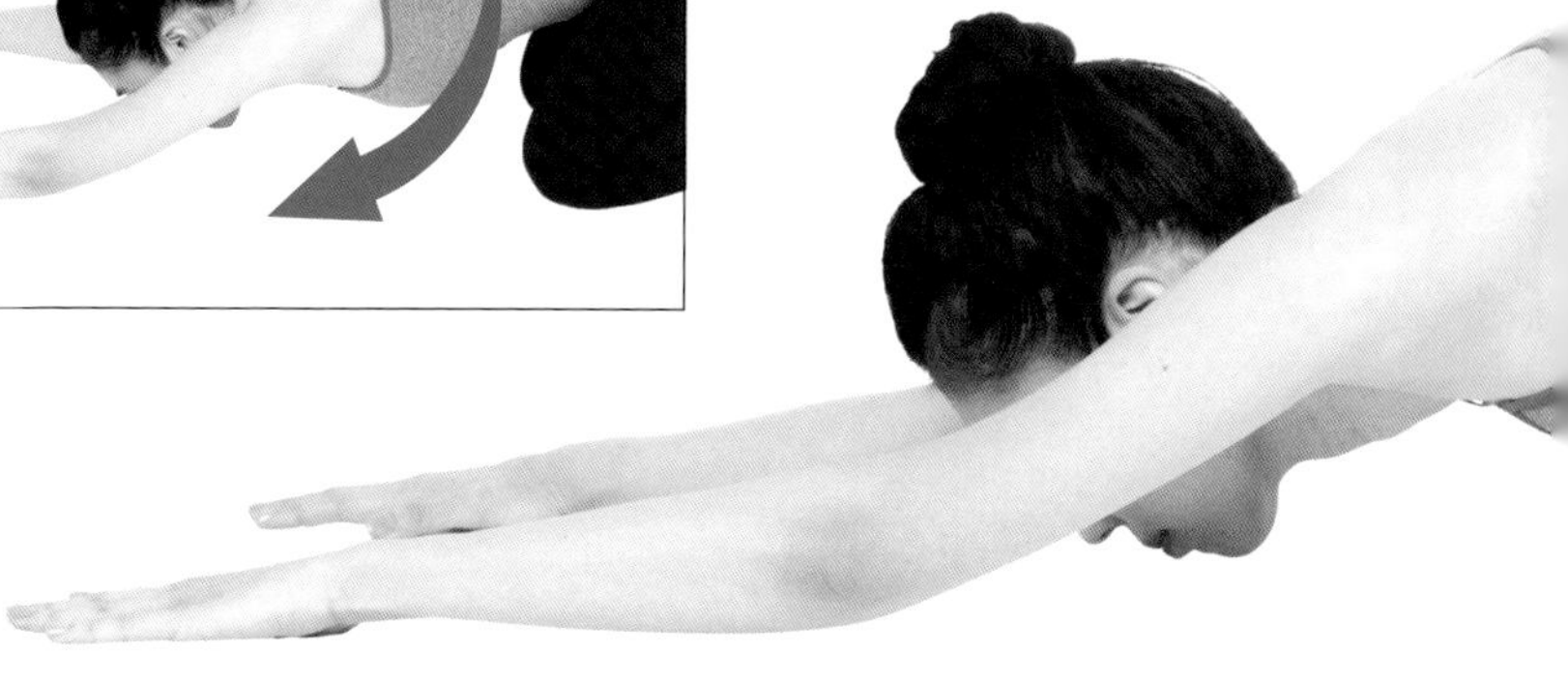

大きなケガをする前に早めの対策を！

つまずきやすさを改善しよう

何もないところでつまずく、段差をちゃんと越えたはずなのにつま先が引っかかる。加齢が原因である場合もありますが、若くてもつまずきやすい人はいます。ちょっとつまずくだけならいいのですが、それがのちに**転ぶようになり、大きなケガにつながる**ことも考えられます。つまずくことが増えたなと思ったら、早めに対策することが大切です。

では、なぜつまずきやすくなるのか。そのほとんどが、**下半身の筋力や柔軟性の低下、歩き方に原因**があります。筋力や柔軟性がないと足をしっかり上げて歩くことができず、ちょっとした段差や平らなところでもつま先が引っかかってしまったり、つま先をあまり上げずに歩く癖がついたりして、つまずきやすくなることがあります。

自分の歩き方を確認し、まずはその原因を探してみましょう。

つまずきやすい原因は？

下半身の筋力低下

下半身の筋力が低下すると足を上げる動きが難しくなり、ちょっとした段差でつまずいてしまうことも。とくに股関節の前側にある腸腰筋や前ももの大腿四頭筋はひざを持ち上げたり、曲げ伸ばししたりする際に必要。

柔軟性の低下

股関節や足首の柔軟性が低下すると、歩くときの脚の動きが小さくなり、つまずきやすくなる可能性が。また、関節が硬いことで足が上がっていないことも考えられるので、股関節や足首まわりの柔軟性は高めておきたい。

つま先が上がっていない

歩き方の癖や筋力の低下でつま先が上がっていない人もつまずきやすい。理想的な歩き方は、かかとで踏み込み、つま先で地面をけるように進むこと。すり足のような歩き方をしている人は、歩き方を見直すのもおすすめ。

つまずきやすい歩き方の人の特徴

つまずきやすい人は、歩き方に特徴があります。わかりやすいのはすり足をしているような歩き方の人。もともとの癖もありますが、筋力や柔軟性が低下して足が上がっていない、足裏で地面を踏みしめられていない可能性も。柔軟性を高めて改善しましょう！

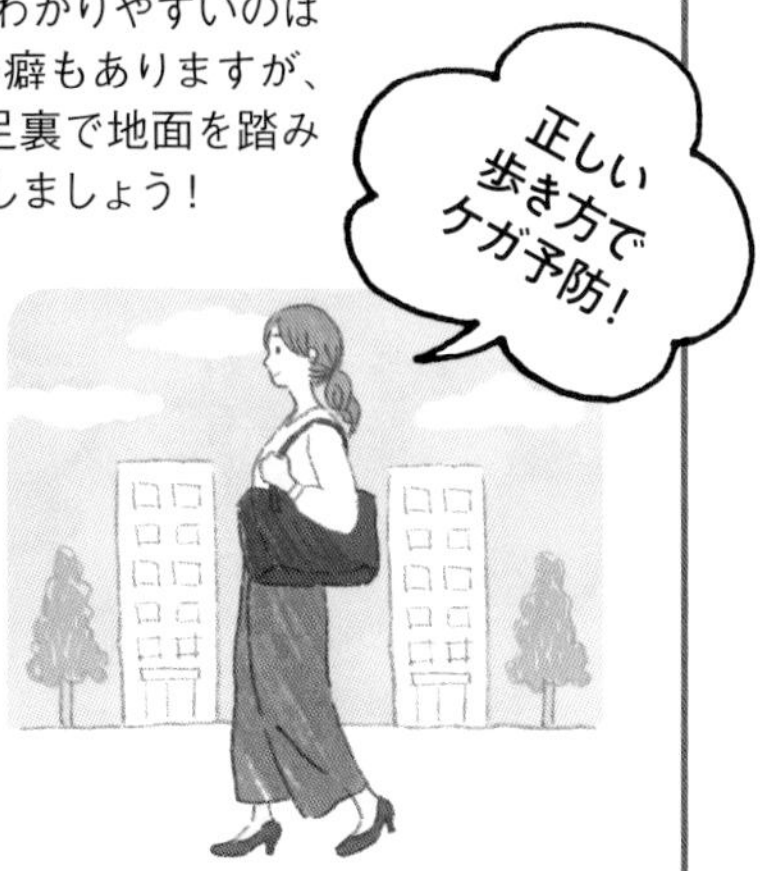

- □ **靴のつま先が削れている**
- □ **歩くとどんどんと大きな音がする**
- □ **猫背**
- □ **歩幅が狭い**
- □ **ひざを伸ばしたまま歩いている**

筋力、柔軟性の低下、歩き方の癖などが原因でつまずきやすい人は、**下半身のストレッチを重点的に行いましょう。**つまずきやすい人は、**股関節のほか、ひざや足首の動きが悪い**ケースが多いです。筋肉がコリ固まっていると本来動くはずの関節の可動域が狭くなり、足が上がりにくくなるため、つまずきやすくなるのです。つまずきやすさを改善するためにはそれらの部位が適切に動くよう、脚の筋肉をほぐしていきます。

とくに、**太ももやふくらはぎには、運動機能や血液循環に大きく影響する筋肉が多い**です。この太ももやふくらはぎの筋肉を重点的にほぐすことで筋肉や関節がうまく使えるようになると**運動能力が上がり、安全な歩行につながります。**また**血行もよくなるため、体の不調やコリなどの改善**にもつながり、いいこと尽くめといえるでしょう。

歩く機会が少ない現代社会だからこそ、意識して歩いているという人も多いでしょう。でも、そこでつまずいてケガをしたら日常生活にも支障をきたしかねません。ストレッチを取り入れて脚の動きをよくすれば、つまずきやすさも改善していきます。

脚の動きをよくする

20秒

左右2回

ふくらはぎの奥にあるヒラメ筋やアキレス腱の柔軟性を高めるストレッチです。片ひざ立ちになり、上体を前傾させて立てたほうの脚のふくらはぎを伸ばしていきます。足首が硬い人は②のときにかかとが浮いてしまいがちなので、かかとが浮かない程度に前傾しましょう。ふくらはぎやアキレス腱がやわらかくなると血液やリンパの流れが促され、脚の動きもよくなります。また、むくみの改善にも効果的です。

❶左足を立てて片ひざ立ちになる

左足を立てて、片ひざ立ちになる。右足のつま先は立てておく。背筋を伸ばし、顔は前へ。このときは重心がお尻側にある状態。

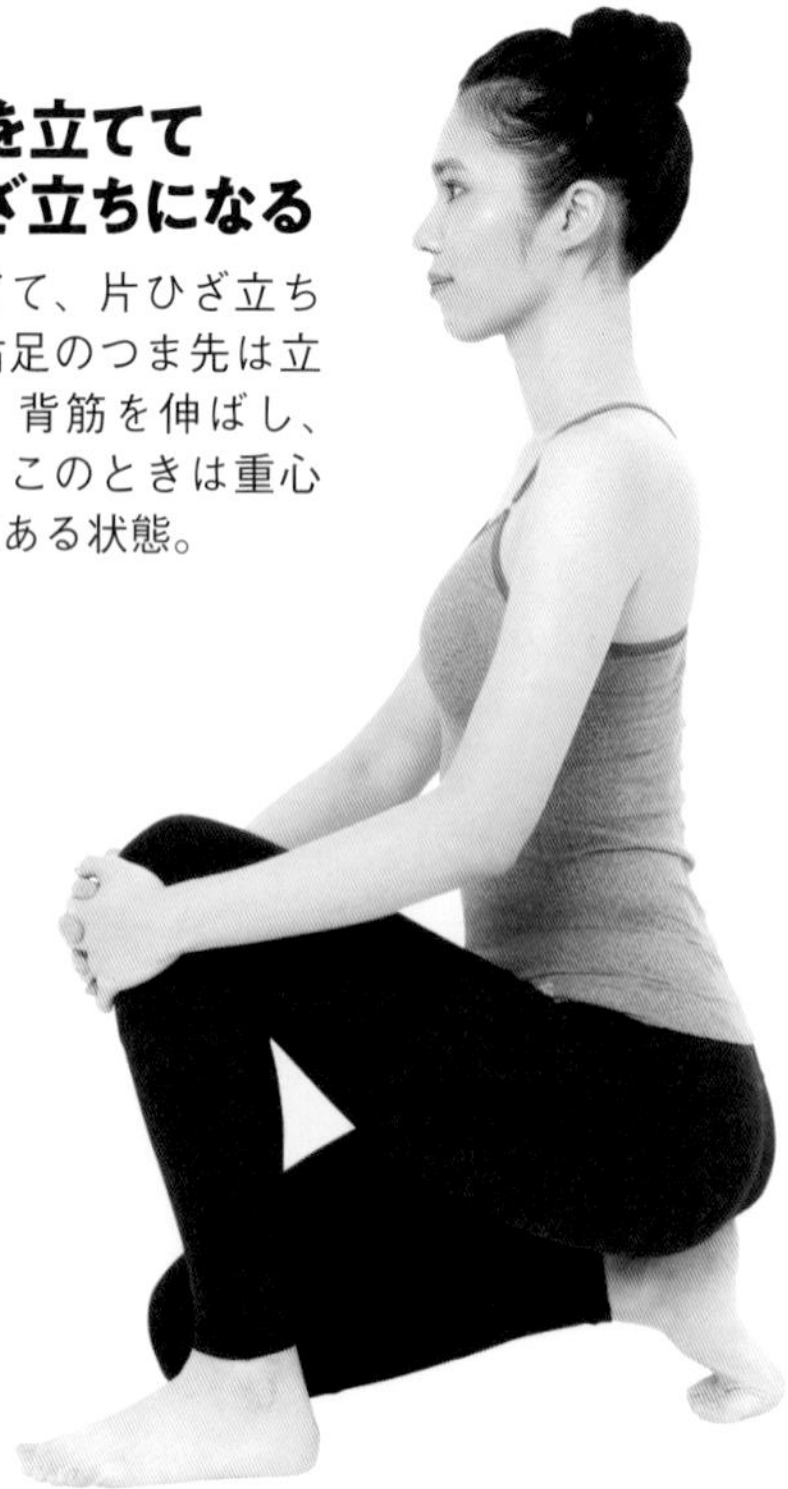

Check!

セットで行うとより効果的➡76、80ページ

RECOMMEND

運動不足

ダイエットしたい

Point

ひざがつま先より前に出すぎるとひざを痛める原因に。また、かかとが浮くとふくらはぎが伸びないのでかかとは床につけたまま。

❷左太ももに体重をかける

左太ももに上半身を預けるようにしながら、左ふくらはぎを伸ばす。両手は前につき、体がふらつかないように支える。反対も同様に行う。

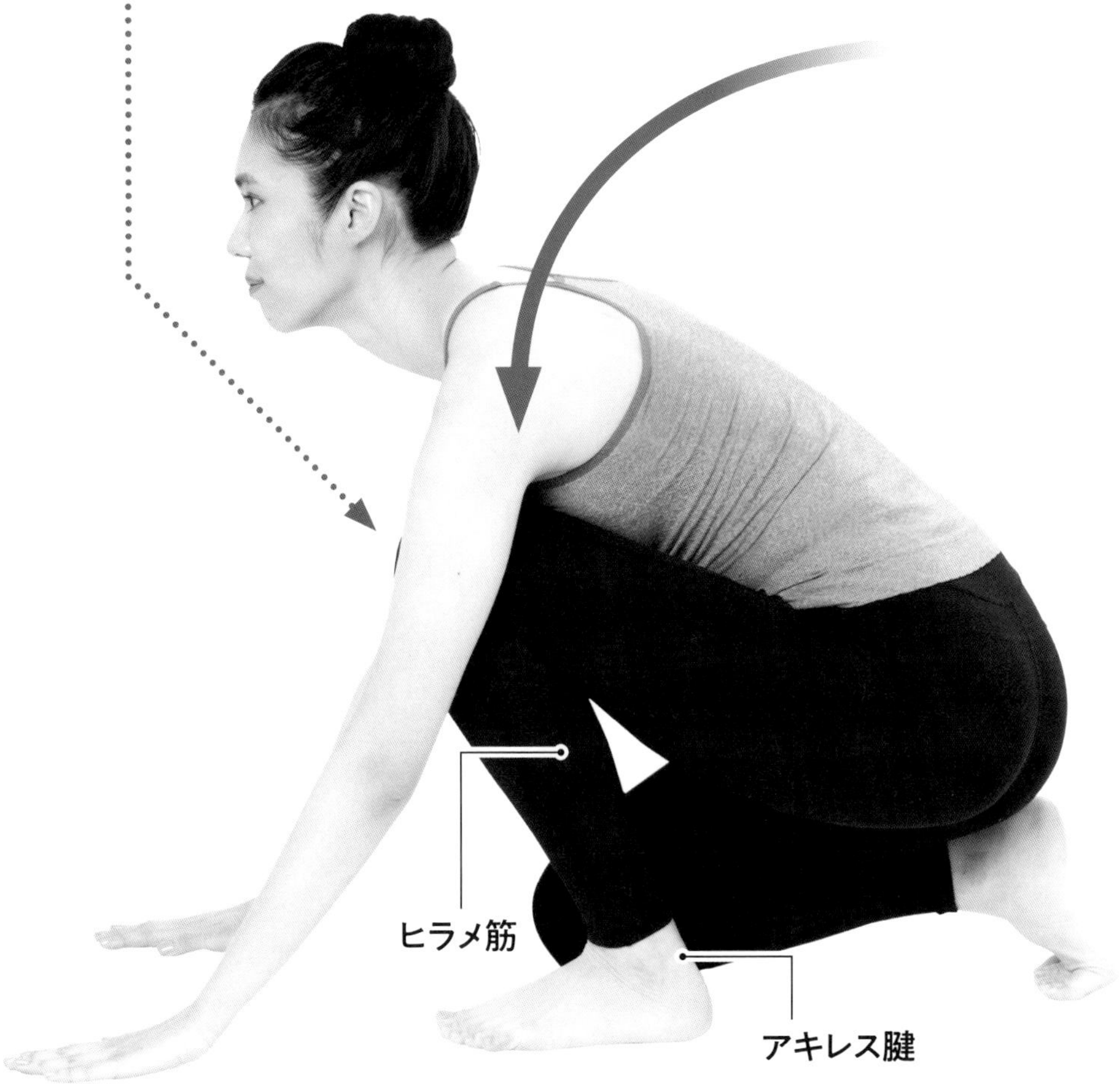

歩くと痛い➡歩きたくない！とならないために
ひざの痛みを軽減しよう

立ったり座ったりする動きや、歩いたり走ったりする際の衝撃など、ひざはとても負担がかかる部位。**姿勢や歩き方の癖などちょっとしたことでも痛みが出てしまう**ことがあります。

まず、ひざをしっかり伸ばすことはできますか。普通に立っているだけなのに、なぜかひざが曲がってしまうという人は要注意。姿勢が悪い証拠です。その状態で歩くと上半身の重みを股関節や下半身で支えることが困難になり、ひざに痛みが生じます。

また体幹が安定していないと歩くときに体がブレてしまい、ひざに痛みが出ることも。体幹を安定させるには呼吸も大切で、次ページで紹介しているように正しい呼吸を意識しながら歩くだけでもひざへの負担は軽減します。

ひざが痛いと〈歩くのが嫌になる↓運動不足になる↓体重が増加し、さらにひざに負担がかかる〉といった負のループができてしまうことも。そうなる前にひざの痛みをストレッチでやわらげましょう。

ひざなど関節の痛みは慢性化していることも。日常的にしっかりほぐして痛みが出ない体づくりをすることが大切です。

ひざの痛みは、前ももにある大腿四頭筋の硬さが原因であることも多いです。前ももを伸ばす動きは、日常生活ではあまりないため、この部分の筋肉がコリ固まり、ひざの痛みにつながります。脚を大きく前後に開くストレッチや、片脚立ちして手でつま先を持ち、脚をうしろに引くといった動きで、**前ももを伸ばし、ひざの痛みを軽減**しましょう。

もちろん、姿勢の改善も必要です。Part3を参照しながら理想的な姿勢に導くストレッチも取り入れていきましょう。姿勢が変わるとひざの痛みもやわらぎ、きっと歩くことが楽しくなります！

正しい呼吸でひざの痛みも軽減！

歩くときに正しい呼吸ができていると、体幹が安定してひざへの負担が軽減するため、痛みが出にくくなることも。また、正しい呼吸によって歩くリズムが安定すると、姿勢がブレにくくなり、片方の脚だけに負担がかかるのを防ぐこともできるので、まずは呼吸を意識することが大切です。

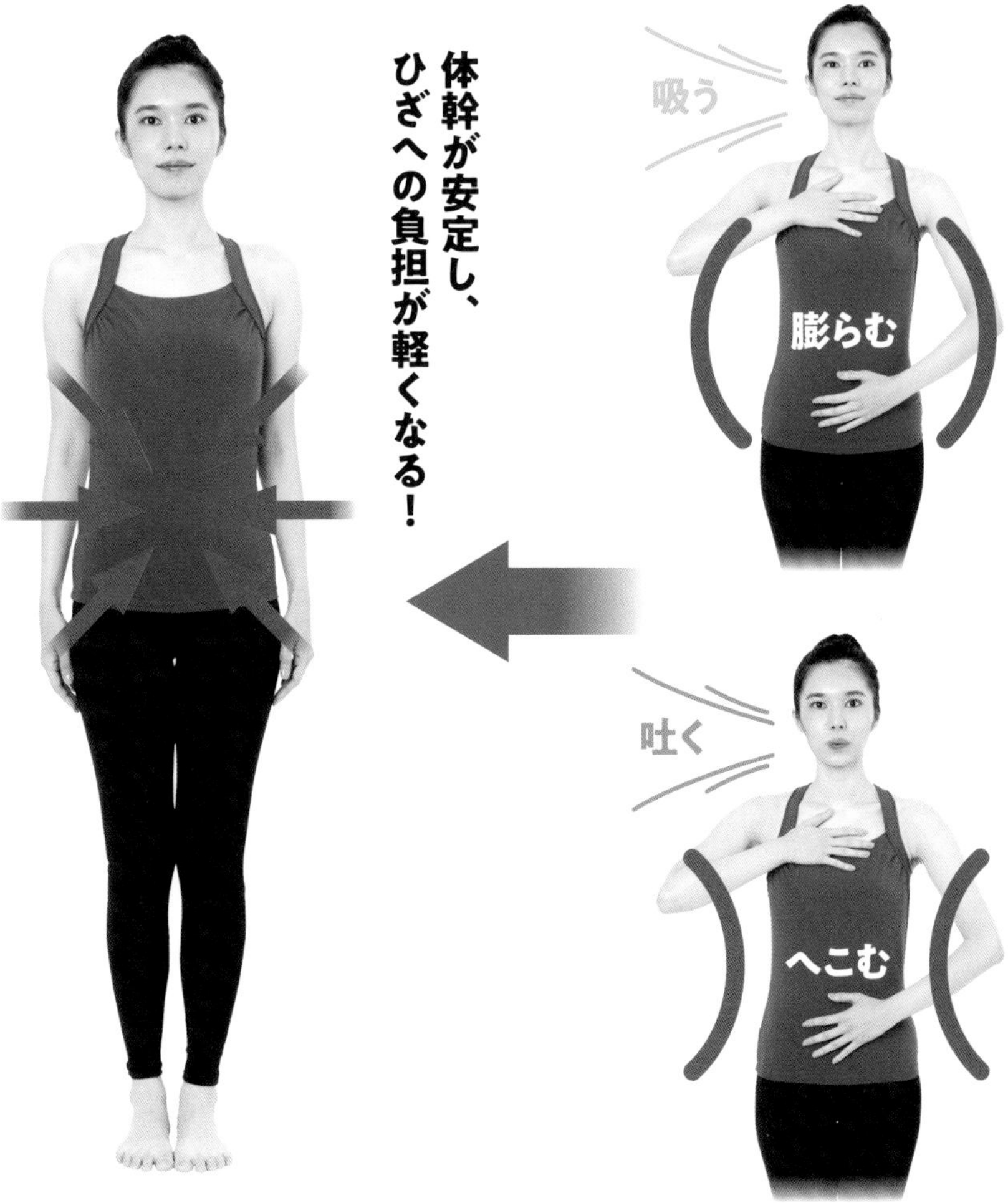
体幹が安定し、
ひざへの負担が軽くなる！
吸う
膨らむ
吐く
へこむ

呼吸により胸やお腹など体の中心を使うことにつながり、体幹が安定しやすい。そのため、体幹で歩くようなイメージになり、ひざへの負担が軽減。

胸とおへその下あたりに手を当てる。鼻から息を吸い、胸とお腹が膨らむのを確認。次に口からゆっくり息を吐き、胸とお腹が自然にへこめばOK。

ひざの痛みを軽減する❶

ひざの痛みがある人は、ひざまわり、とくに前ももの筋肉が固まっている可能性があります。そのため、股関節の前側にある腸腰筋から前ももの筋肉を伸ばしてあげるようなストレッチが必要になります。片足を立てた立てひざの状態から上半身を前に押し出すようにしていきましょう。伸ばしているのは、うしろ側の脚の股関節まわりと前側。ここがしっかり伸びていることを感じながら行ってください。前側のひざはつま先より前に出ないように注意。

RECOMMEND

運動不足

ダイエットしたい

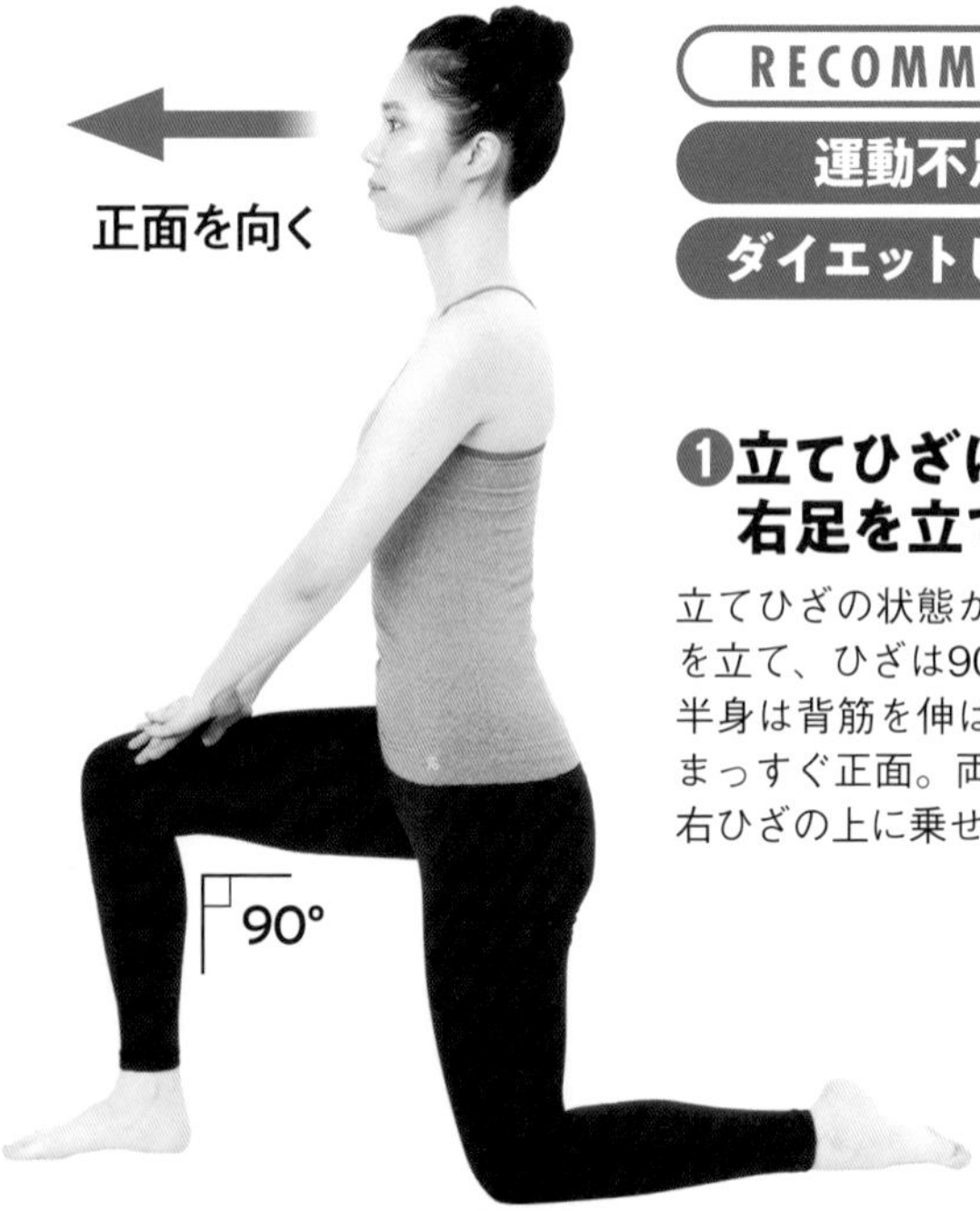

❶立てひざになり、右足を立てる

立てひざの状態から、右足を立て、ひざは90度に。上半身は背筋を伸ばして顔はまっすぐ正面。両手は軽く右ひざの上に乗せる。

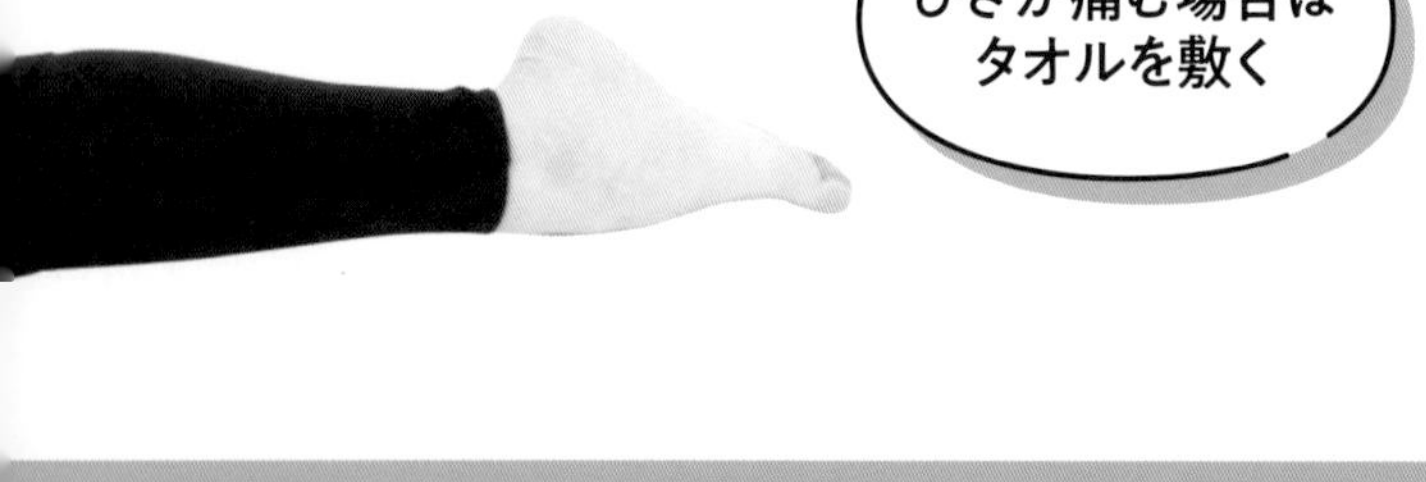

20秒

左右2回

❷上半身を前に押し出す

上半身を前に向かって押し出すようにして、右太ももに体重をかける。左足の股関節と太ももの前側を伸ばす。反対も同様に行う。

Point

上半身を前に押し出したときにひざがつま先よりも前に出てしまうと、ひざを痛める原因に。ひざが前に出すぎないよう注意して。

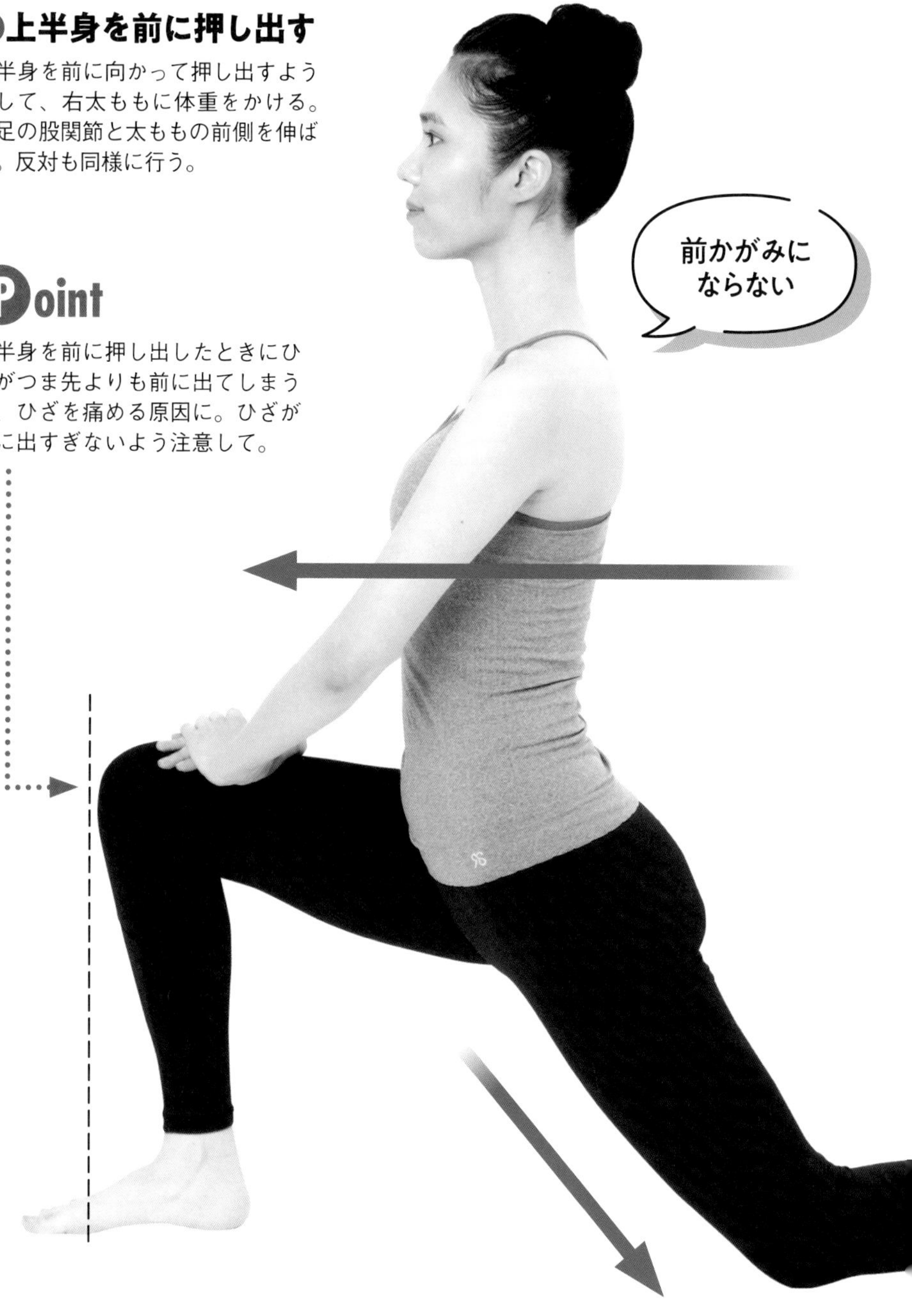

ひざの痛みを軽減する❷

20秒

左右2回

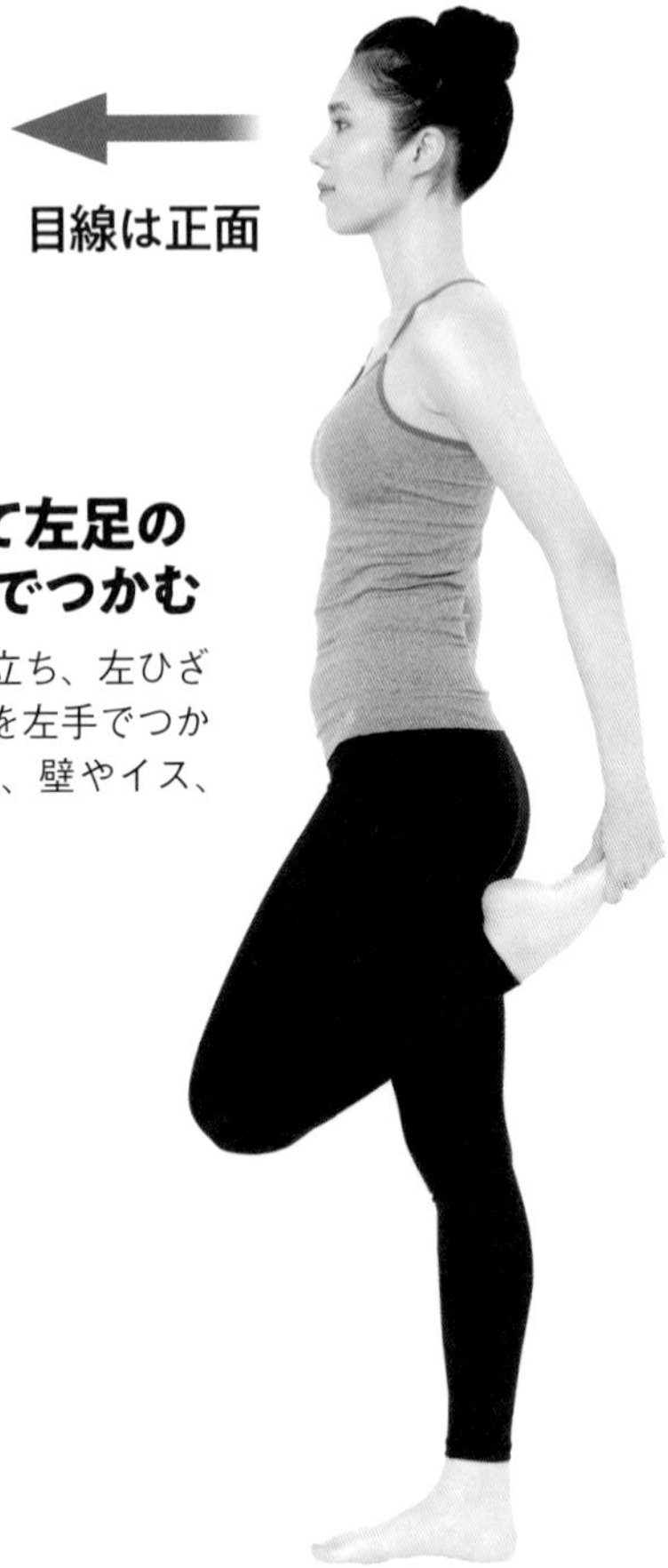

❶まっすぐ立って左足のつま先を左手でつかむ

姿勢を正してまっすぐ立ち、左ひざを曲げて、そのつま先を左手でつかむ。体がぐらつく人は、壁やイス、テーブルなどを支えに。

まっすぐ立った状態から、片方のひざを曲げ、手でつま先をつかんで持ち上げるようにして股関節の前側にある腸腰筋や前ももの筋肉を伸ばしていきます。脚を動かしたときに、上半身が前に倒れないよう注意して。片足立ちの状態でバランスを崩しやすいため、呼吸を止めず、体幹を安定させることが大切です。体がグラグラしてしまう人は、壁などに手をついたり、イスやテーブルを持って支えたりなどして転倒しないようにしましょう。

RECOMMEND

運動不足

ダイエットしたい

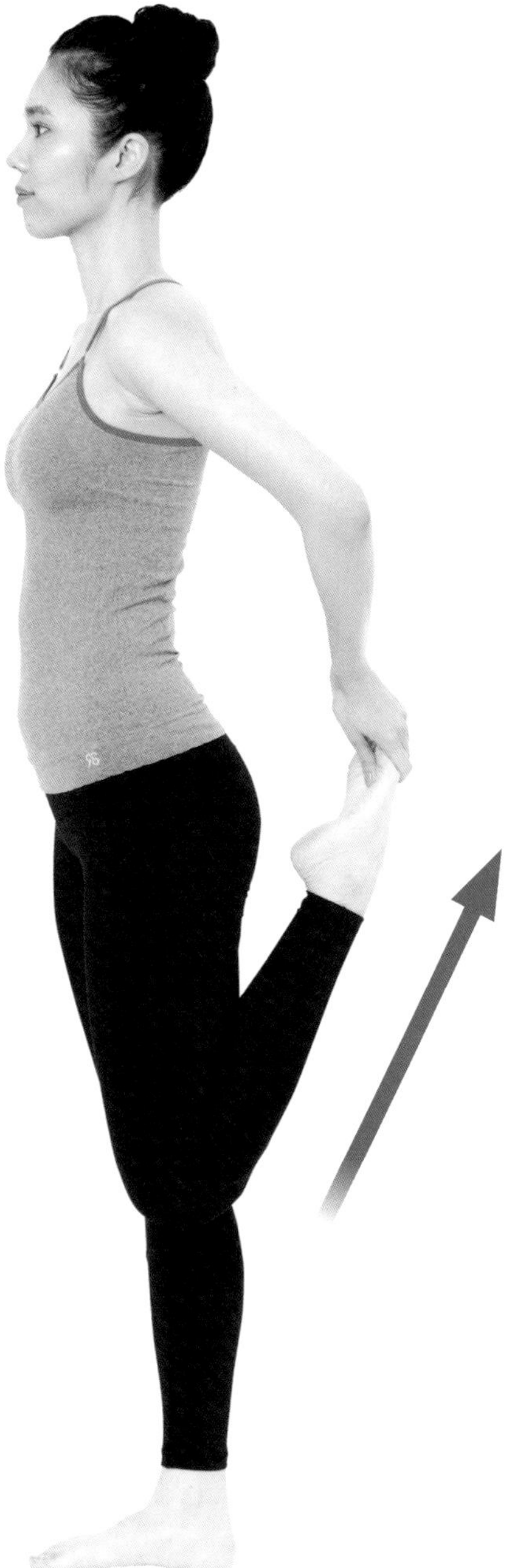

Point

ひざをうしろに引いた勢いで上体が前に倒れやすいので、上半身は①のまま、まっすぐ保てていることを確認しながら行う。

❷つま先を持ち上げ、左ひざをうしろに引く

左足のつま先を持ち上げるようにしながら、左ひざをうしろに引いてキープ。左右のひざが揃うくらいがベスト。反対側も同様に行う。

洋服で隠すのはもう卒業！

二の腕のたるみを改善しよう

たぷたぷとたるんでしまった二の腕。体重の増加によって皮下脂肪が増え、二の腕がたるんでしまうこともありますが、原因はほかにも考えられます。**加齢や運動不足による筋力の低下や肌の弾力の低下、そして猫背やむくみで血液やリンパの流れが悪くなり、代謝が落ちたことでたるんでしまっている**場合もあります。さらに、健康を害するほど太ってしまったとき、ダイエットをして十数キロ、もしくは何十キロと急激に体重を落とすと、脂肪は減るものの、その脂肪があった場所の皮膚は伸びたままなので、結果としてたるみだけが残ってしまうということもあります。

ですが二の腕が太く見えるのは、たるんでいるからだけではないかもしれません。猫背やむくみの場合、それらが原因でたるみにつながることもありますが、まだたるみまではいっておらず、**単純に〝太く見えているだけ〟**ということも考えられます。

二の腕がたるむ原因は？

筋力低下

加齢や運動不足で筋力が低下すると、二の腕の筋力も落ちるので脂肪がつきやすくなる。

皮下脂肪の増加

筋力低下で皮下脂肪がつきやすい状態に。放っておくとさらに脂肪が溜まりやすくなる。

肌の弾力低下

顔と同様、加齢などにより体の皮膚も弾力が低下。二の腕もハリがなくなりたるんでくる。

猫背

猫背は肩甲骨が開いた状態なので、腕の可動域が狭くなり、血液やリンパの流れが悪くなる。

むくみ

長時間、同じ姿勢でいるなどで血行不良になり、むくんだ状態が続くと二の腕も太く見える。

急激な体重減少

ダイエットなどで急激に体重が減ると皮膚は伸びたまま残ってしまうためたるんでしまう。

姿勢をよくすれば二の腕も変わる！

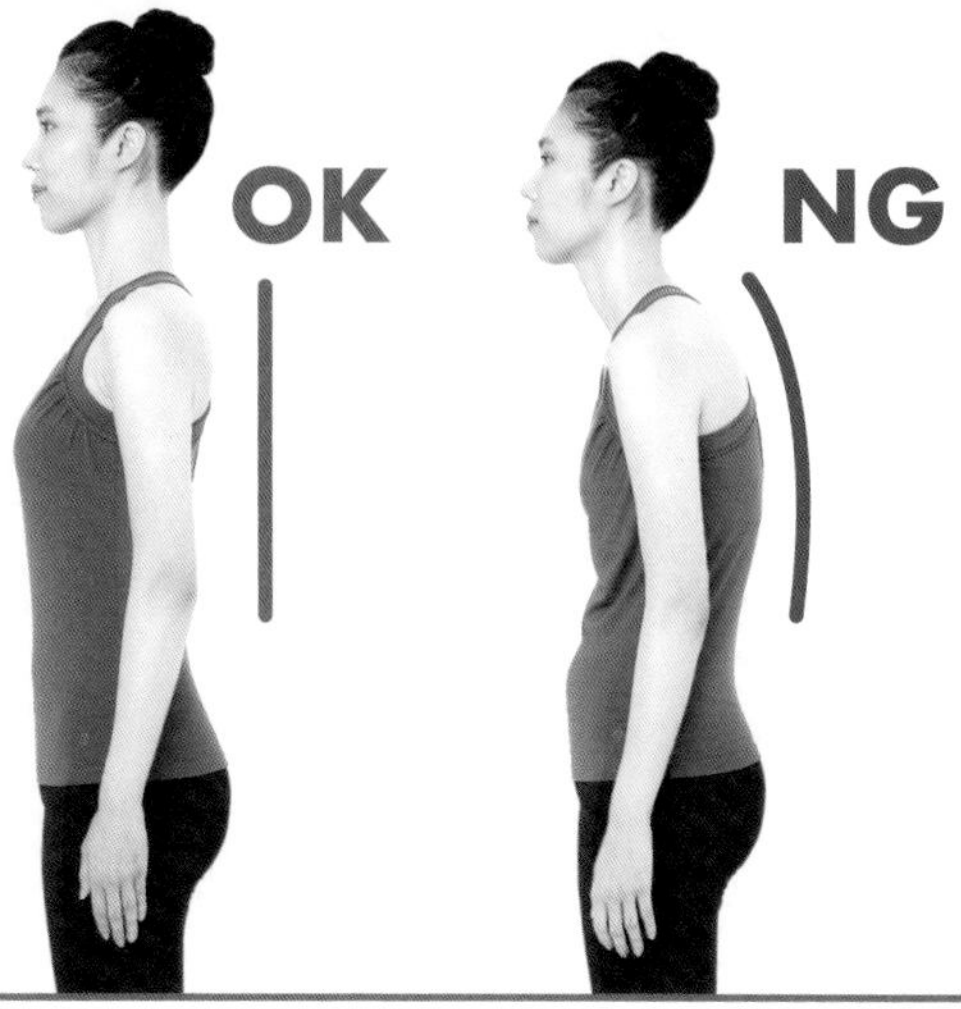

写真を見比べてみてもわかるように、姿勢が悪いだけで体も二の腕も太く見えてしまいます。姿勢を正すことを意識しながら、66、67ページのストレッチを行って血行をよくし、むくみを改善していきましょう。

むくんでいると、**水分が排出できていないぶん、実際のサイズよりも太く見えるので、余計な水分が排出され、むくみが解消するだけでも細く見える**ようになります。

二の腕のたるみは、体形や体質も影響するためダイエットだけではなかなか改善できず、長年悩んでいる人も多いはず。**ストレッチでほぐして血行をよく**し、そのお悩みを解消しましょう。

また猫背の場合、脊椎のカーブが大きくなるのでそれだけで横から見ると体の厚みが増して見えます。さらに、猫背ということは、肩甲骨が開き、肩が前に出る前肩になっているので、腕の内側に隠れているべきたるみが横に出てきてしまい、二の腕の厚みが増して太く見えてしまうのです。

上の写真を見比べてみると、背中がまっすぐ伸びた**理想的な姿勢のときより、猫背のほうが体や腕が太く見える**と思いませんか。**背筋を伸ばして理想的な姿勢を保つだけでも見た目の印象はガラッと変わります。**ストレッチで二の腕の血行をよくすることに加え、Part3を参考に姿勢の改善も意識するといいでしょう。

二の腕のたるみを改善する①

20秒

左右2回

二の腕部分に当たる上腕三頭筋を伸ばすストレッチです。普段動かさない二の腕を伸ばすことで血液やリンパの流れがよくなり、代謝がアップ。むくみを改善し、すっきりとした印象になります。肩コリ改善にも効果的。

❶右腕を上げてひじを曲げる

右腕を上げてひじを曲げ、手が首のうしろに来るようにする。上体が前かがみにならないよう、背筋、首筋を伸ばしておく。

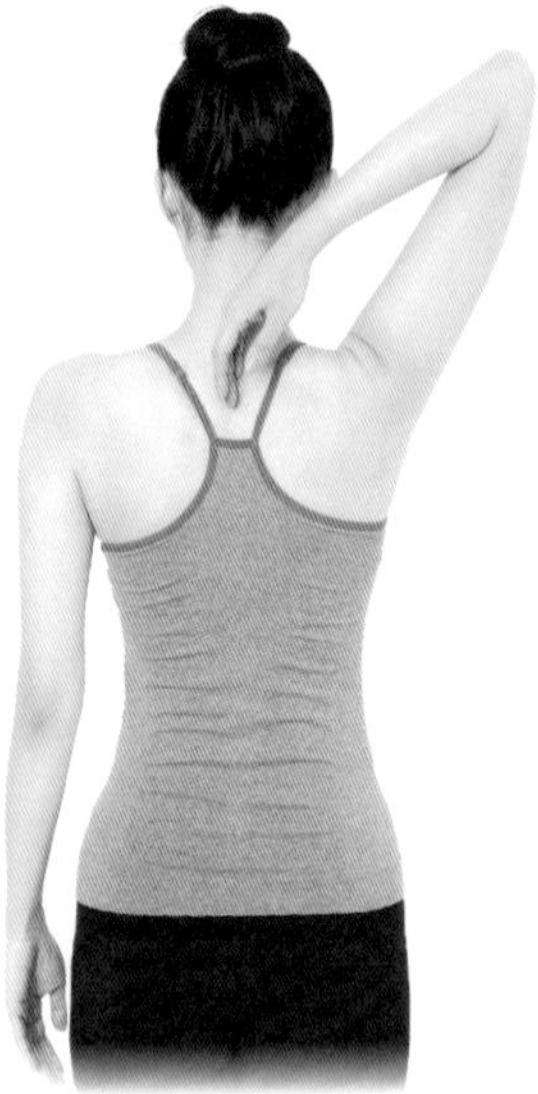

Point

左手は右ひじに添え、内側から下に向かうように押すと二の腕が伸びやすい。首が前に倒れるとひじも前に出て効果が得にくくなる。

❷左手で右ひじを内側に寄せる

左手を右ひじに添え、ひじを軽く内側に押すようにして二の腕部分を伸ばす。首が前に倒れないように。反対も同様に行う。

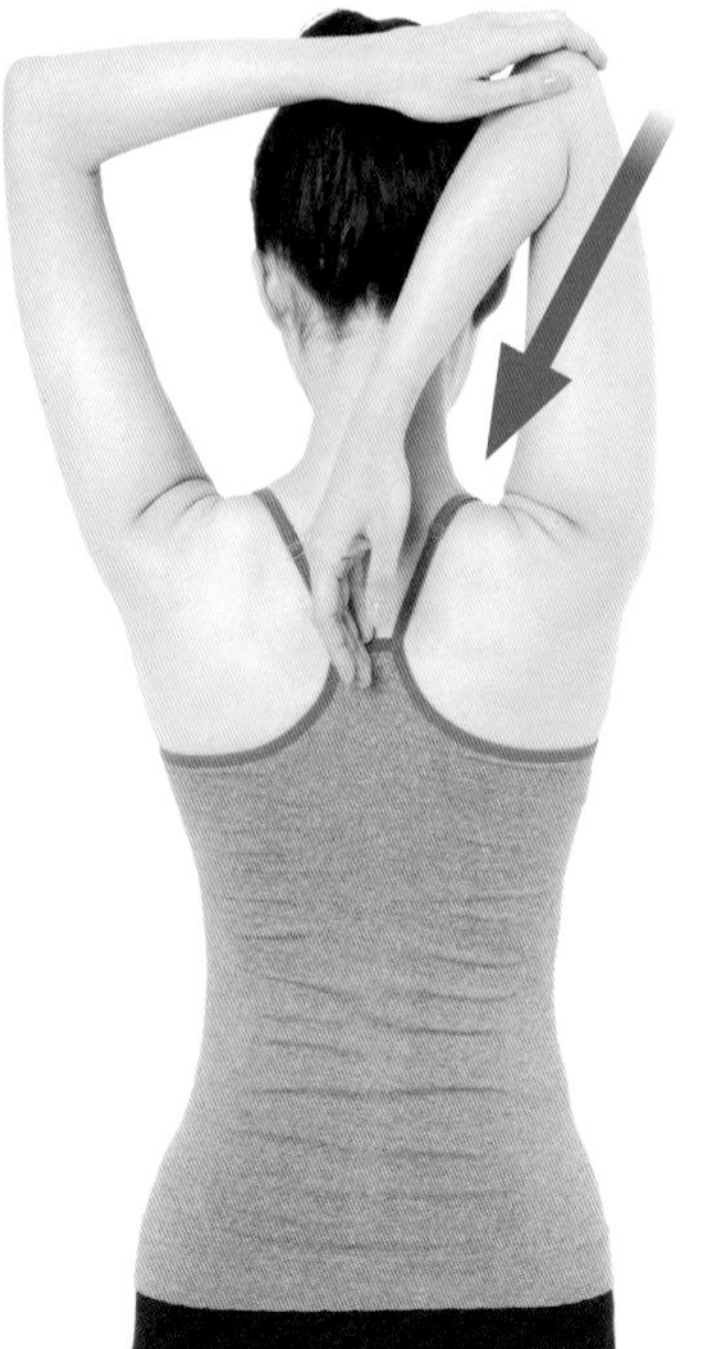

RECOMMEND

- デスクワーク中心
- 姿勢が悪い
- ダイエットしたい

二の腕のたるみを改善する②

20秒

左右2回

片方の腕を反対の腕で抱え込むように引き寄せ、肩を伸ばすストレッチ。二の腕のたるみは、肩まわりの筋肉が硬くなり、血流が悪くなっているのも原因のひとつ。その原因を解消するストレッチで、肩コリにもおすすめです。

❶左腕を胸の前で押さえる

姿勢を正し左腕を胸の前に持ってきたら、右腕を左腕の下から通して絡ませる。できるだけ左ひじを伸ばすように意識しておく。

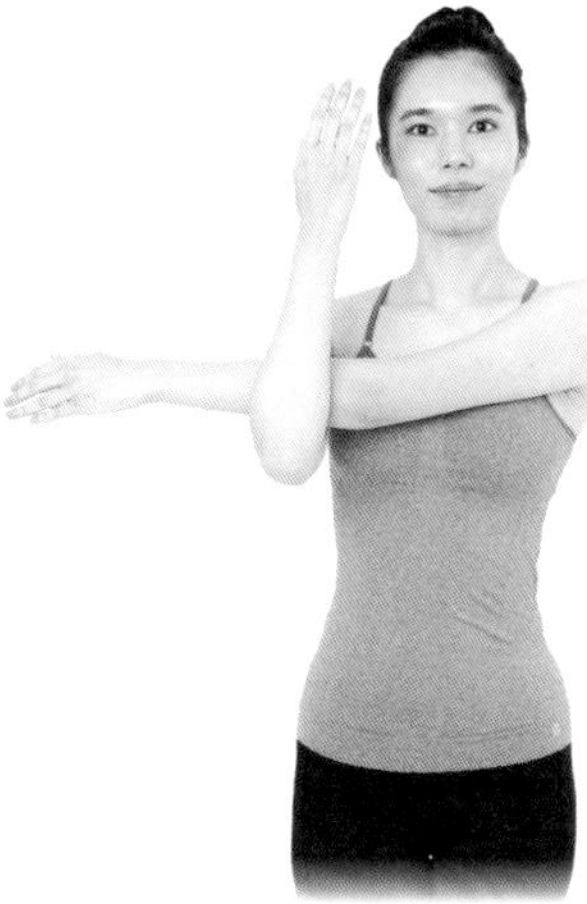

❷右腕で左腕を胸に引き寄せる

右腕で左腕を胸に引き寄せながら、顔は腕と反対の左側を向く。左の肩甲骨まわりが伸びている感覚をつかみながら行う。反対側も同様。

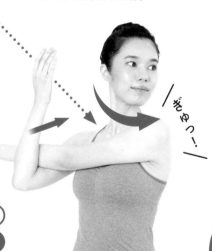

Point

両肩が極端に上下にずれてしまうと効果が出にくくなるので、肩の高さは極力揃える。首は痛くない範囲まで向ければOK。

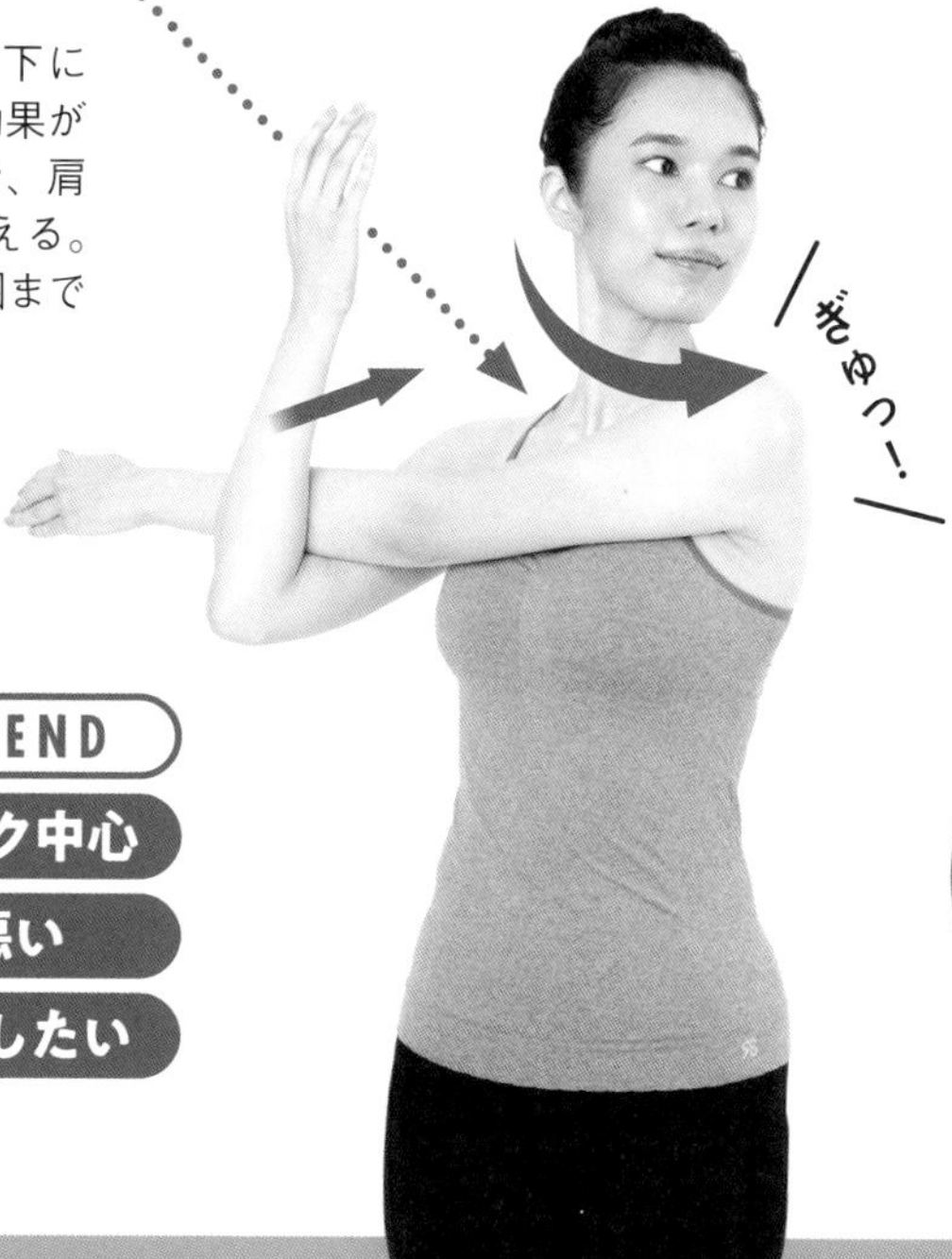

RECOMMEND

- デスクワーク中心
- 姿勢が悪い
- ダイエットしたい

パソコン、スマートフォンの使いすぎ!?

手・ひじの痛みを軽減しよう

現代社会では、パソコン作業やスマートフォンを操作する時間がとても長くなっています。あまり意識していないかもしれませんが、これらの作業、操作によって手や腕には意外と負担がかかっているのです。なんとなく手やひじが痛いという人は、もしかしたら手や腕を酷使しているのかもしれません。

パソコン作業をしている際、手首が反りかえるような形になっていませんか。この角度が急であればあるほど、**指や手のひら、手首、そしてひじにまで負担がかかってきます。**また、**スマートフォンを持ったその手の親指で画面を操作するのも指にとても負担がかかります。**

負担がかかった状態でパソコン作業やスマートフォンの操作を続けていると、徐々に手やひじに違和感が出てくるはずです。さらに続けていると痛みが生じ、腱鞘炎やばね指、上腕骨外側上顆炎《じょうわんこつがいそくじょうかえん》（いわゆるテニスひじ）になってしまうことがあります。

ばね指は、手のひら側の指の付け根の腱鞘（骨と筋肉をつないでいる腱が通るトンネルのようなもの）が詰まった状態なので、**指のストレッチで詰まりを取り除いてあげる**といいでしょう。

ひじの外側が痛くなるテニスひじは、テニスなどのスポーツに限らずパソコンやスマートフォンの作業によって起こりやすく、ストレッチで手首の負担を軽減させることが有効です。

腱鞘炎になってしまったら炎症が治るまで安静にしなければいけないので、仕事や勉強など日常生活にも影響しかねません。**手やひじの痛みを軽減するストレッチは動きが小さくどこでも行えるので、腱鞘炎になる前に、少しでも違和感があったらすぐに始めましょう。**違和感がなくても予防法として行っておくことをおすすめします。

指が痛くなる「ばね指」とは？

症状

腱鞘炎のひとつで、手指を曲げたり伸ばしたりすると、手のひら側の指の付け根に痛みが生じるのが特徴。とくに親指、中指、薬指に痛みが出やすい。

原因

パソコン作業やスマホ操作などで手首や指を酷使していることが主な原因。女性の場合、産後と更年期に発症しやすく、ホルモンとの関係も考えられる。

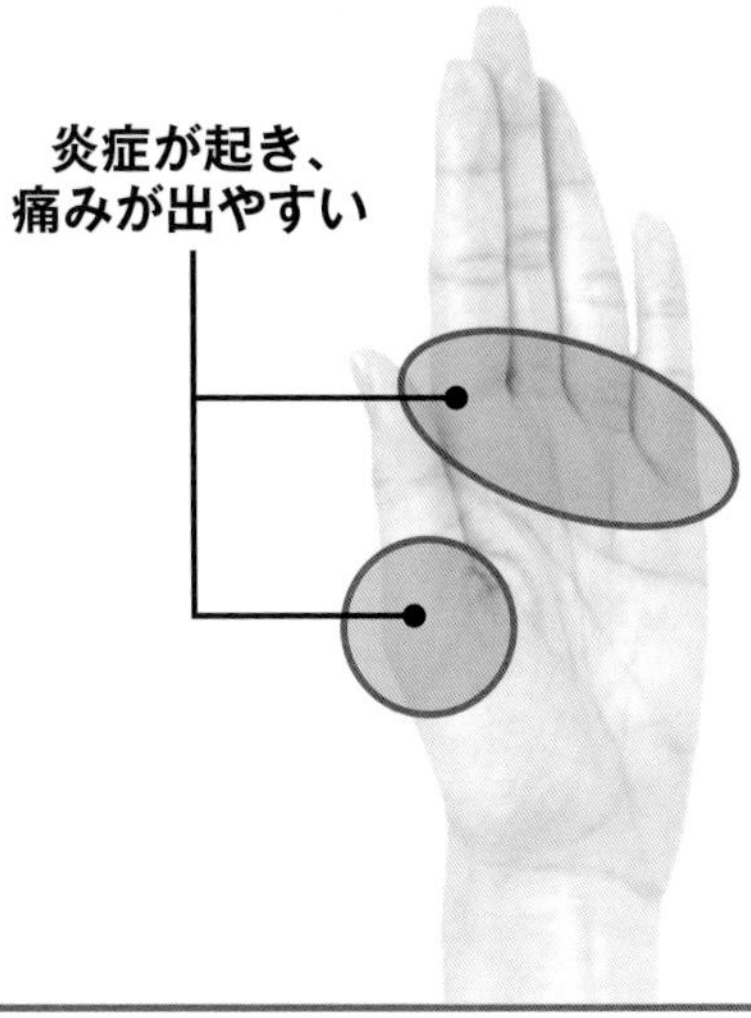

ひじが痛くなる「テニスひじ」とは？

症状

ひじの外側のふくらみ部分に痛みが出やすい。ものをつかんで持ち上げる、タオルを絞るなどある動作をしたときに痛みが生じることがある。

原因

パソコンのキーボードを使うときのように手首が反った状態が長く続くことで起こる。テニスで生じることが多いのでこの名称に。

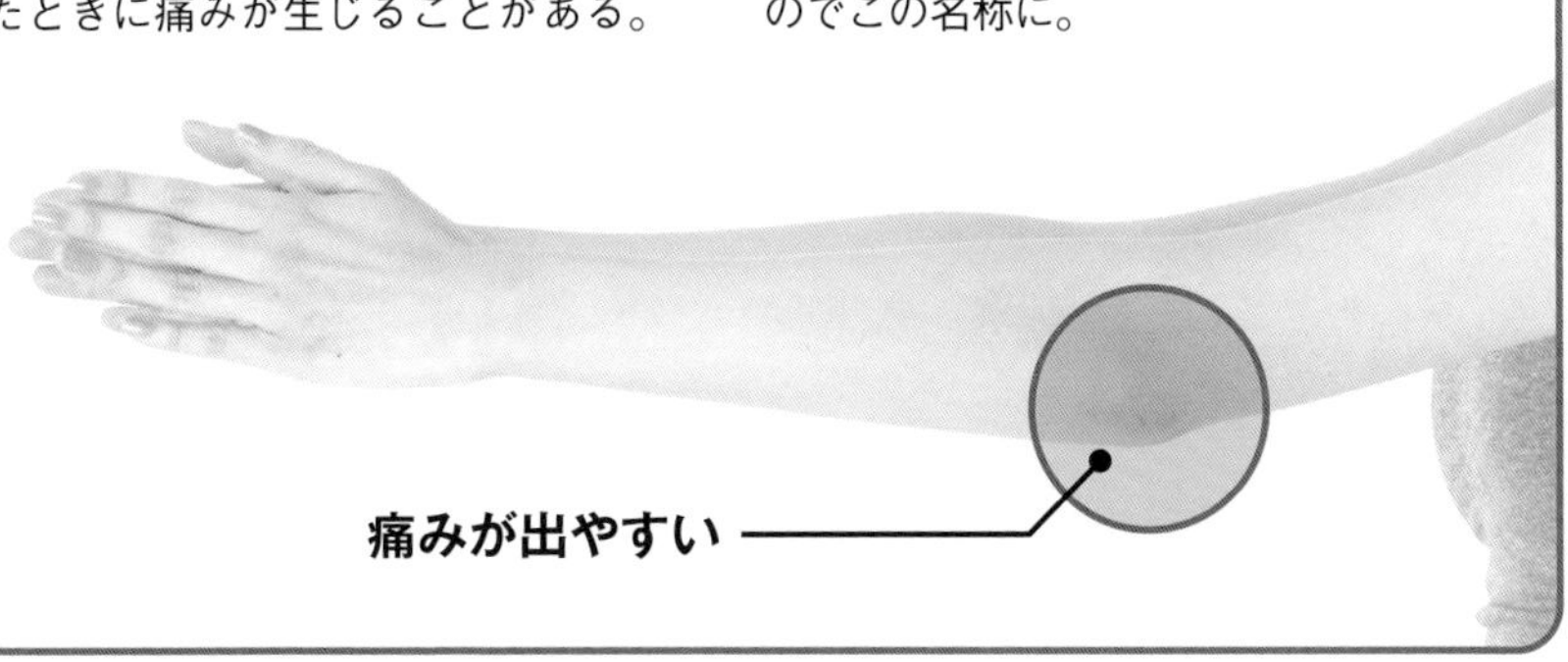

手の痛みを軽減する

20秒

左右2回

❶左手を伸ばし、右手を左手の指に添える

左手を前に伸ばしたら、親指以外の４本の指に右手のひらを添える。指は握らず、力を抜いて添える程度でOK。

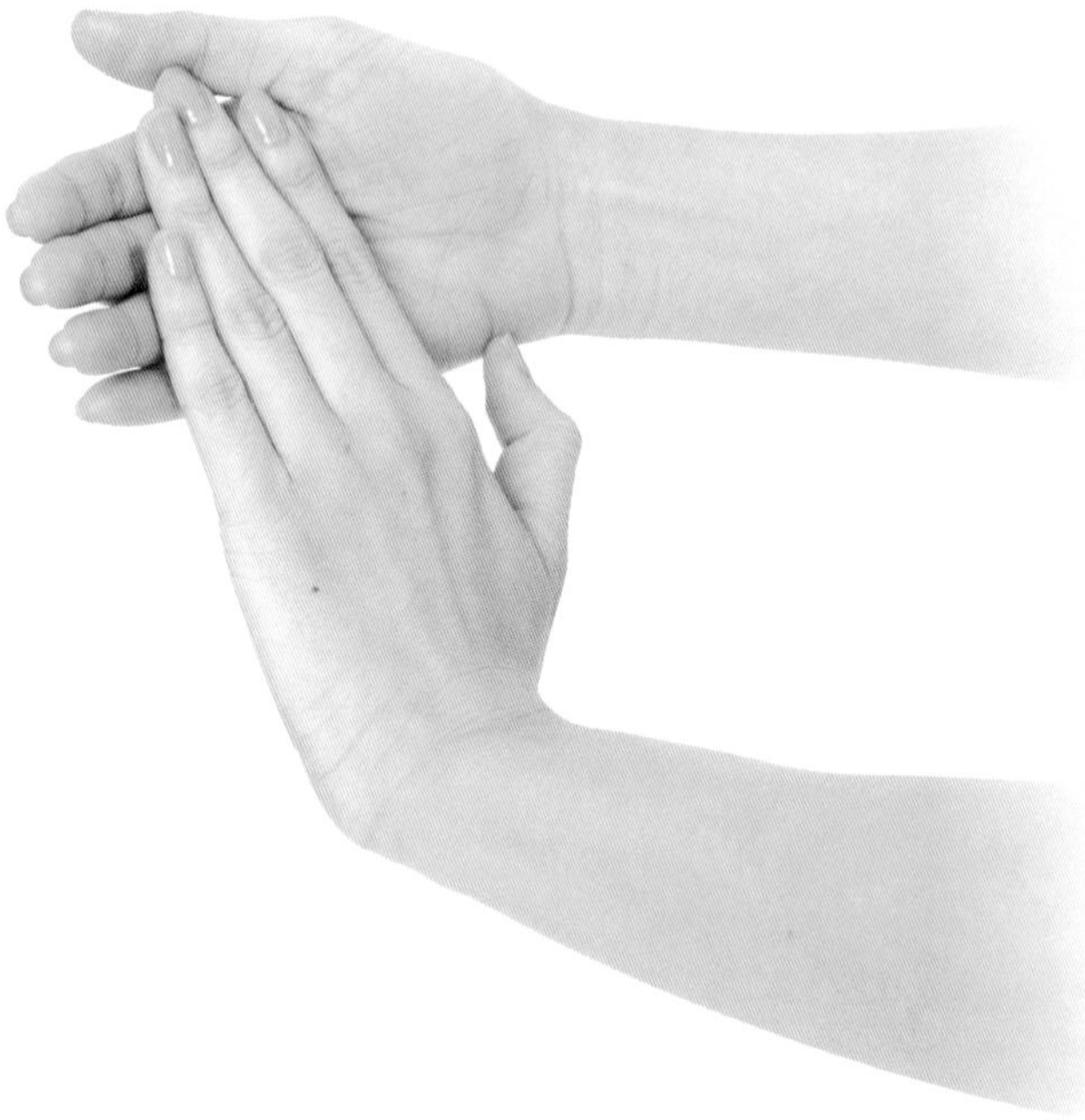

指を反らせて、指の付け根の部分を伸ばしていくストレッチです。４本の指をまとめて、または１本ずつ反らせていく動きをします。指先を反対の手のひらで押さえ、指の第二関節（まん中の関節）を伸ばす意識で反らせるといいでしょう。ばね指は悪化すると痛みが強くなり、日常生活に支障をきたすだけでなく、治りにくい症状です。悪化しないうちにストレッチを行い、負担を軽減してあげることが大切です。

RECOMMEND

デスクワーク中心

Step Up!

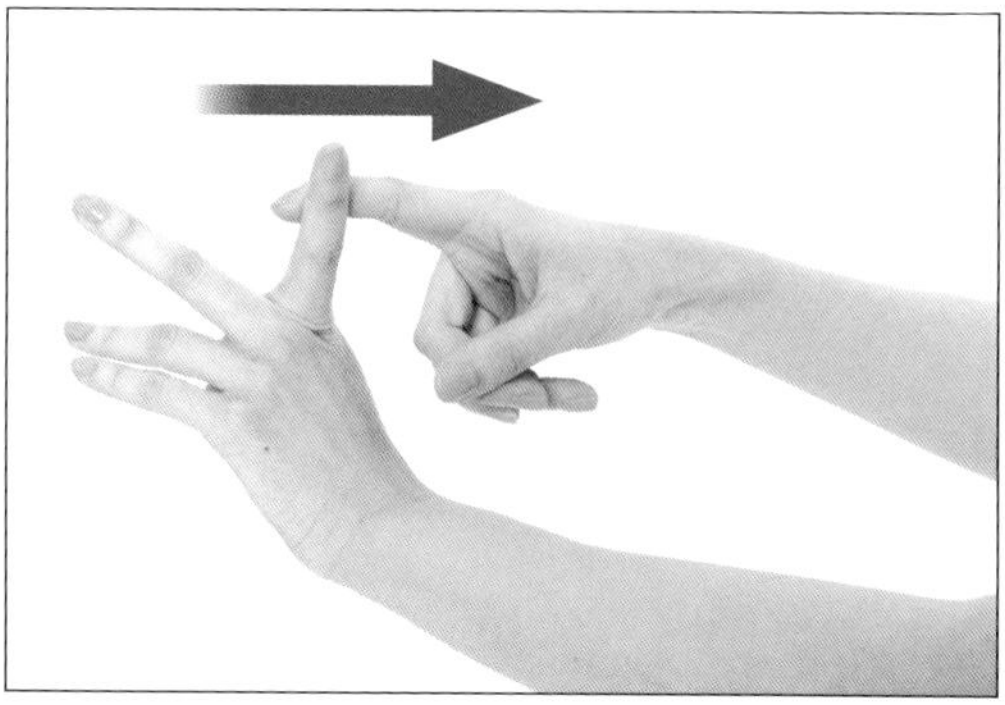

指１本１本行うのも効果的。指の先端に近い第一関節あたりにもう片方の手の指を当て、同様に手前に引くようにして指の付け根の関節を伸ばす。

Point

指を反らせることで手首も反るので、手のひら全体を伸ばすことができる。手首を前側に押し出すようにするとやりやすい。

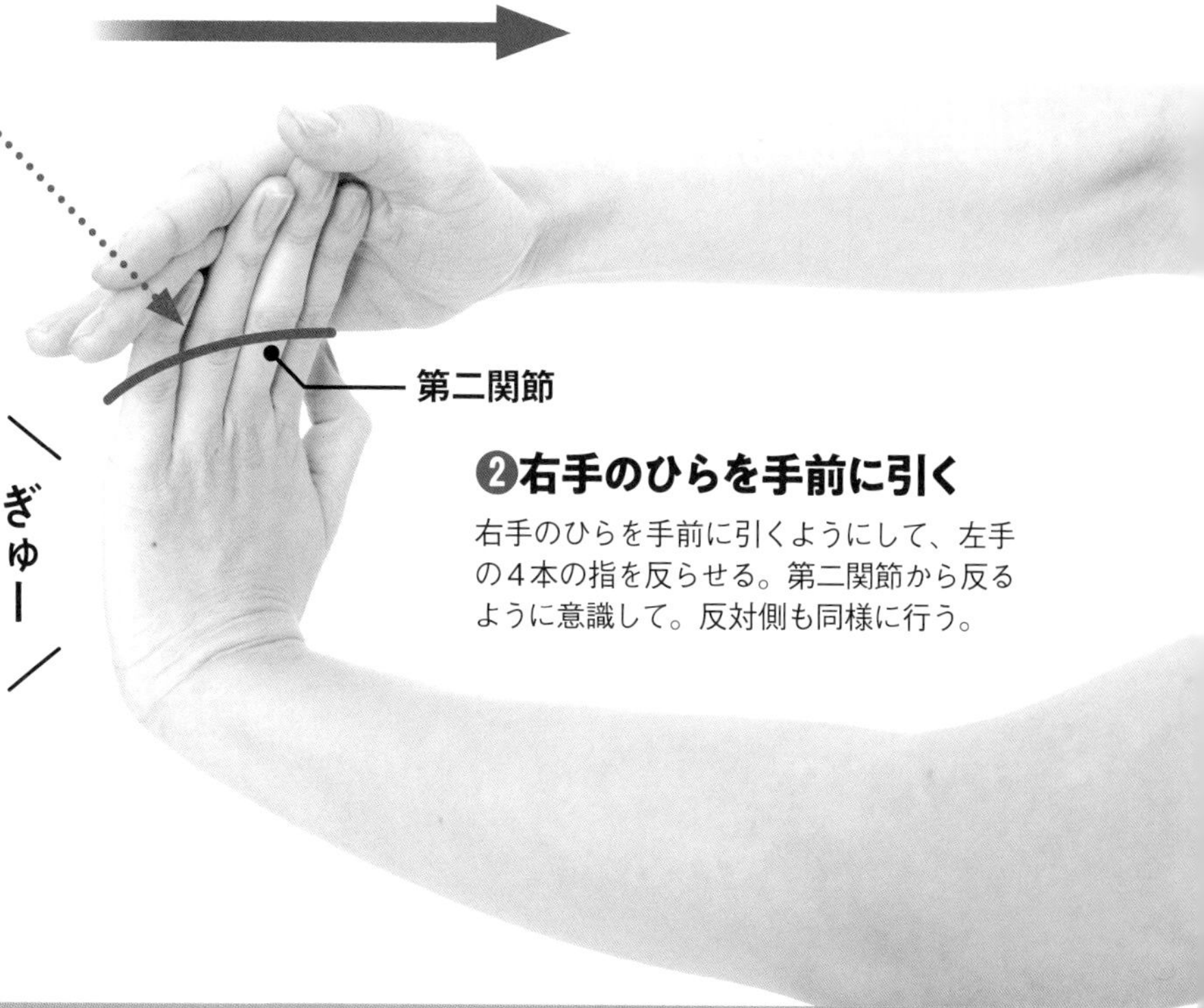

❷右手のひらを手前に引く

右手のひらを手前に引くようにして、左手の４本の指を反らせる。第二関節から反るように意識して。反対側も同様に行う。

ひじの痛みを軽減する

パソコンのキーボードを打つと手首が痛い、ものをつかんで持ち上げようとするとひじに痛みが走るという人は、このストレッチを行いましょう。手首を反らせたり曲げたりする動きで、炎症が起きやすい前腕の筋肉を伸ばすことができます。最初は手首が硬くあまり動かないかもしれませんが、無理して行うとケガにつながるので徐々にならしながら続けていきましょう。このストレッチを行うことで炎症が起こらないように予防することもできます。

20秒

左右2回

❶右手で左手の指をつかんで内側に押す

両手を前に伸ばしたら、右手で左手の指を軽くつかみ、内側に押すようにして手の甲側の手首の付け根を伸ばす。反対も同様に行う。

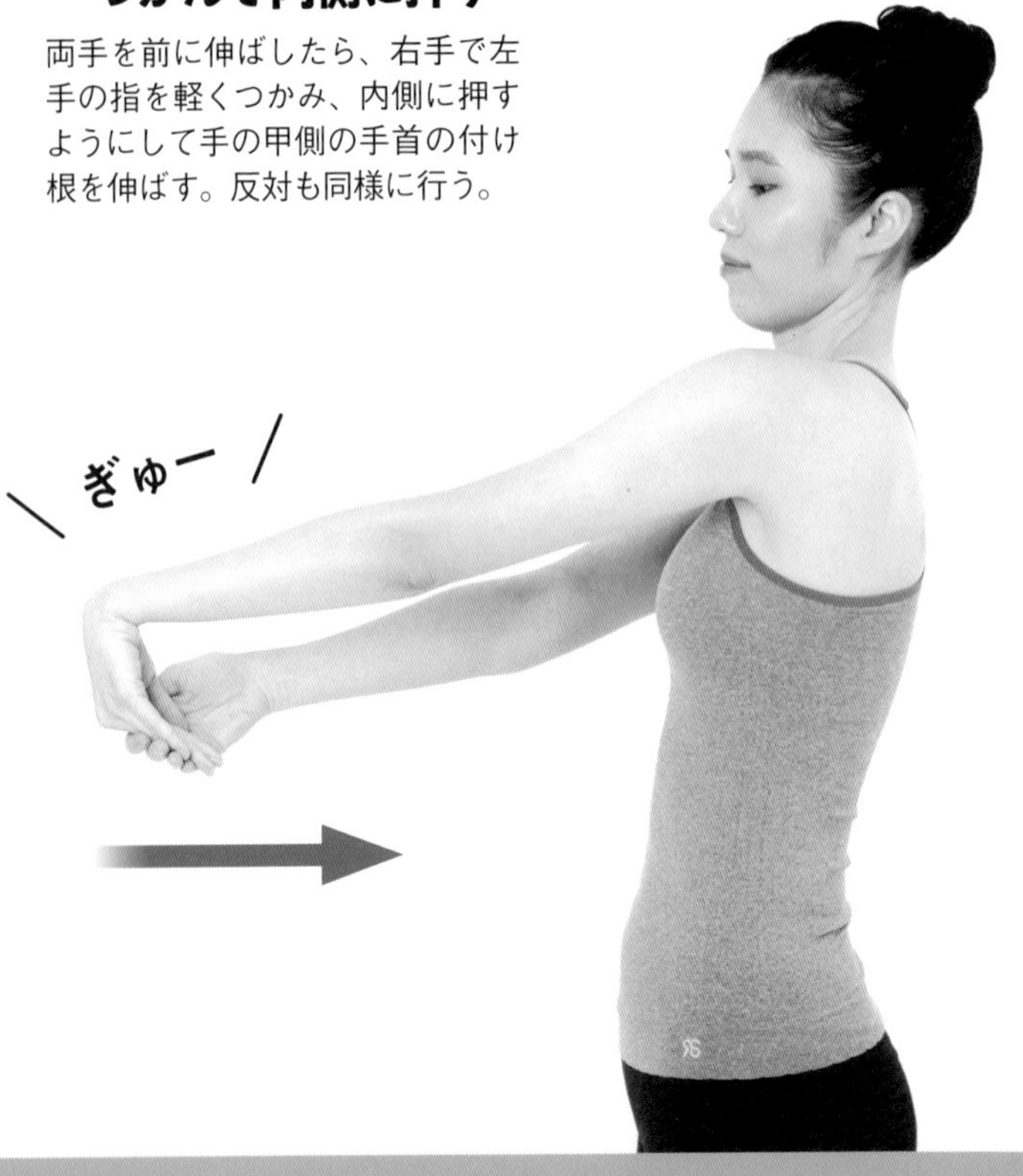

RECOMMEND

デスクワーク中心

Point

①②どちらのストレッチも、炎症が起きやすい前腕の筋肉が伸びていることを感じながら行うとより効果的。

❷手首を反らせるように手のひら側を伸ばす

右手を左手の指の腹側に添え、指を反らすようにする。手首を少し押し出しながら指、手のひら、手首と全体を伸ばしていく。反対も同様。

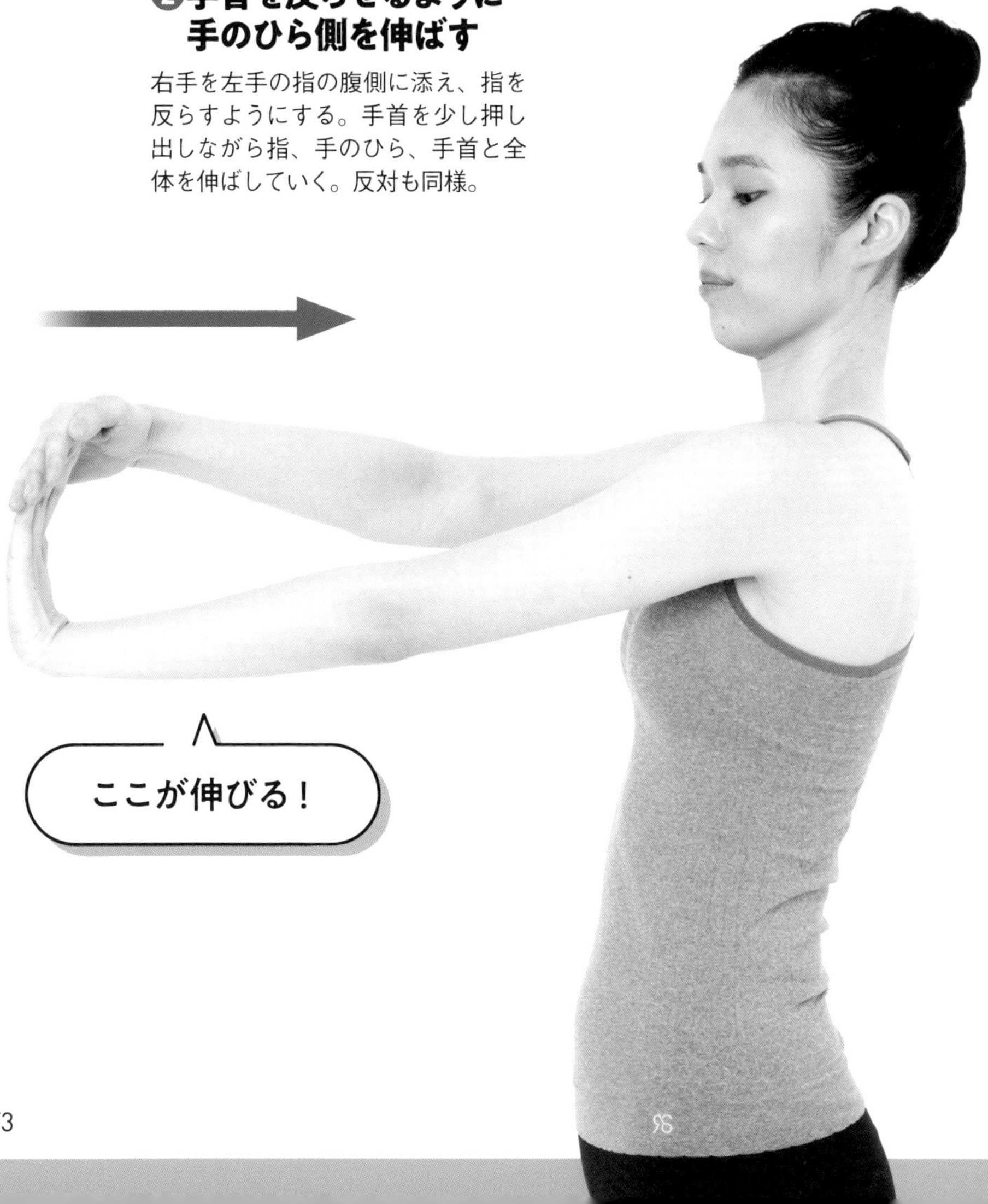

筋肉のコリをほぐして循環機能をアップ

足のむくみを改善しよう

夕方になると靴がきつくなる、いつも靴下のゴムのあとがついている。それは、むくみのサインです。むくみの悩みで多いのはやはり足。顔や手がむくむこともありますが、多くの場合、塩分や水分の摂りすぎで一時的にむくんでいるだけ。時間が経つとすぐに改善することがほとんどでしょう。顔は心臓より上にあるため、血液や水分が下に落ちやすく（心臓に戻りやすく）、手はよく動かすことから血液循環がいいのでむくみが取れやすいのです。

しかし、足のむくみはそうはいきません。朝よりも夕方以降など遅い時間にむくんでくることが多く、自然にむくみが取れているということはほとんどないはずです。足は心臓から一番遠くにあり、重力の影響も受けるため、血液を心臓に戻すのがひと苦労。また、どこかで血管が圧迫され、血流が悪くなっているとすぐにむくみや冷えといった影響が出てきます。

適度な運動は血行を促進するため体が温かくなり、さらには汗をかきます。血行がよく、水分を排出しているその状態なら足がむくむことはありませんが、**立ちっぱなし、座りっぱなしの状態が多い人は、運動による血行の促進が行われないためむくみやすく**なります。とくに、デスクワークで座りっぱなしという人は、足を動かすことがほとんどないうえ、股関節が圧迫された状態。股関節のまわりにある血管が圧迫され、血液循環がさらに悪くなっています。

足がむくみやすいという人は、**股関節まわりやお尻をストレッチでほぐし、筋肉をやわらかくして血行を促してあげることが必要**です。お尻の筋肉はあまり意識することがないかもしれませんが、意外とコリ固まっていることが多いので、ストレッチでほぐしてあげるといいでしょう。時間があればウォーキングなどの適度な運動も心がけてください。

足のむくみはこうして起きる！

立ちっぱなし
座りっぱなし

↓

足先の血液や水分の
流れが悪くなる

↓

細胞間などに
水分が停滞

↓

むくむ

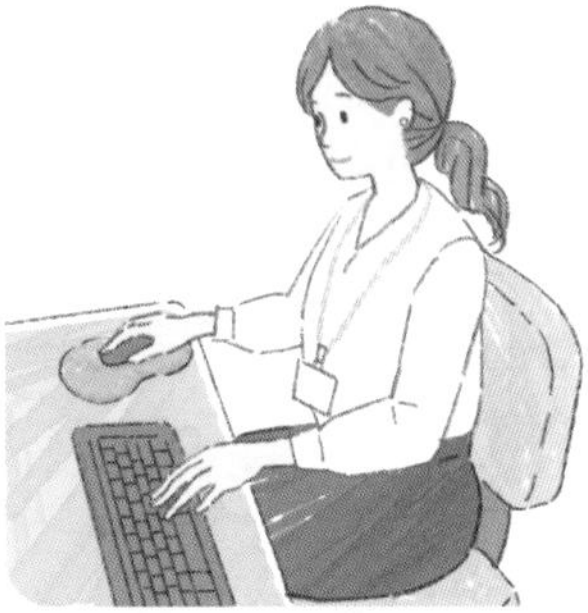

足は心臓から一番遠いため、血液やリンパ液などが心臓に戻りにくいもの。ポンプ役のふくらはぎの筋肉が低下したり、血流が悪かったりすると水分が滞り、むくんでしまいます。とくに長時間同じ姿勢を取っていると、血液循環が悪くなりやすくむくみにつながります。

むくみは病気のサインかも!?

血液循環が悪くてむくんでいるなら、ストレッチやマッサージをしたり、一晩寝ることで改善しますが、なかなかむくみが取れない、長期間続いているという場合は、下記のような疾患が原因の可能性もあるので、医師に相談しましょう。

・肝硬変など肝臓の疾患　・腎臓障害
・動脈硬化　・狭心症　・心筋梗塞
・心不全　・下《か》肢《し》静脈瘤《じょうみゃくりゅう》　など

足のむくみを改善する

長座から片足を抱え、足首を体に寄せるようにしてお尻を伸ばし、股関節をほぐすストレッチです。長時間同じ姿勢を取っている人のなかでもとくに、デスクワークなど座りっぱなしの場合は足先に血液や水分が溜まるだけでなく、股関節が圧迫されて全身の血液、リンパ液の流れが滞りがち。お尻も硬くなっていることが多いので、ストレッチで股関節やお尻をほぐしていきましょう。股関節がやわらかくなると歩く姿勢も変わり、つまずきにくくもなります。

20秒
左右2回

❶長座で座り右足を両手で抱える

脚を伸ばして座り、右足を両手で下から抱えるように持つ。脚を高く上げなくてもいいので、背筋を伸ばすことを優先して。

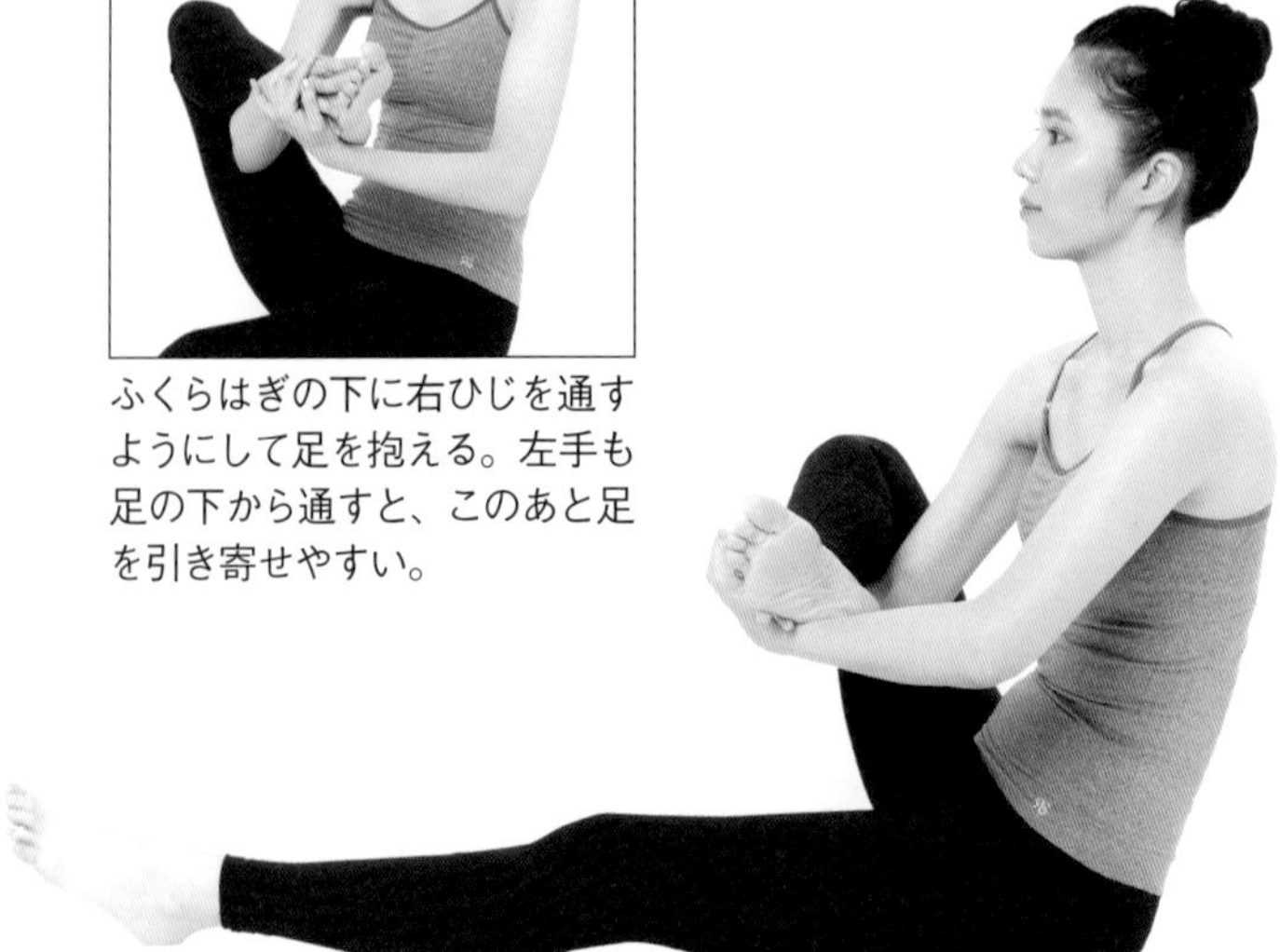

Close-up!

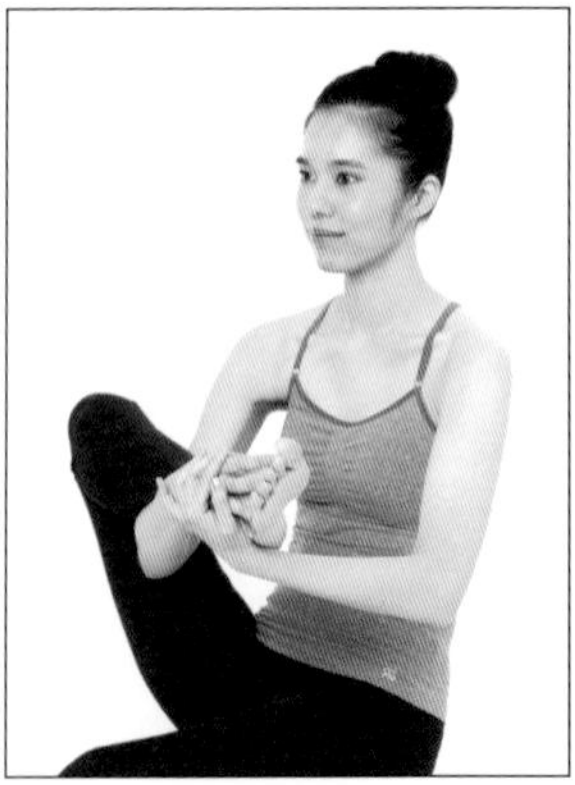

ふくらはぎの下に右ひじを通すようにして足を抱える。左手も足の下から通すと、このあと足を引き寄せやすい。

RECOMMEND

- デスクワーク中心
- 運動不足
- 姿勢が悪い
- ダイエットしたい

❷抱えた足を胸のほうに引き寄せる

①で抱えた足を両手で胸のほうに引き寄せる。上半身は動かさず、左足だけが胸に寄ってくるように。反対も同様に行う。

Point

足を胸のほうに寄せる際、上体がうしろに倒れてしまうとお尻や股関節のストレッチにならないので、上半身は①のままキープ。

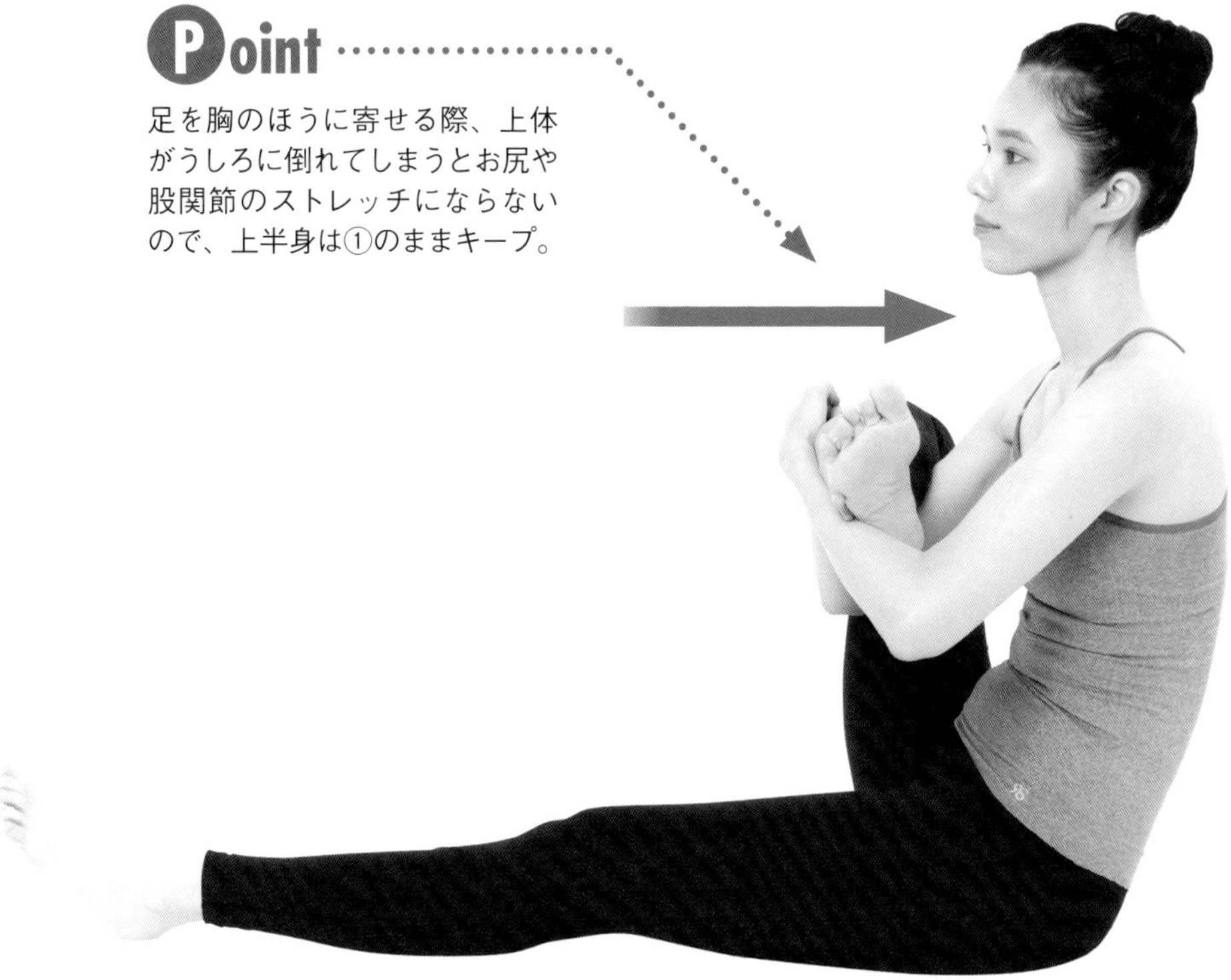

左脚は長座のままリラックス

季節に関わらない慢性的な冷えに悩む人が多数！

冷え性を改善しよう

冷え性で悩んでいる人は、男女問わずとても多いのではないでしょうか。冷え性にはさまざまな原因が考えられます。現代社会では体を動かすことが少なくなったため血液循環が滞りやすく、冷え性で悩む人が増えている傾向にあるとされています。

私たちの体は36～37度ほどの温度に保たれていますが、これは筋肉や肝臓、脳といった臓器が熱をつくっているから。そして、血液はそれらの臓器を通ることによって温められ、さらにその**温かい血液が循環することで体が温められる**のです。しかし、血液循環が悪くなると体を温めてくれる血液がなかなか全身に届かず、冷えを感じるようになります。

さらに、**熱をつくる筋肉が不足すると冷えやすい体になるほか、体温調節をつかさどる自律神経のバランスが乱れても、冷え性になる**ことが。適度な運動と、ストレスを溜めない生活を心がけることも大切です。

冷え性の原因は？

血流が悪い

もともと貧血や低血圧の人、運動不足などで血流が悪い人は、手先など末端に体の熱が届かず、冷え性になりがち。

筋肉量不足

筋肉は熱を生み出す器官でもあるので、運動不足や加齢などで筋肉量が少ないと、熱がつくられにくく、冷えやすい体になることがある。

自律神経の乱れ

ストレスや環境の変化、女性ホルモンの乱れによって自律神経のバランスが乱れると、体温調節がうまくできなくなり冷え性に。

病気

甲状腺異常や自己免疫疾患など病気が原因で冷え性になっていることも。対策してもなかなか改善しない場合は、医師に相談を。

冷え性を改善する生活習慣

体を温める食材を食べる

食材には体を冷やすものと温めるものが。発酵食品や根菜、肉類などは体を温める食材なので積極的に摂取するといい。

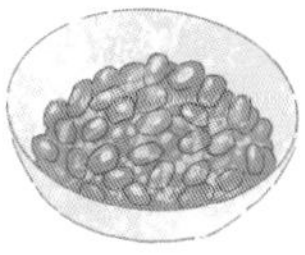

毎日入浴！

血行促進が期待できる入浴。できれば毎日、就寝の２時間ほど前に38～40度くらいのぬるめのお湯にゆっくりつかる。

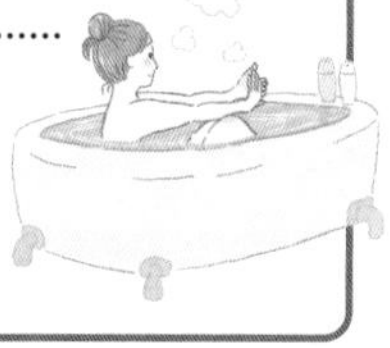

ストレッチ

運動習慣がなくてもストレッチやウォーキングだけでも筋肉量のアップ、血行促進につながるので冷え性改善になる。

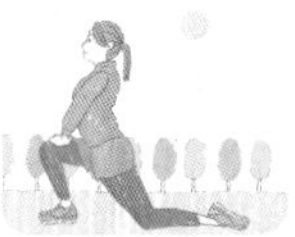

十分な睡眠

睡眠をしっかりとって心身を休ませることは、ストレスを解消し、自律神経を整える効果が期待できる。

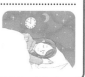

　また、手先、足先が常に冷たいという慢性的な冷え性は、とにかく早めに改善するようにしましょう。「冷えは万病のもと」というように、頭痛や肩コリ、腹痛などを引き起こすだけでなく、生活習慣病やがん、脳血管障害、心疾患といった病気のおおもとに冷えがあるのではないかとも考えられているからです。

　冷え性を改善するためには、

・血液の流れをよくすること

・適度な運動で筋肉量を保つ（増やす）こと

・ストレスを溜めないこと

の３つが重要です。

　血液の流れをよくするためにも、体を温めるショウガなどの根菜、肉類を意識して摂る、毎日入浴するといった日々の習慣の見直しを。また、血行をよくする、筋肉量を保つためには適度な運動が必要ですが、ストレッチでも十分、その効果は得られます。**とくに肩甲骨や股関節など大きな関節を動かすストレッチは、運動量も多いため、血行を促し、体を温めてくれる**のでおすすめです。**ストレッチにはリラックス効果もある**のでストレス解消にもぴったり。日常的に行って習慣化するといいでしょう。

冷え性を改善する

足指と手指を絡め、足首をまわすストレッチです。普段あまり動かさない足先や足首を動かすことで足の血行をよくし、冷え性を改善するだけでなく、むくみを取る効果も期待できます。また、足首の柔軟性を高めることもできるので、つまずきやすい人にもおすすめです。手の指の間にある水かきの部分を、足の指の先に軽く引っかけるようにして手と足の指を組みます。指が入ったら、手で誘導しながら足首をぐるぐるとまわしていきましょう。

各20秒

左右2回

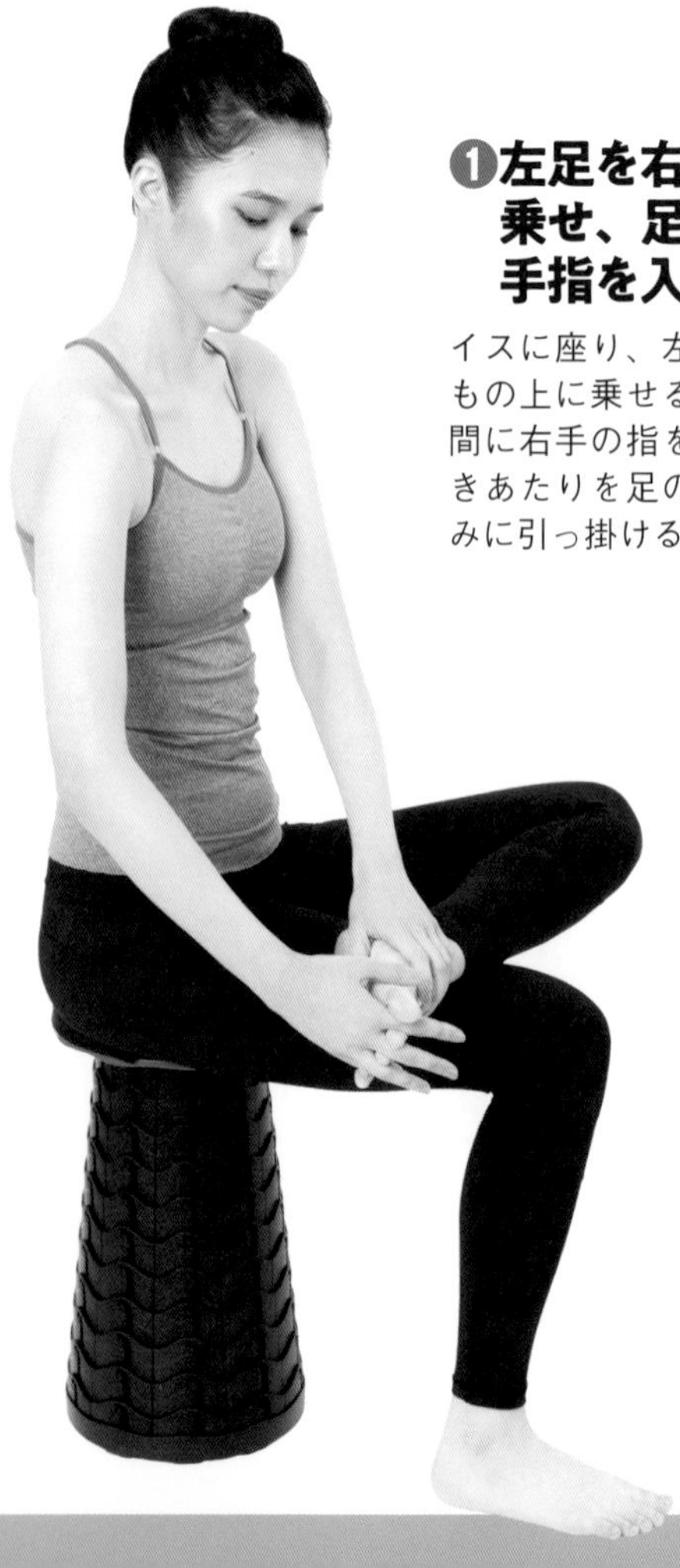

❶左足を右太ももに乗せ、足指の間に手指を入れる

イスに座り、左足を右太もも上に乗せる。左足指の間に右手の指を入れ、水かきあたりを足の指先のへこみに引っ掛ける。

RECOMMEND

運動不足

ダイエットしたい

❷足指を握り足首をまわす

手指で足指をぎゅっと握り、手で誘導するように足首をまわす。内回し、外回し両方行う。反対の足も同様に行う。

Point

足首をまわしたときに、ひざまで動くとブレてしまうので、左手を軽くひざに添えて安定させる。力を抜いてやさしく足首だけまわすのが効果的。

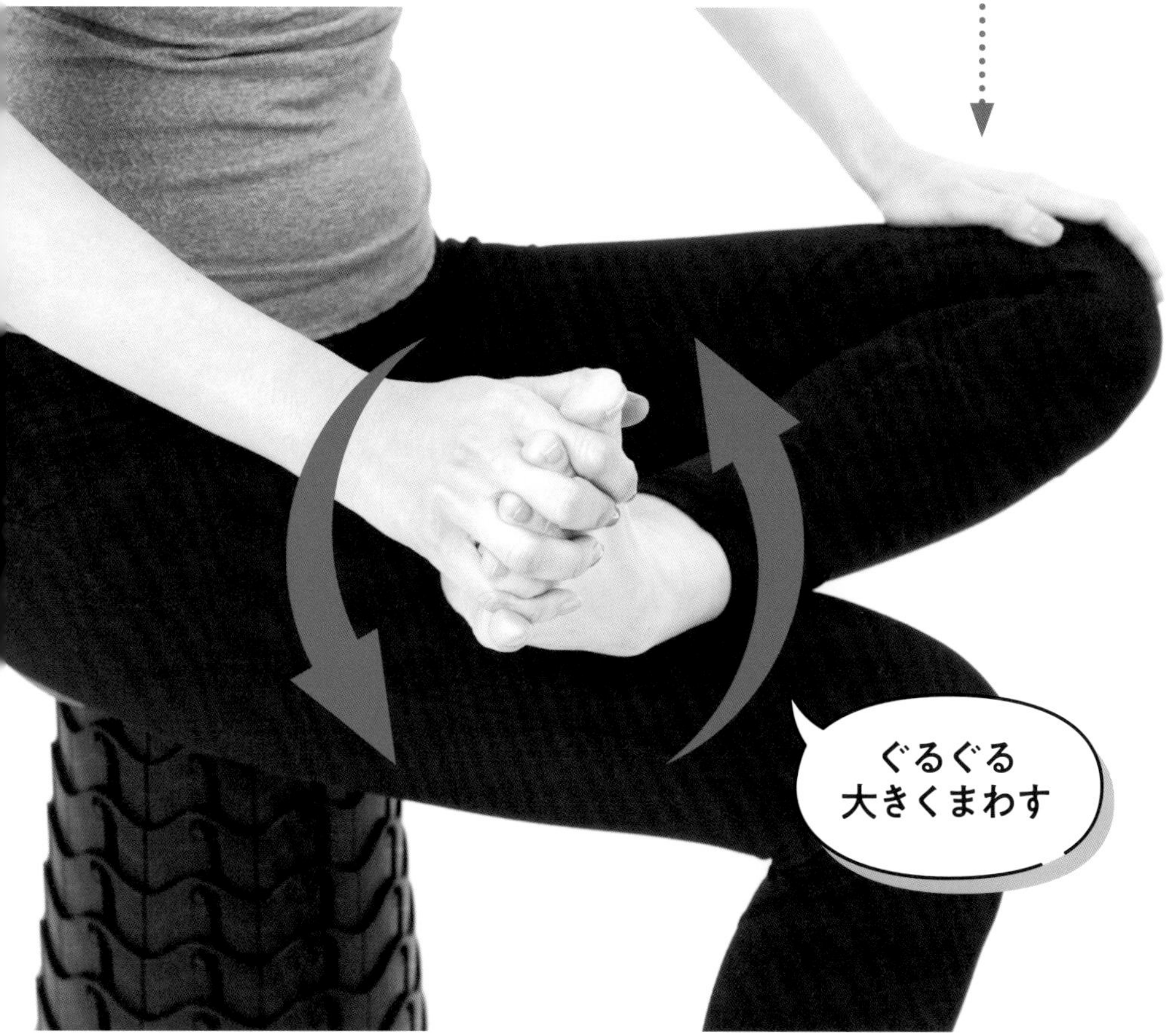

質の悪い眠りが続くと体調にまで影響することも
眠りの質を改善しよう

なかなか寝つけない、眠りが浅くすぐに目が覚める、一度目が覚めると朝まで眠れない……。夜、眠れないことによって日中の活動量や集中力が落ちたり、眠れないことでイライラしてストレスが溜まったりなど、睡眠の質の悪さは心身に大きく影響します。

活動的な日中の時間のパフォーマンスが落ちるだけでなく、**睡眠の質の悪さが体の内側にも影響し、生活習慣病を引き起こしやすくなる、免疫力が低下する**といったことにもつながってしまうのです。

人は睡眠中に体の疲れを取ったり、傷ついた細胞を修復して体の成長を促したり、脳内の記憶の整理をしています。これは、私たちが生きていくうえで必要不可欠な行為です。忙しさのあまり睡眠時間を削ってしまったり、ストレスや不規則な生活によって寝つきが悪かったりすると心身の回復ができないまま次の日を迎えてしまいます。

そもそも日本人はほかの先進国に比べて睡眠時間が少ないといわれています。2021年の調べでは、日本人の睡眠時間の平均が7・3時間なのに対し、アメリカ人は8・8時間、フランス人は8・5時間、イギリス人は8・4時間と、1時間以上も違います。もともと短い睡眠時間がさらに削られてしまうのですから、心身の健康に影響するのも当然です。

眠りの質が悪い原因にはストレスや生活習慣の乱れ、アルコールの過剰摂取などが挙げられます。**生活習慣の乱れは体内時計を狂わせ、なかなか眠くならない、寝起きが悪い**ということにつながります。質のいい眠りを適切なリズムで取ることは健康な生活を送るうえで必要不可欠なのです。**ストレッチでもストレスの軽減は可能**であり、体を動かすことで適度な疲労感が得られて、夜の寝つきもよくなるので、ぜひ取り入れてみましょう。

眠りの質が悪い原因と解決法

原因

生活習慣の乱れ

仕事などでどうしようもないことはありますが、生活習慣が乱れると体内時計が狂い、夜になっても眠くならない、眠りが浅いといった不眠につながることがある。

解決法

規則正しい生活

決まった時間に寝る、起きるという習慣から始める。とくに朝や日中にちゃんと起きて光を浴びることはとても大切。体内時計のズレがリセットされ、規則正しい生活を送りやすくなる。

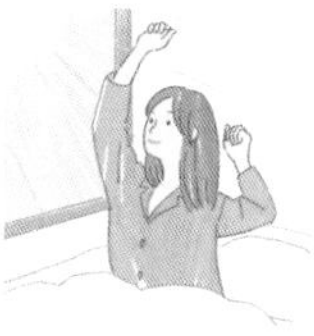

原因

ストレス

仕事や人間関係の心理的なもの。悩みごとや環境による身体的なもの。どちらのストレスも交感神経が優位になりやすく、リラックスできずに不眠の原因になることも。

解決法

ストレッチ、運動など

ストレス解消には体を動かすという方法がおすすめ。ストレッチにはリラックス効果が得られるものもある。
また体を動かすことによる適度な疲労感で、夜眠りやすくなる。

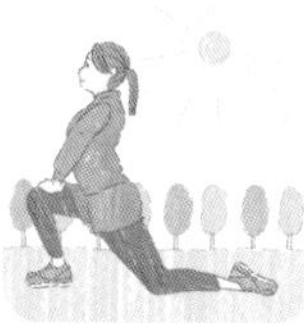

原因

アルコール

過度なアルコール摂取や睡眠前の飲酒は、眠りを浅くする可能性がある。そのため、眠りについたとしてもすぐに目覚めるなど睡眠の質を悪化させ、不眠につながることがある。

解決法

嗜好品は節度を守る

アルコールをやめるのが一番ですが、嗜好品を過度にがまんすると、それがストレスになってしまうことも。時間や量を調整しながら節度を守った飲酒を心がける。

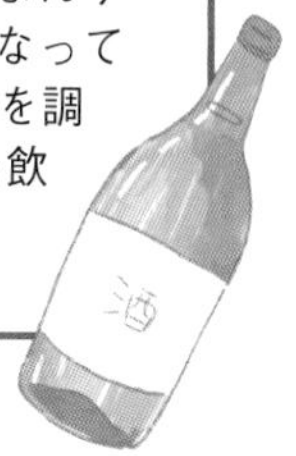

眠りの質を改善する

ストレスが溜まっている人は、交感神経が優位に立ち、いつも緊張状態。体に力が入ってしまい、歯を常にかみしめているということも。そのせいで首や肩がこる、頭痛がする、くいしばりや歯ぎしりをするという人も多いようです。就寝前に奥歯や口まわりをゆるめてあげる顔のストレッチで力を抜き、体全体をリラックスさせてストレスを解消していきましょう。ストレスを解消することで自律神経のバランスが整い、眠りの質を改善することにつながります。

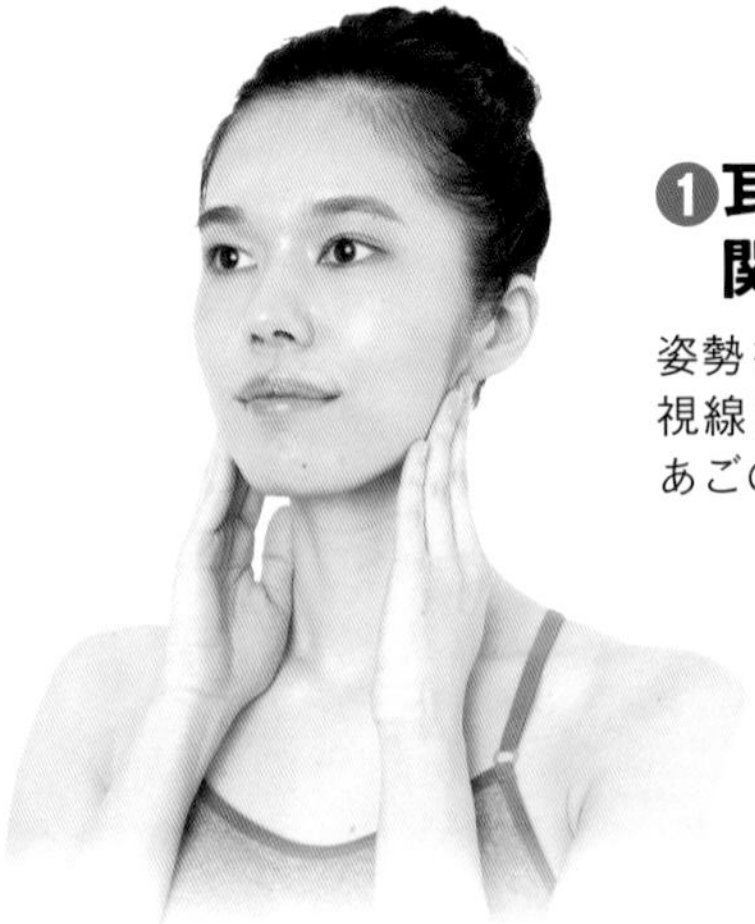

❶耳の下のあごの関節に手を添える

姿勢を正して顔はまっすぐ、視線は前へ。耳の下にあるあごの関節に手を添える。

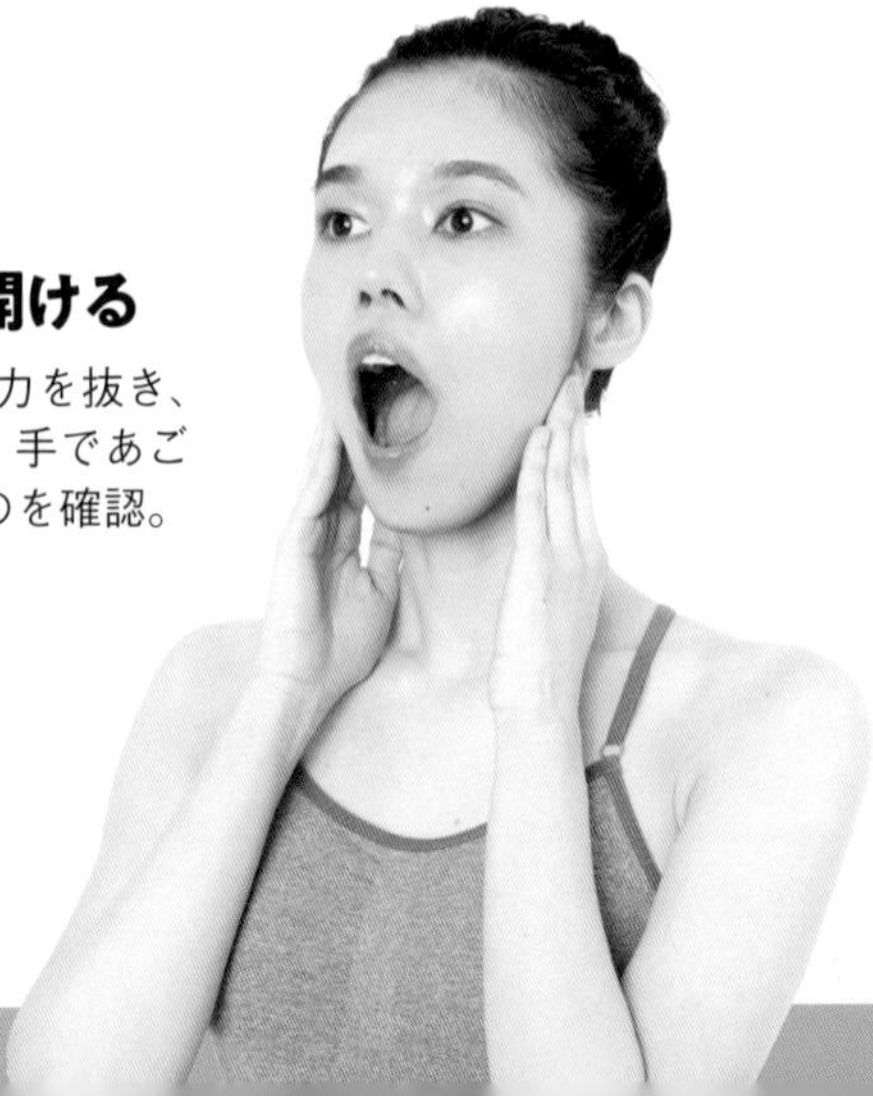

❷口を大きく開ける

あご、顔全体、肩の力を抜き、口を大きく開ける。手であご関節が動いているのを確認。

30秒

RECOMMEND

デスクワーク中心

姿勢が悪い

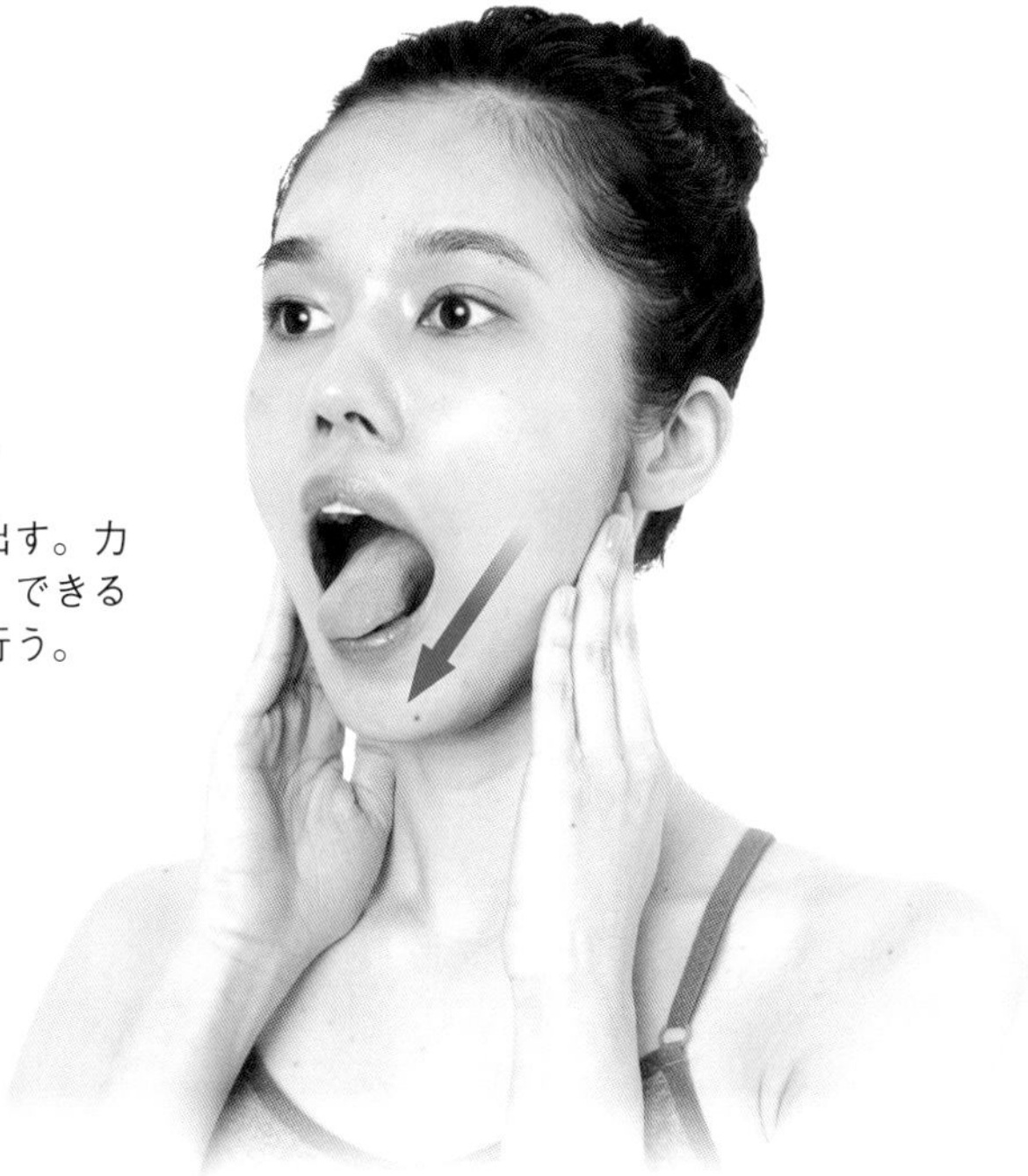

❸舌を前に出す

舌をできるだけ前に出す。力を入れすぎないよう、できるだけリラックスして行う。

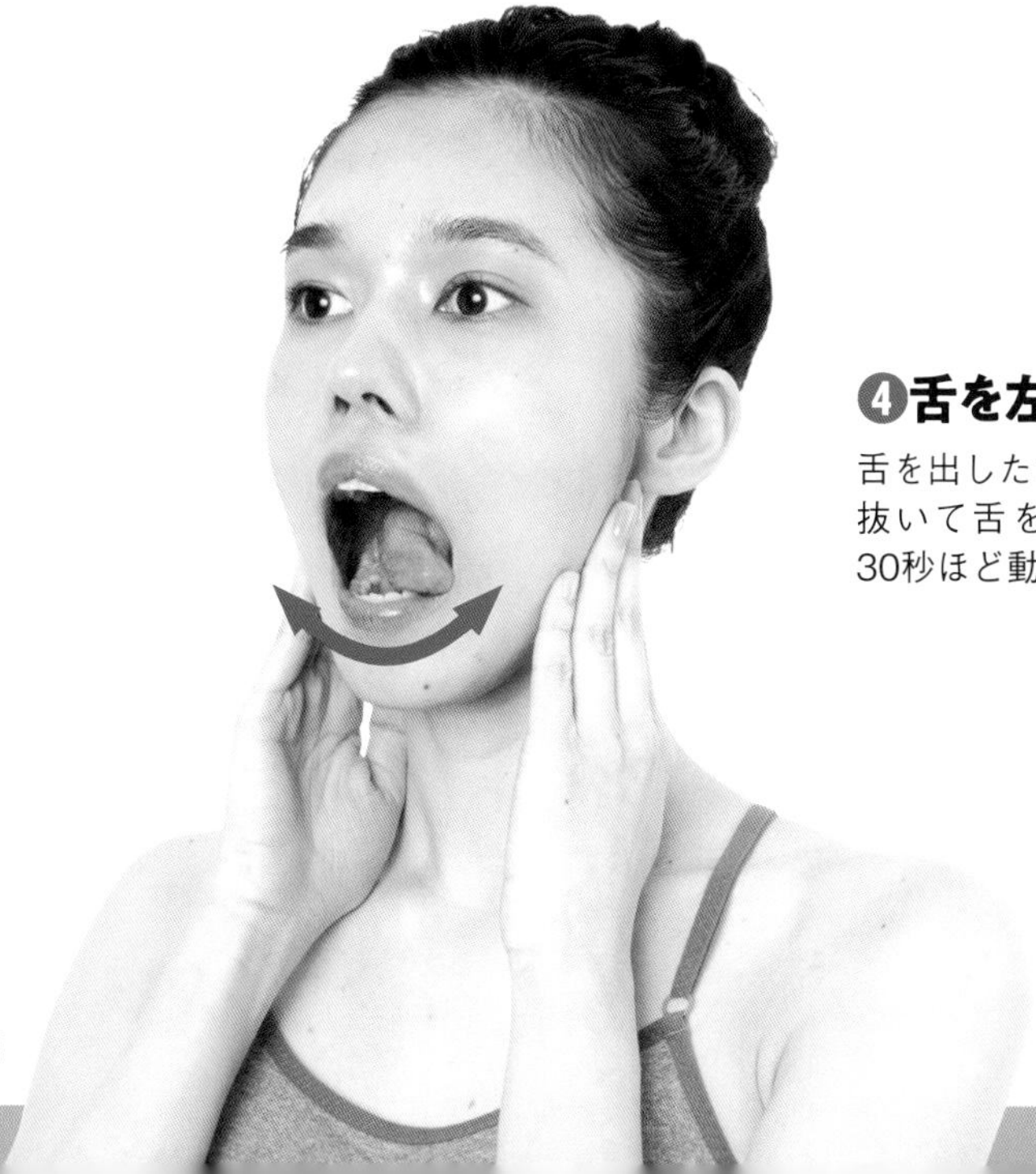

❹舌を左右に動かす

舌を出したまま、あごの力を抜いて舌を左右にゆっくり30秒ほど動かす。

Column

ストレッチを効果的にする生活習慣

ストレッチは適度に行うと効果を得られるものですが、普段から不健康な生活を送っていると、その効果は得られにくくなってしまいます。ストレッチをより効率的にするには、規則正しい生活を送ることも大切。とくに入浴や睡眠は、心身をリラックスさせるためにも、また生活のリズムを保つためにもルール化するといいでしょう。

入浴はぬるめのお湯に10〜15分ほどつかるのがおすすめです。シャワーだけで済ませるより、できれば湯船につかって。よりリラックス効果が得られます。また、就寝直前に入浴すると体が温まったままであまり寝つきがよくないので、2時間前までにすませておくのがベスト。温まった体から徐々に体温が下がってくるくらいのタイミングが入眠に最適です。

また、睡眠前はスマートフォンやパソコン操作を控えること。それらが発するブルーライトが入眠の妨げになります。

入浴のおすすめルール

- 入浴前に水分補給
- 就寝の2時間前までに入浴
- 温度は38〜40度のぬるめ
- 10〜15分ほどつかる
- 湯船につかれないときは足湯でもOK

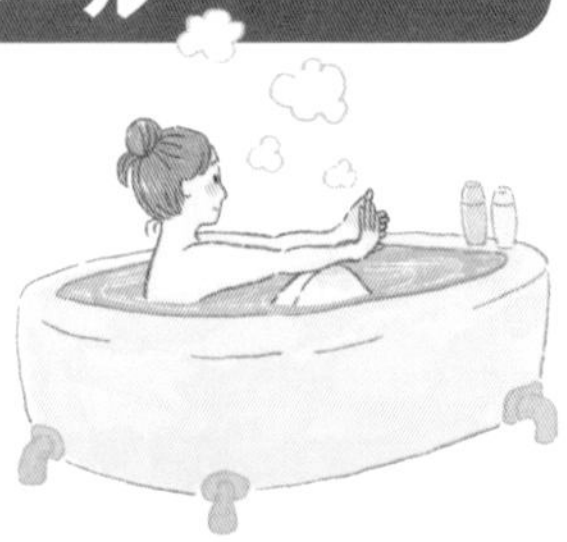

睡眠のおすすめルール

- 夕食は就寝3時間前までに
- 眠る前はスマホやパソコン操作を控える
- できれば22時ごろまでに床につく
- 7時間以上の睡眠時間を確保する

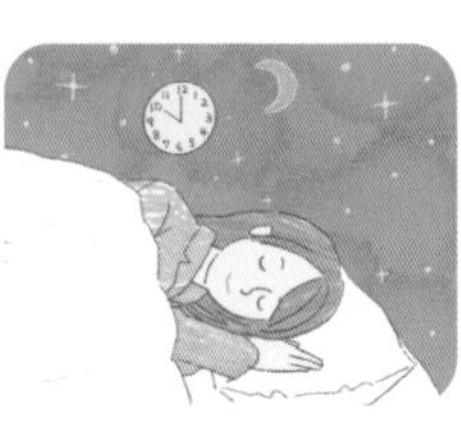

Part 3

猫背、前肩、
ストレートネックなどを改善！

理想的な姿勢を
身につける

生活習慣や癖で背中が曲がったり、骨盤がゆがんだり。
理想的な姿勢を取るのはなかなか難しいものですが、
姿勢が悪いと関節に痛みが出る、
コリの原因になるといった不調が起こりやすくなります。
もちろん、見た目にも美しくありません。
ストレッチで体を整え、理想的なよい姿勢に導きましょう。

血流が滞る？　見た目の印象が悪くなる？
理想的な姿勢はなぜ大事？

理想的なよい姿勢とは、簡単にいうと**左右対称で脊《せき》椎《つい》に適度なカーブがあり、首の上にちゃんと頭が乗っている状態**をいいます。ですが、生活習慣や癖で体はゆがんだり、硬くなったりし、猫背や前肩、ストレートネックといった姿勢の悪さにつながっていきます。では、姿勢が悪いと何がいけないのでしょうか？

まず、**姿勢が悪い状態を続けていると筋肉や関節に負担がかかります。**すると首や肩のコリ、腰やひざの痛みが生じることがあります。また、胸やお腹が縮こまっているため、そのなかにある内臓が圧迫され働きが悪くなる、呼吸が浅くなるといったことも。筋肉がコリ固まると血液循環も悪くなるため、ダブルパンチで内臓に悪影響を与えかねません。

理想的な姿勢は、これらのリスクを回避することになり、**コリや痛み、さらには病気などの不調が少なく、健康な体を維持することにつながる**のです。もちろん、見た目の印象も違います。理想的な姿勢を保つだけで**スタイルアップして見え、若々しさを感じさせる**ことができます。きつい運動をしなくても、理想的な姿勢に導くことで健康で、見た目にも美しい体が手に入るのです。

ですが、多くの人が理想的な姿勢を取るのは難しいと感じているのではないでしょうか。姿勢は長年の癖になっていることが多く、その癖を直すのは大変だからです。しかし、姿勢が悪いのは、伸ばすべき筋肉が伸ばせていない、逆に収縮しているべき筋肉が伸びているなど骨格のまわりにある筋肉のバランスが悪い場合が多いのです。少しずつストレッチを行いながらバランスを改善し、理想的な姿勢を意識することで改善が期待できます。まずは鏡で自分の姿勢のどこを改善すべきかチェックし、その改善点に合わせたストレッチを取り入れてみましょう！

体のゆがみをチェックしてみよう！

自分の体のゆがみ、わかっていますか？ 立った状態、座った状態ではどこかに力が入ってしまい、もともとのゆがみを見つけるのは難しいもの。体のゆがみは仰向けに寝てチェックしてみましょう。

リラックスして床に仰向けに寝たら、真横から鏡などで自分の姿勢をチェック。まずは、首、腰、ひざ、足首に床から少しスペースがあるか。そして肩甲骨、もも裏、ふくらはぎがしっかり床についていれば、ゆがみが少ない証し。体の左右どちらかは床についているのに、どちらかは浮いている場合は、ねじれたようにゆがんでいる可能性があります。

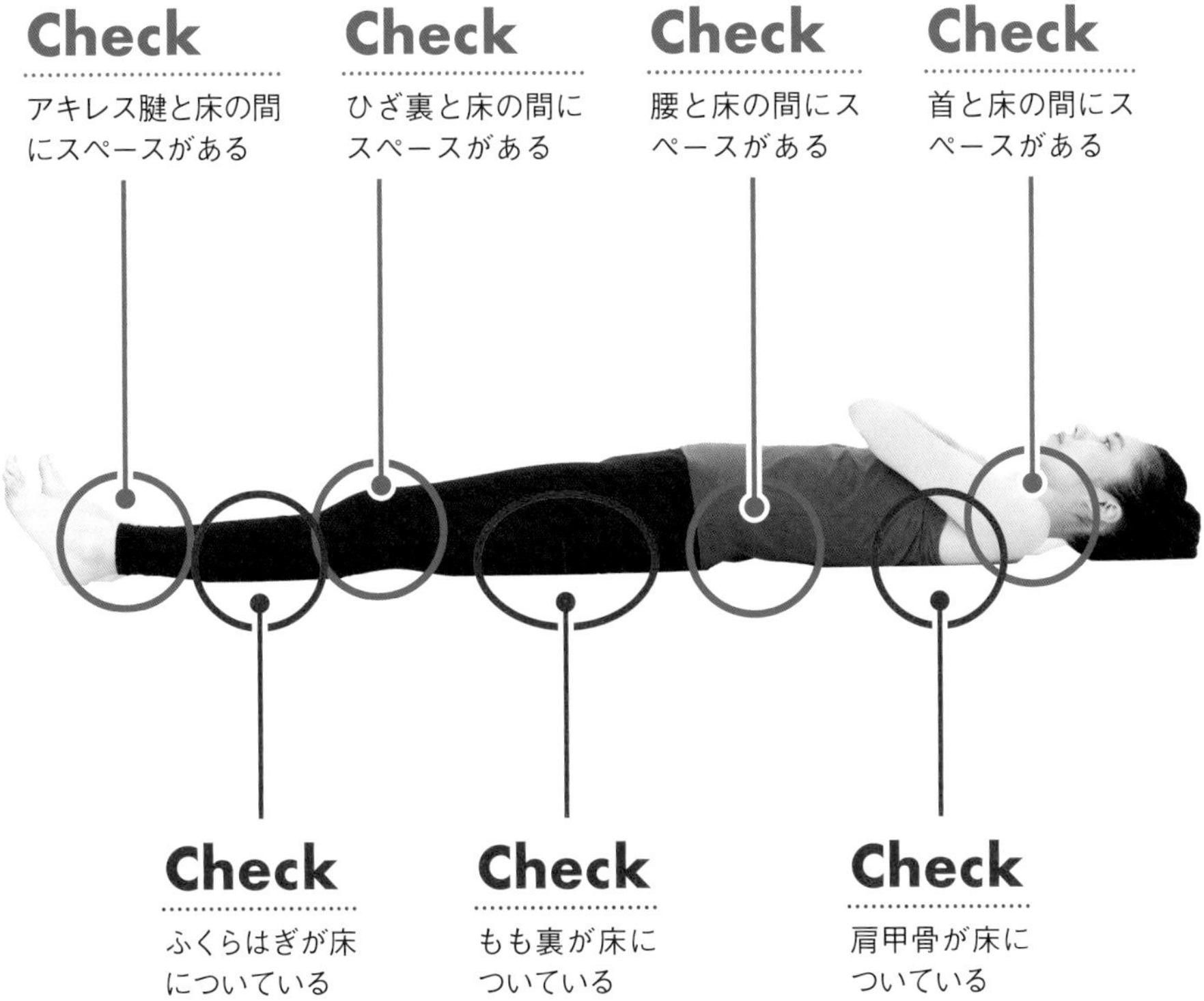
Check
アキレス腱と床の間にスペースがある
Check
ひざ裏と床の間にスペースがある
Check
腰と床の間にスペースがある
Check
首と床の間にスペースがある
Check
ふくらはぎが床についている
Check
もも裏が床についている
Check
肩甲骨が床についている

理想的な立ち姿勢をマスターしよう！

正面から見ると左右対称になっていなかったり、横から見ると猫背、反り腰になっていたり。普通に立っているだけでも体は意外とゆがんでいるもの。大きな鏡の前でチェックするか、家族や友人に写真を撮ってもらうなど、全身を見ながらチェックするのがおすすめです。

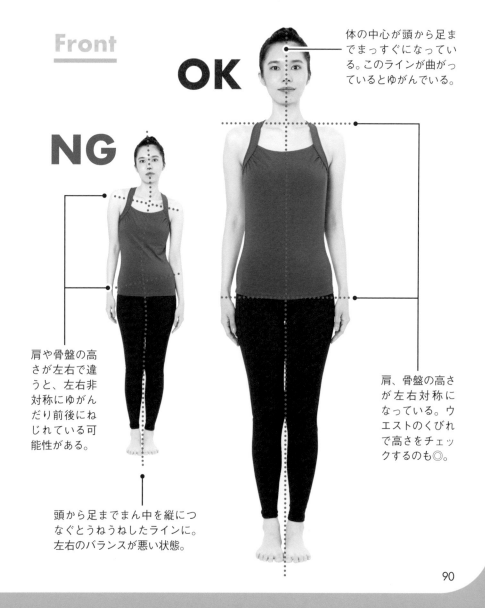

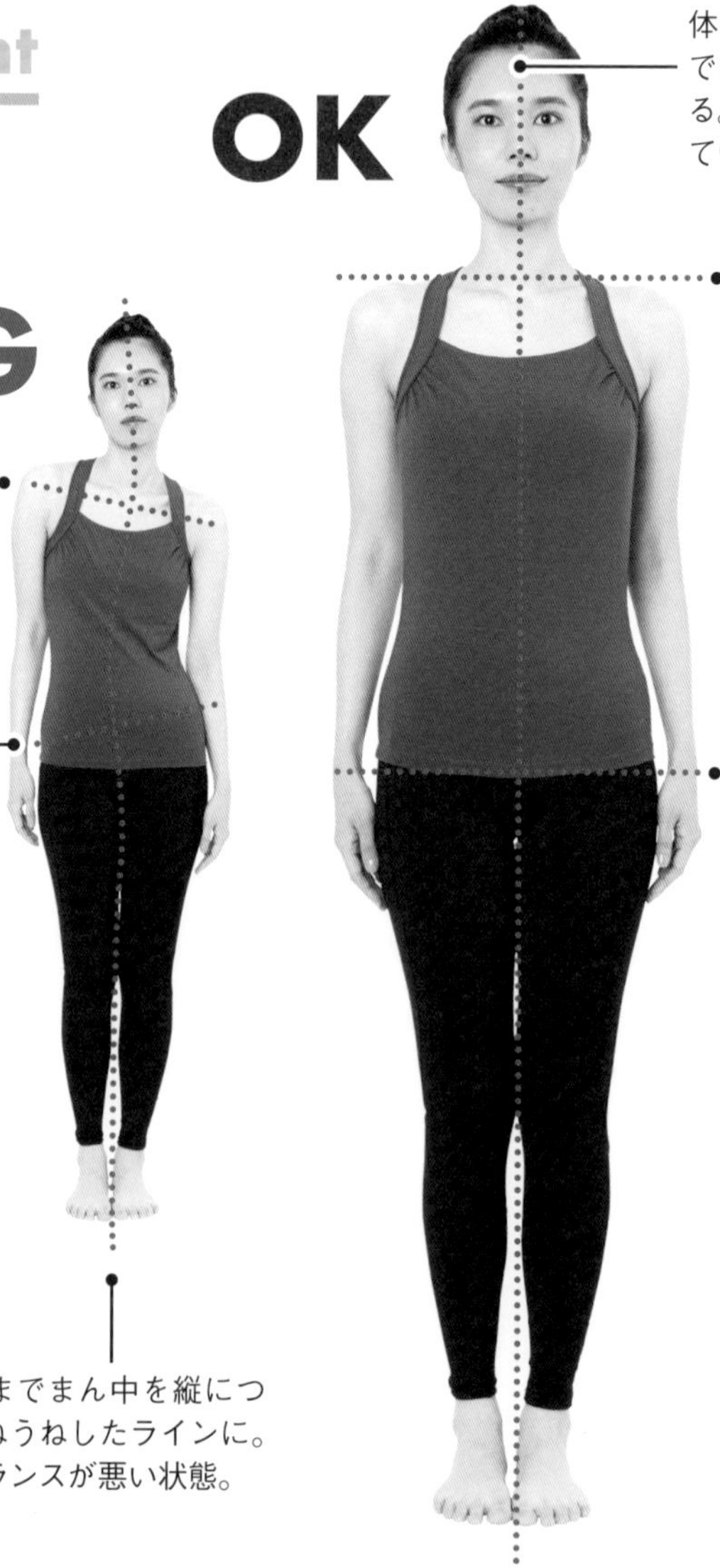
Front
OK
体の中心が頭から足までまっすぐになっている。このラインが曲がっているとゆがんでいる。
肩、骨盤の高さが左右対称になっている。ウエストのくびれで高さをチェックするのも◎。
NG
肩や骨盤の高さが左右で違うと、左右非対称にゆがんだり前後にねじれている可能性がある。
頭から足までまん中を縦につなぐとうねうねしたラインに。左右のバランスが悪い状態。

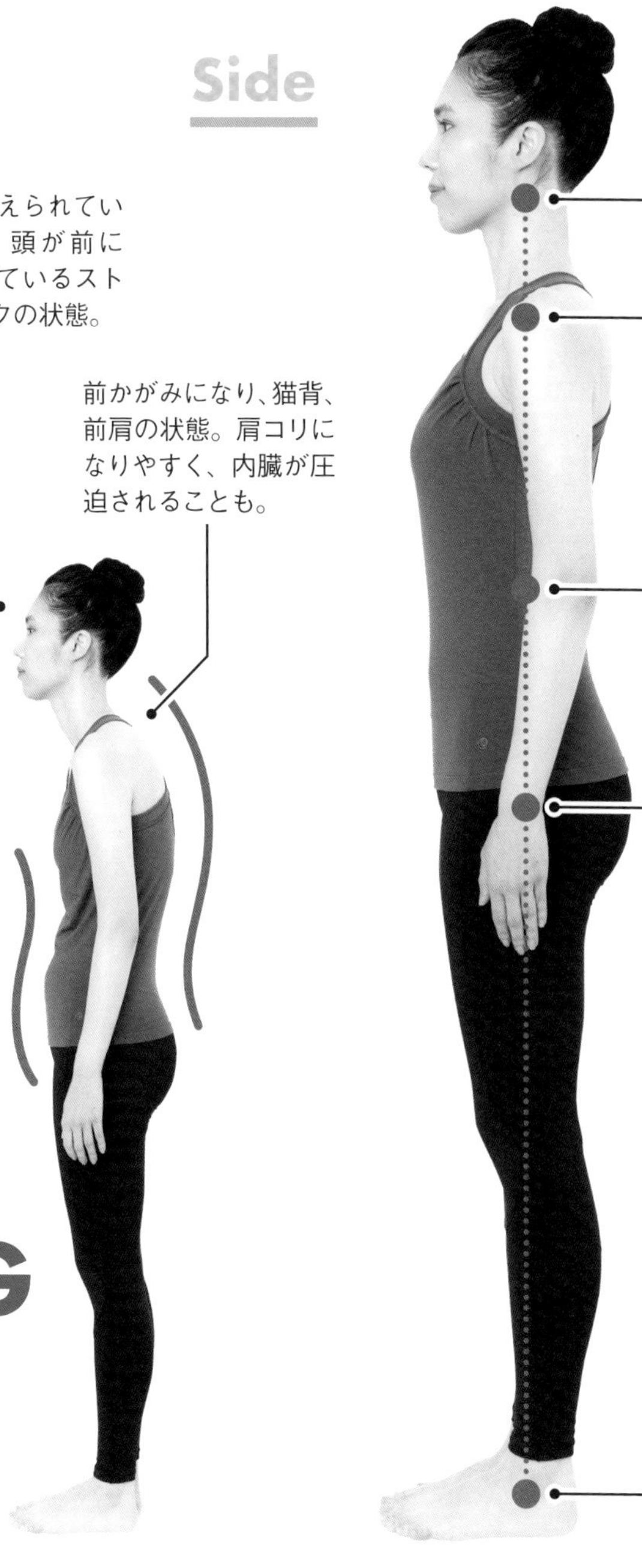
Side
耳の下
肩の出っ張った骨
OK
ウエストの中心
ヒップの横の
出っ張った骨
くるぶしの前
NG

体の5カ所を結んだ線が一直線になっているのが理想の正しい立ち姿勢。

首で頭を支えられていないため、頭が前に出てしまっているストレートネックの状態。

前かがみになり、猫背、前肩の状態。肩コリになりやすく、内臓が圧迫されることも。

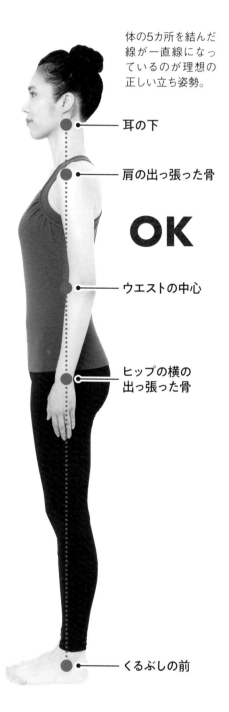

理想的な座り姿勢をマスターしよう！

猫背や反り腰の状態で長時間座っていると肩や腰が痛くなりますが、理想的な姿勢を保てていれば疲れにくくなります。骨盤を立て背筋を伸ばすことは大切ですが、力みすぎるのもNG。適度にリラックスを。脚を組むこともゆがみの原因になるので避けましょう。

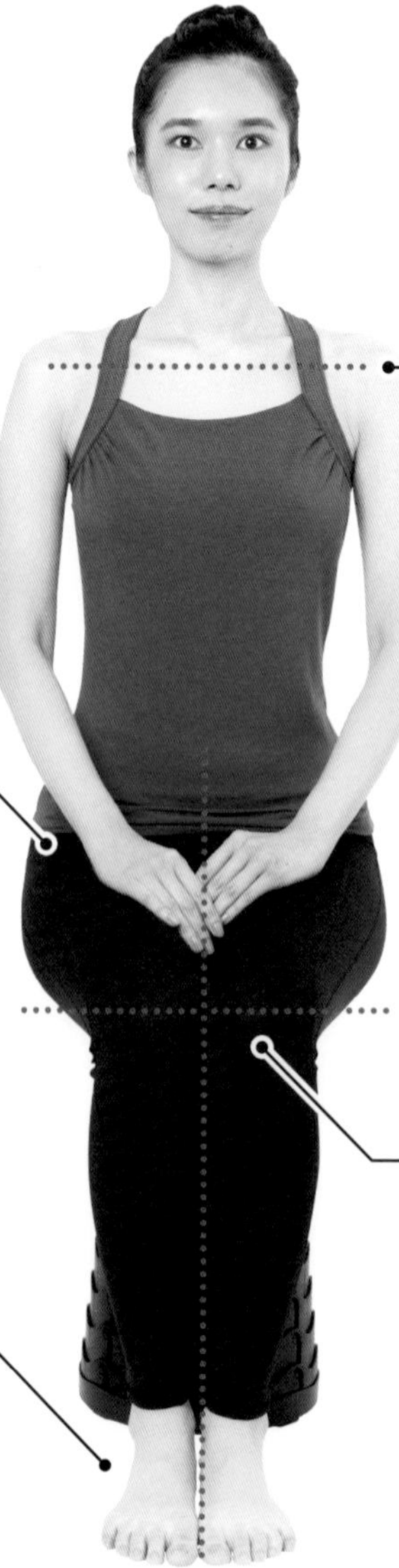
Front
OK
肩は左右の高さが揃っていること。肩の力を抜き、すとんと落とすようなイメージで。
骨盤が床と垂直になるよう立てる。坐骨（お尻の下の骨）に体幹が乗っていること。
ひざが正面を向き、体の中心にある。左右の脚のラインが床に垂直になるようにする。
つま先が正面を向いていること。また、足裏でしっかりと地面をとらえることも重要。

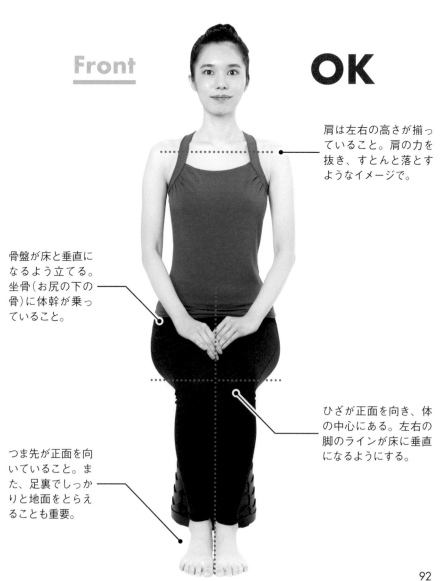

頭が前に出て、あごが突き出た状態。背筋が曲がっているため頭が支えられていない。

背中が曲がった猫背の状態。肩も前に出ているため、体全体が前重心になっている。

あごが突き出たり引きすぎたりせず、まっすぐ前を見たときに視線が床と平行になる。

背筋に1本の棒が通っているイメージで、曲げすぎず、反りすぎないまっすぐな状態。

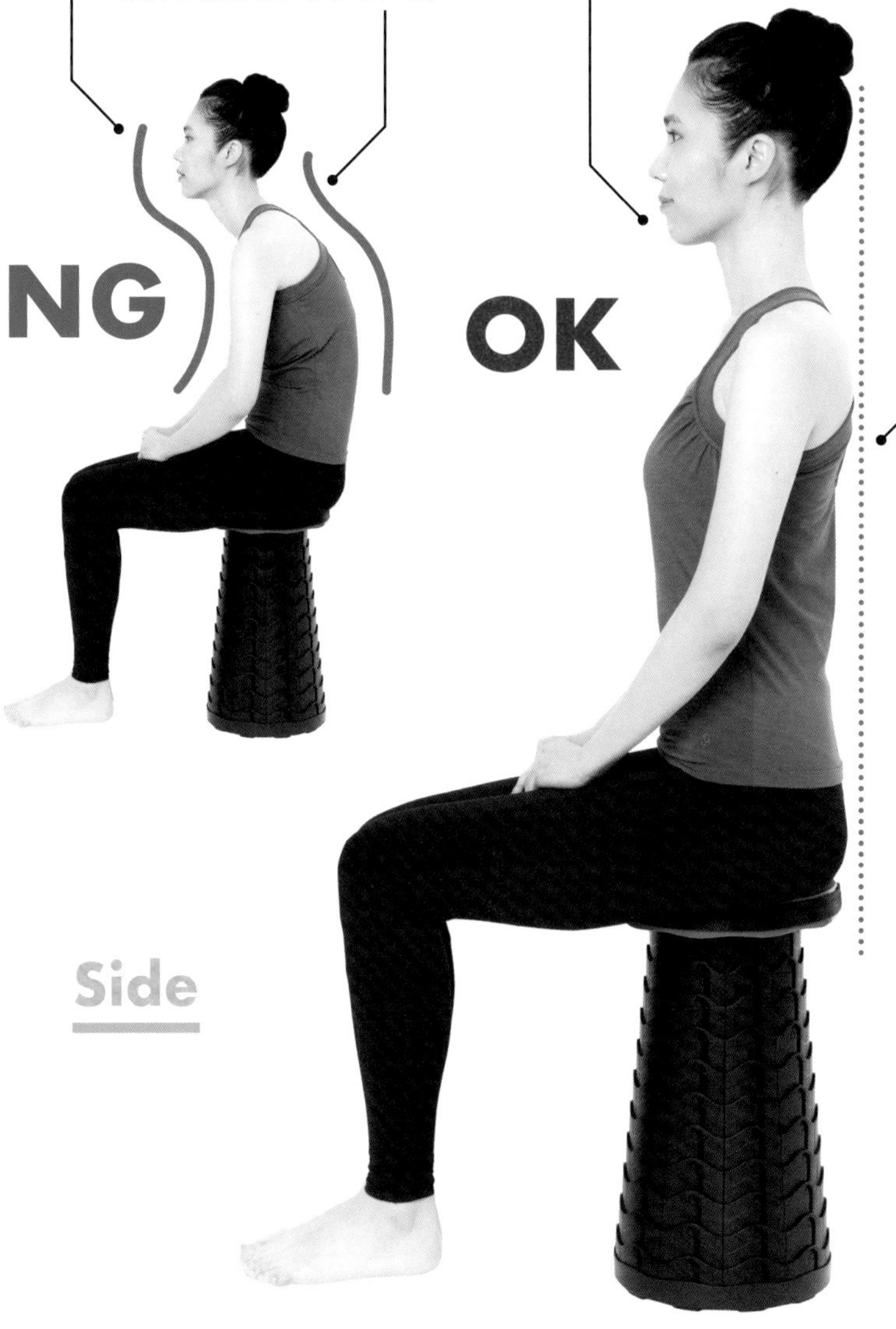

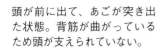

猫背・前肩を改善する❶

肩関節を調整し、猫背や前肩を改善していきます。ひじから先だけを開くようにするストレッチですが、ひじを固定して行うことで肩甲骨を効率的に動かすことができます。ひじが開いたりブレたりすると腕だけの動きになってしまい、肩甲骨のストレッチにならないので、ひじは必ず固定しましょう。上半身の背筋をしっかり伸ばすことができれば、座って行っても構いません。呼吸を止めずに行いましょう。

10回

❶小さい「前ならえ」をする

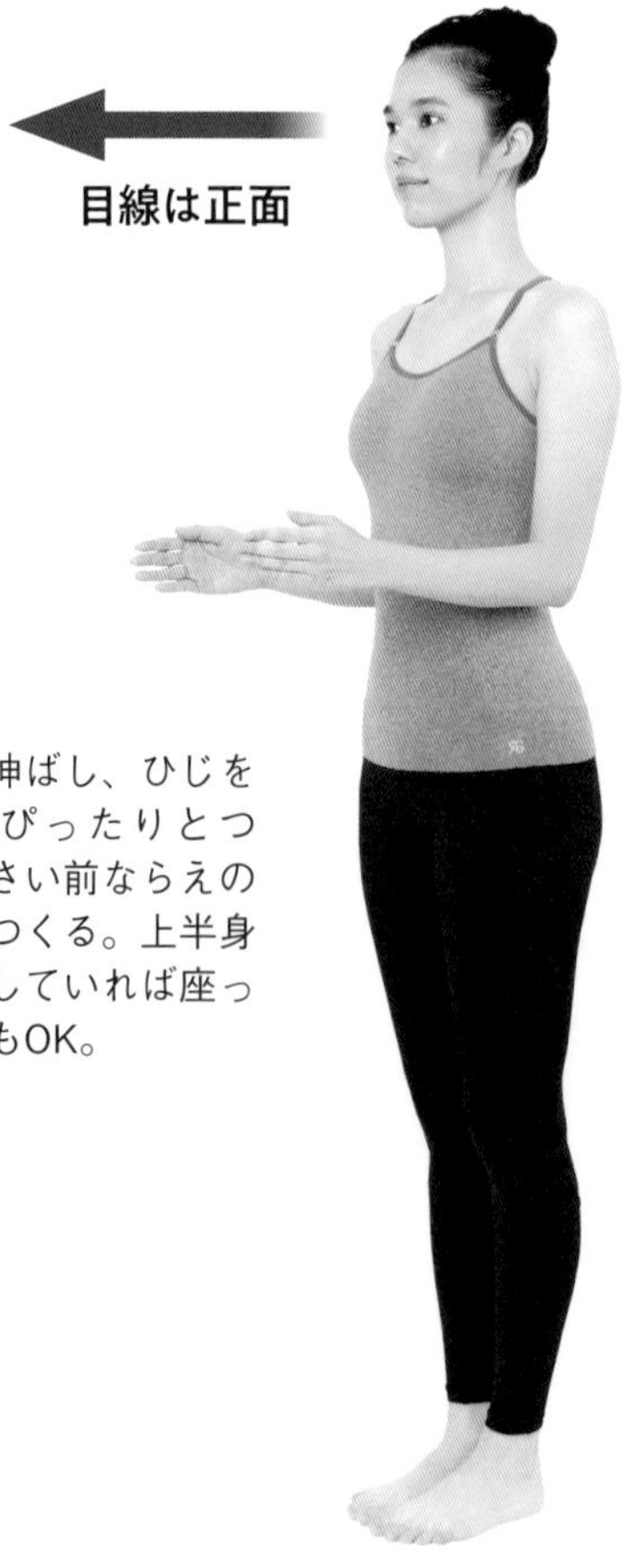

背筋を伸ばし、ひじを脇腹にぴったりとつけ、小さい前ならえの体勢をつくる。上半身が安定していれば座っていてもOK。

RECOMMEND

デスクワーク中心

姿勢が悪い

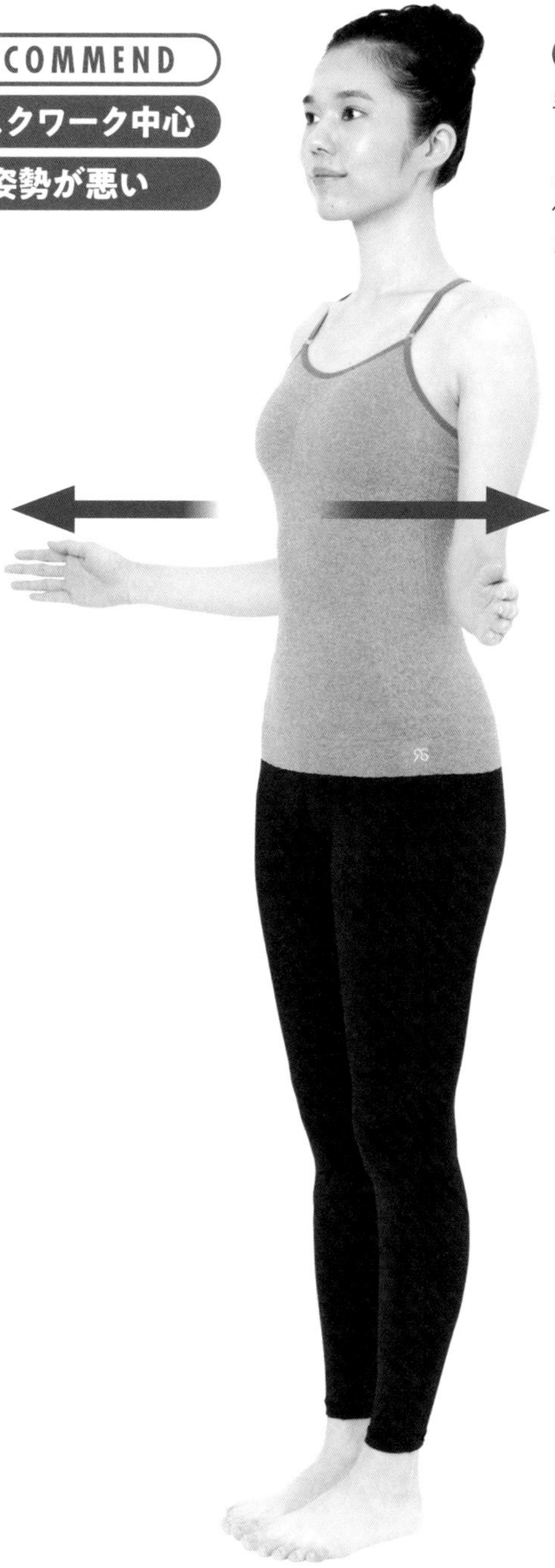

❷手を外側に開く

手を外側に向かって開いていく。できれば60度くらいまで。このとき、脇は締めてひじの位置は固定し、手首は反らさないように注意。

Point

手を開ききったときに、肩甲骨の下のほうを少しだけ内側に寄せ合うように意識すると効果的。

猫背・前肩を改善する❷

20秒
左右2回

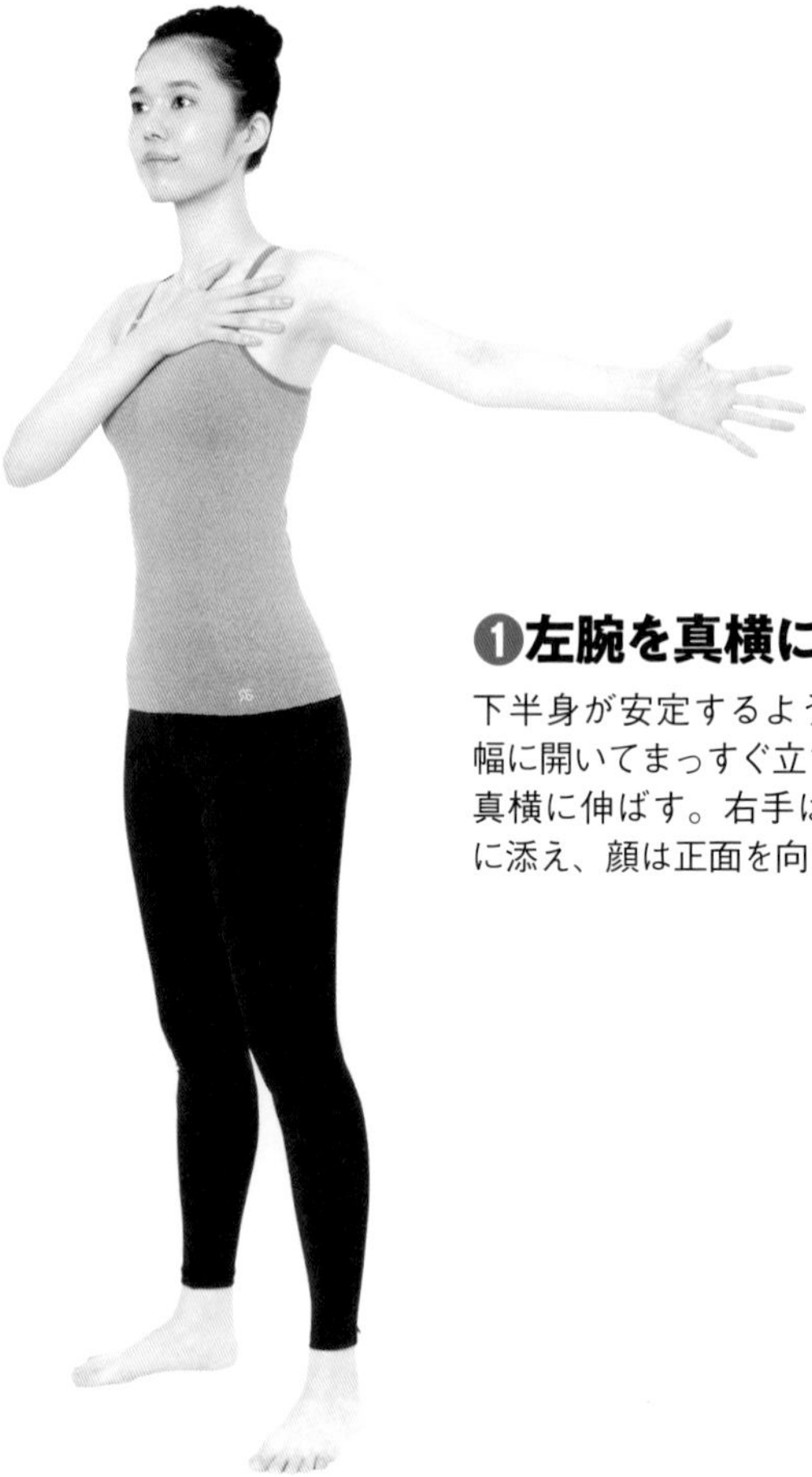

❶左腕を真横に伸ばす

下半身が安定するように足を肩幅に開いてまっすぐ立ち、左腕を真横に伸ばす。右手は左胸の上に添え、顔は正面を向く。

首から肩、さらに鎖骨下の胸の筋肉を伸ばしていくストレッチです。猫背・前肩の人は、肩甲骨が広がっているため、胸は縮まってしまいがちです。さらに、現代人は胸を縮めて体の前側で行う作業が多く、胸の筋肉が硬く縮みやすい傾向があります。縮んだ胸の筋肉をゆるめることで背筋が伸び、猫背・前肩を改善することができます。理想的な姿勢を身につけることで、コリや頭痛などの不調まで改善することができます。

RECOMMEND

デスクワーク中心

姿勢が悪い

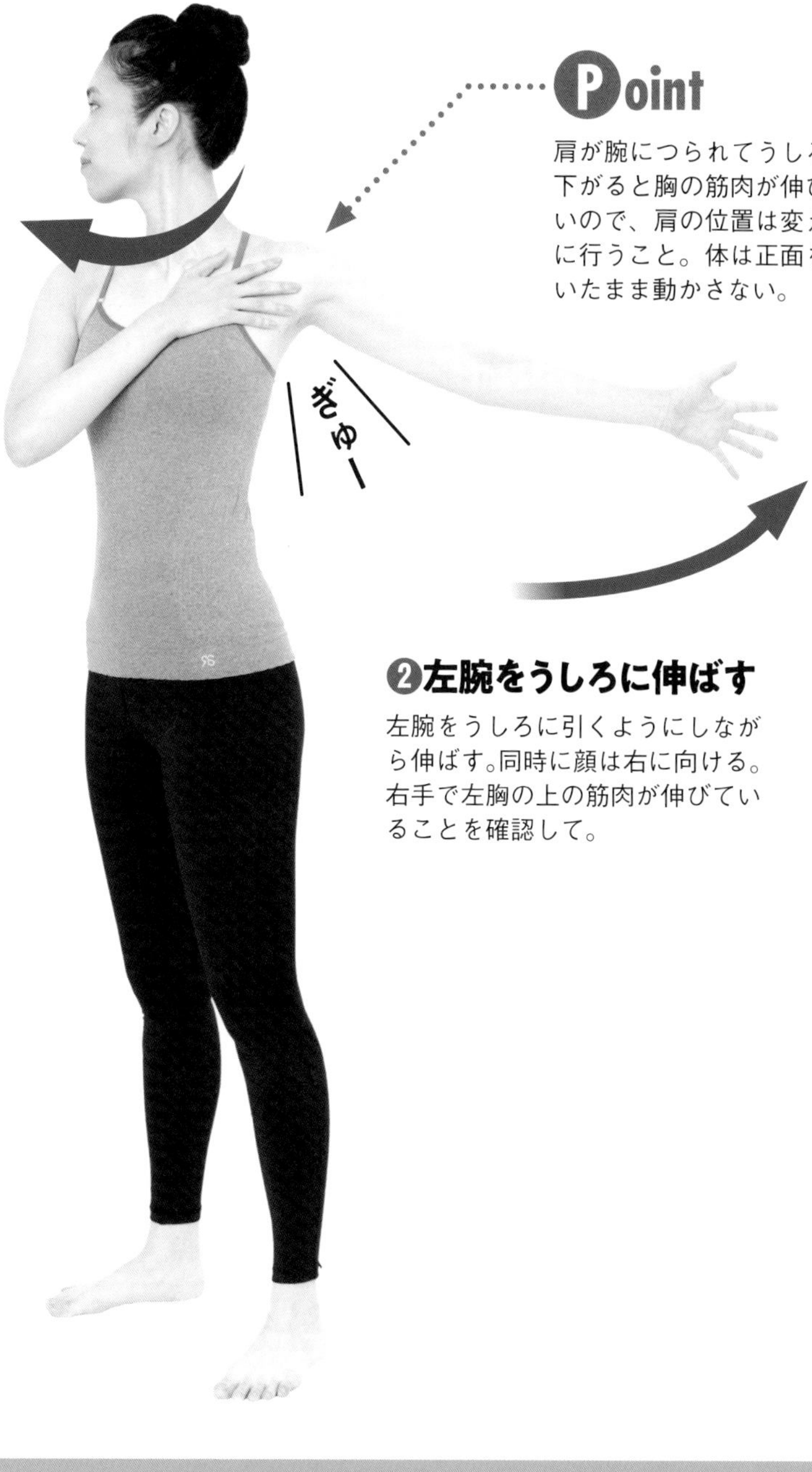

Point

肩が腕につられてうしろに下がると胸の筋肉が伸びないので、肩の位置は変えずに行うこと。体は正面を向いたまま動かさない。

❷左腕をうしろに伸ばす

左腕をうしろに引くようにしながら伸ばす。同時に顔は右に向ける。右手で左胸の上の筋肉が伸びていることを確認して。

猫背・前肩を改善する③

RECOMMEND

デスクワーク中心

姿勢が悪い

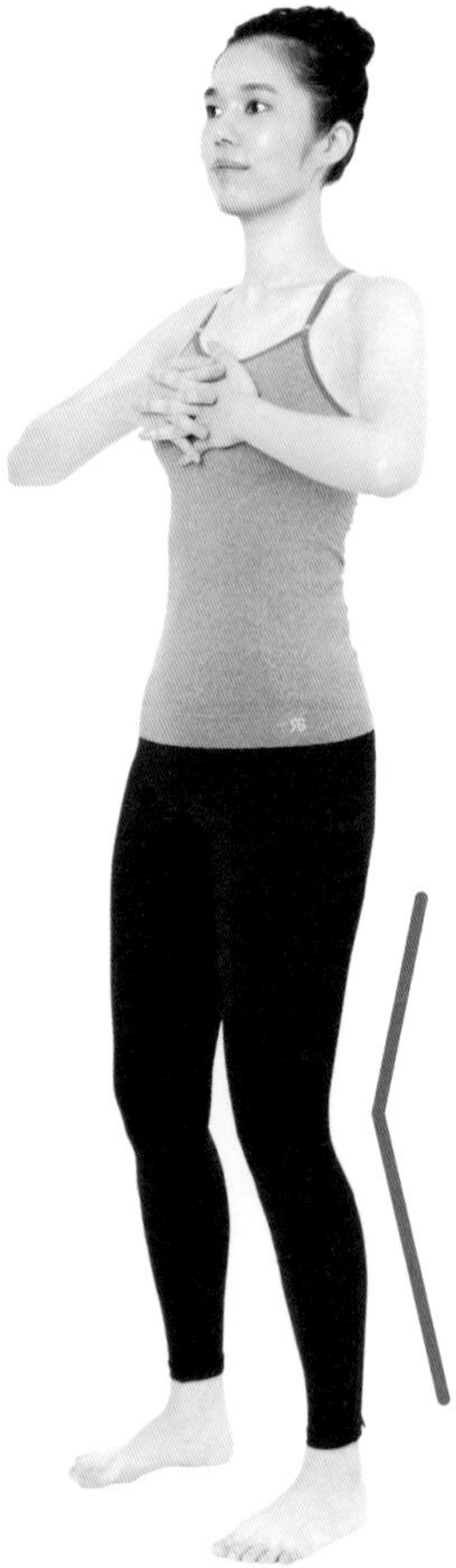

❶胸の前に手を当てる

背筋を伸ばし、姿勢を正して立つ。足は肩幅に開いてひざを軽く曲げて下半身を安定させる。両手は指を組み、胸の前に当てる。

10回

呼吸といっしょに胸椎《きょうつい》や肋骨《ろっこつ》から成る胸郭《きょうかく》を大きく動かして、猫背や前肩を改善します。猫背や前肩は、胸が縮こまった状態になるため、呼吸が浅くなりがち。呼吸が浅くなると自律神経に影響があるだけでなく、集中力が低下する、疲れやすくなるといったことも起こり得ます。このストレッチで胸を大きく動かすことで、深い呼吸ができるようになります。呼吸が深くなれば体幹がブレずに安定しやすくなるので、姿勢の改善につながります。

Point

胸が前にもうしろにも膨らむように、胸全体に空気を入れていくイメージで、背中を丸めながらゆっくりと息を吸う。

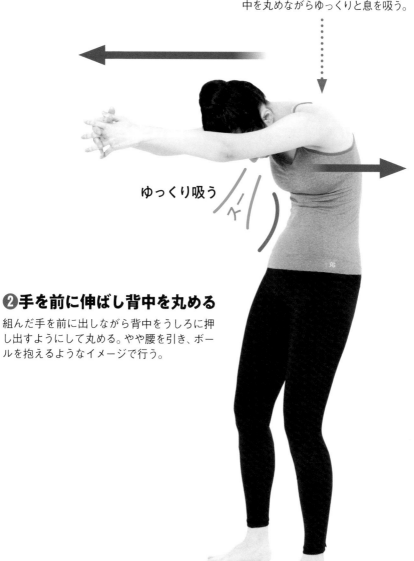

❷手を前に伸ばし背中を丸める

組んだ手を前に出しながら背中をうしろに押し出すようにして丸める。やや腰を引き、ボールを抱えるようなイメージで行う。

猫背・前肩を改善する④

20秒

5回

うつ伏せの状態から上半身だけを起こすことで、体の前側を伸ばしていきます。上体を起こしたときに骨盤が浮いてしまうとストレッチ効果が得られにくいので、骨盤がしっかり床についていることを意識しながら行います。また、あごを過剰に反らないように注意して。最初はあまり体を起こせないかもしれませんが、慣れてくれば徐々に上がるようになってきます。腰に痛みがある人は無理に上体を反らさず、痛みのない程度で行いましょう。

❶うつ伏せ寝になる

うつ伏せに寝たら、足は腰幅程度に開く。脇を締めて手を顔の下あたりにつき、視線は前へ。肩が少し浮いていてもOK。

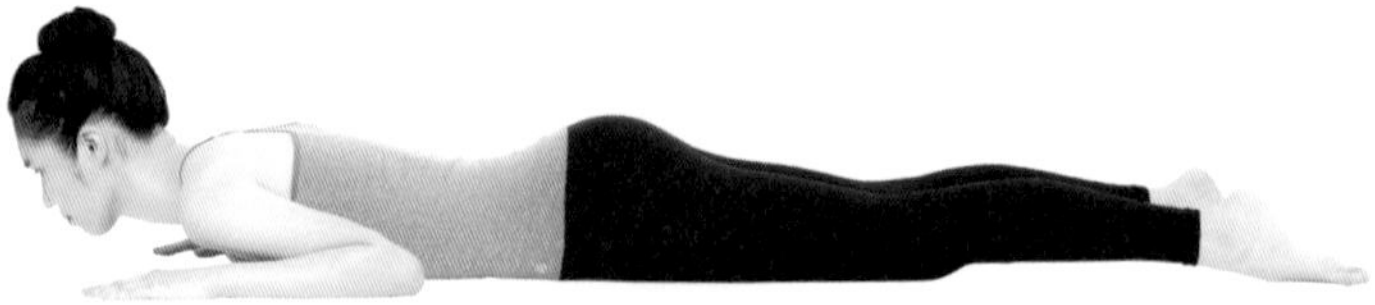

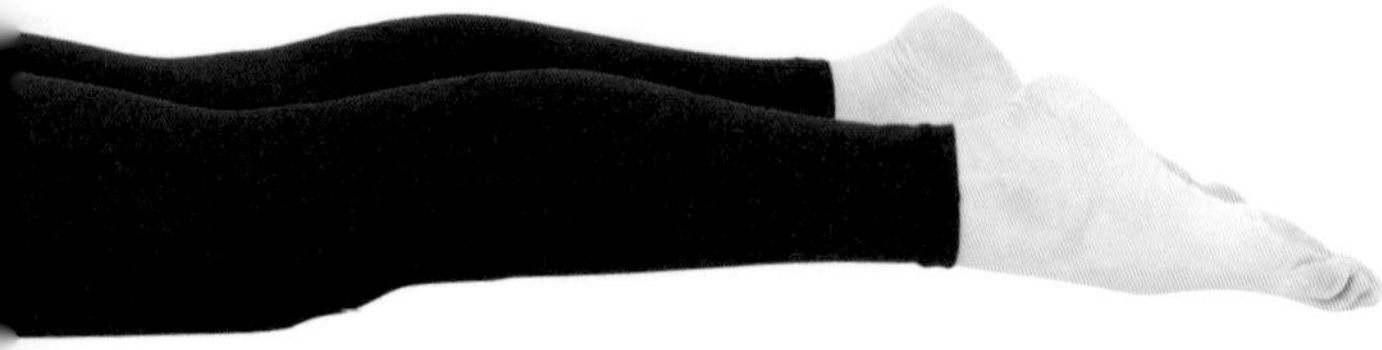

\Check!/

うまくできない人は➡114ページに挑戦

RECOMMEND

デスクワーク中心

姿勢が悪い

❷上半身を起こす

手で床を軽く押しながら上半身を起こす。あごは引いて、頭をうしろに反らさないよう背筋～頭がまっすぐの状態をキープ。

Point

骨盤が浮くと腕立て伏せのようになり、上半身の前側を伸ばすことができないので、骨盤はしっかりと床についていることを意識する。

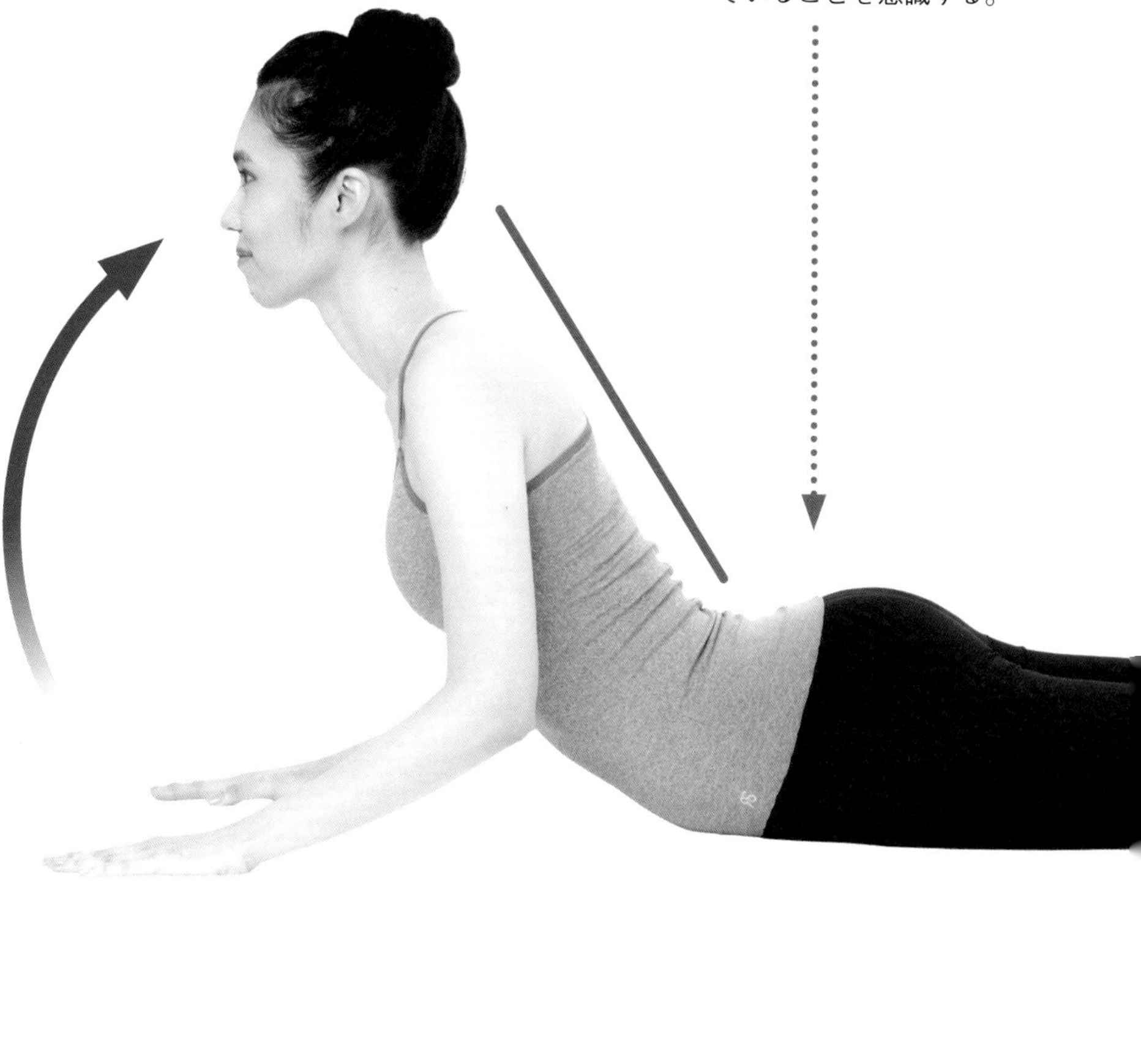

体のゆがみを改善する

イスに座って上体を前に倒し、片手を上げて胸を広げるストレッチです。動きが悪くなりがちな胸《きょう》椎《つい》を動かしていきます。上体を大きくひねる動きによって、体のゆがみを改善していきます。また、胸椎を大きく動かすので脊椎の柔軟性も高める効果が期待できます。脊椎がやわらかくなると、理想的な姿勢が取りやすくなり、歩き方も変わってきます。ストレッチや運動の効果も上がってくるので、積極的に取り入れていきましょう。

左右3回

❶イスに座り、上体を前に倒す

イスに座って上体を前に倒したら、体を左に向け、左脚の横で両手を合わせる。顔も体の向きに合わせて左を向く。

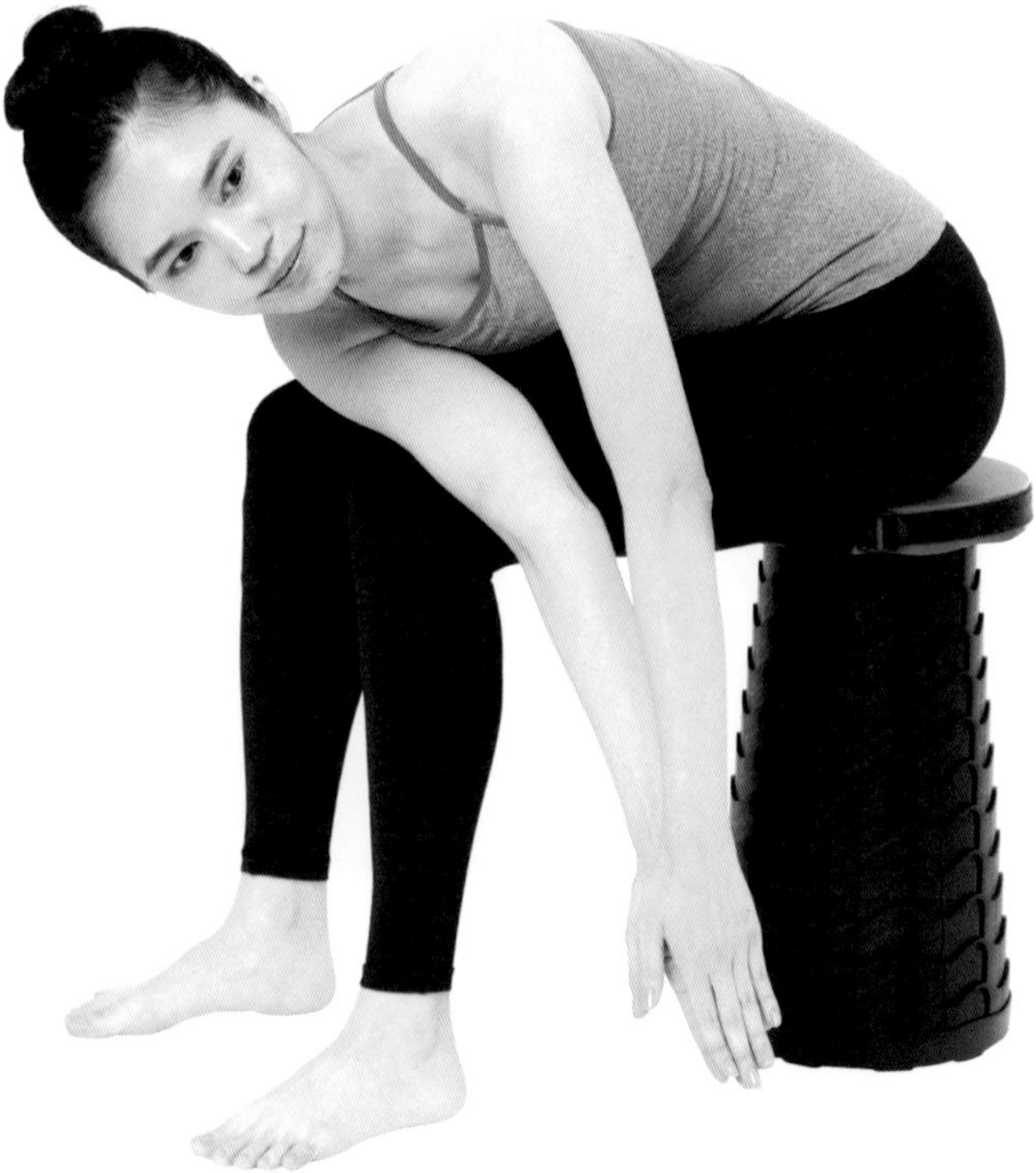

RECOMMEND

デスクワーク中心

運動不足

姿勢が悪い

Point

肩甲骨が硬い人は、あまり腕が上がらないかもしれないので、最初は上がるところまで行う。続けていくと徐々に上がるようになる。

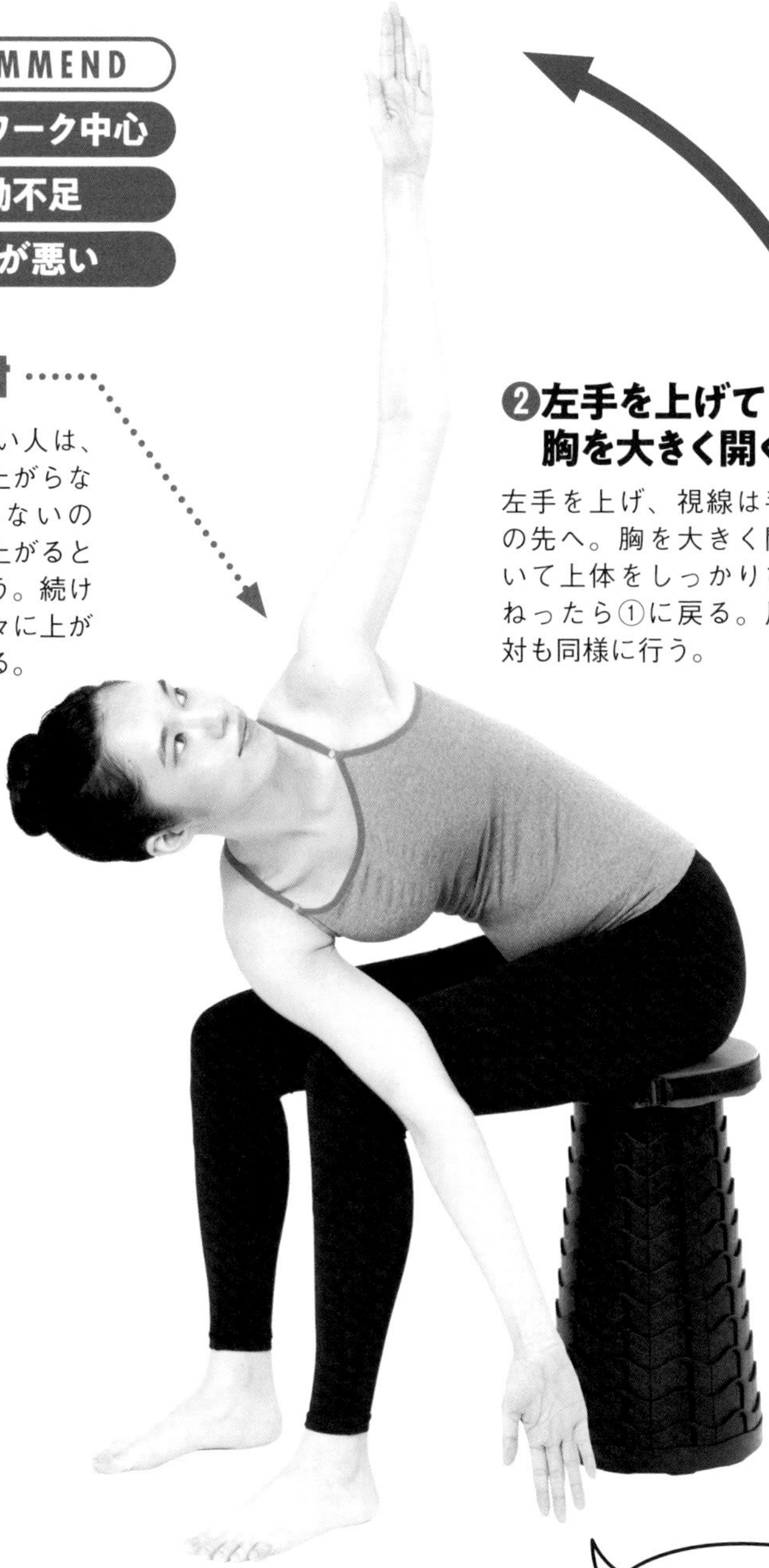

❷左手を上げて胸を大きく開く

左手を上げ、視線は手の先へ。胸を大きく開いて上体をしっかりひねったら①に戻る。反対も同様に行う。

下の手はリラックス

あなたはストレートネック？
ストレートネックをチェック＆簡単に改善する方法

本来ならアーチを描いているはずの頸椎《けいつい》（首の骨）が、頭が前に出ることでまっすぐになった状態がストレートネック。この状態が続くと首・肩のコリ、頭痛などの不調が出ることがあります。まずは、自分がストレートネックかどうかをチェックしてみましょう。当てはまる人は105〜107ページの改善方法を行い、首を理想的な位置に導いてあげてください。ストレッチも組み合わせながら、理想的な首の位置を保つことが大切です。

ストレートネックのチェック方法

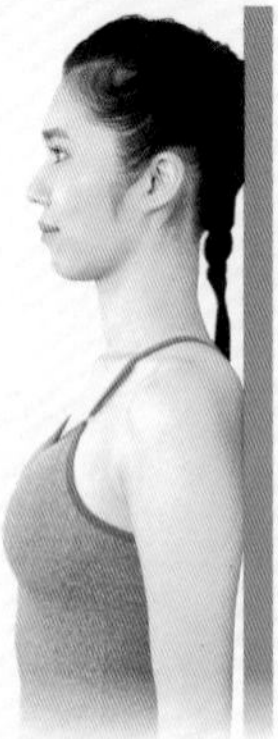

❶壁にくっついて立つ

姿勢を正して壁にくっつくようにまっすぐに立つ。このとき、後頭部と肩がしっかり壁についているか確認する。

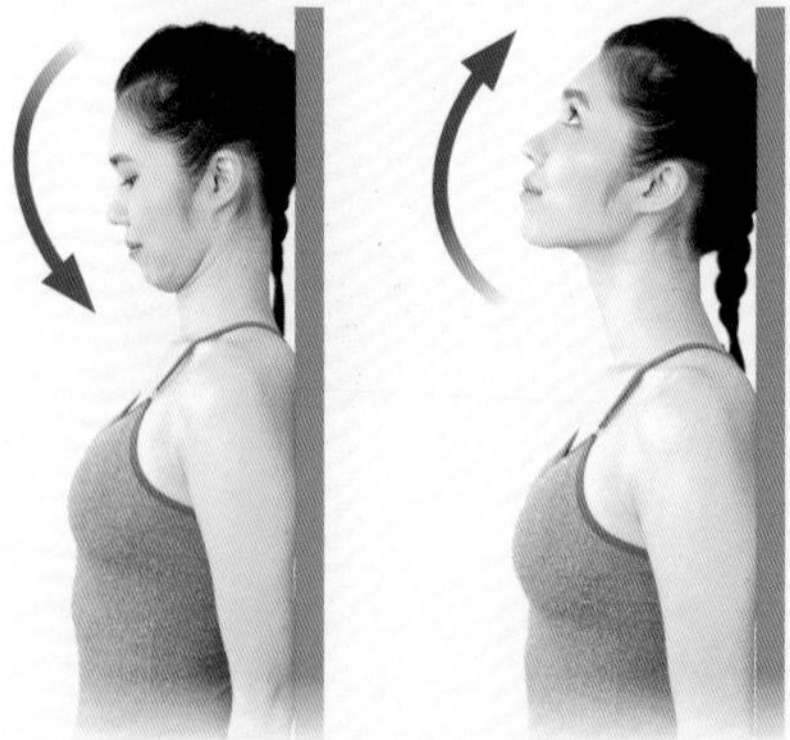

❷頭を上下に動かす

後頭部を壁につけたまま、頭を上下に動かす。壁から後頭部が離れてしまう人、ほとんど動かない人はストレートネックの可能性大。

ストレートネックの改善方法❶

❶後頭部を壁に つけたまま一歩前へ

壁にくっついて立ち、後頭部だけは壁につけたまま一歩前へ。両足を揃え、頭からかかとまでまっすぐになるようにする。

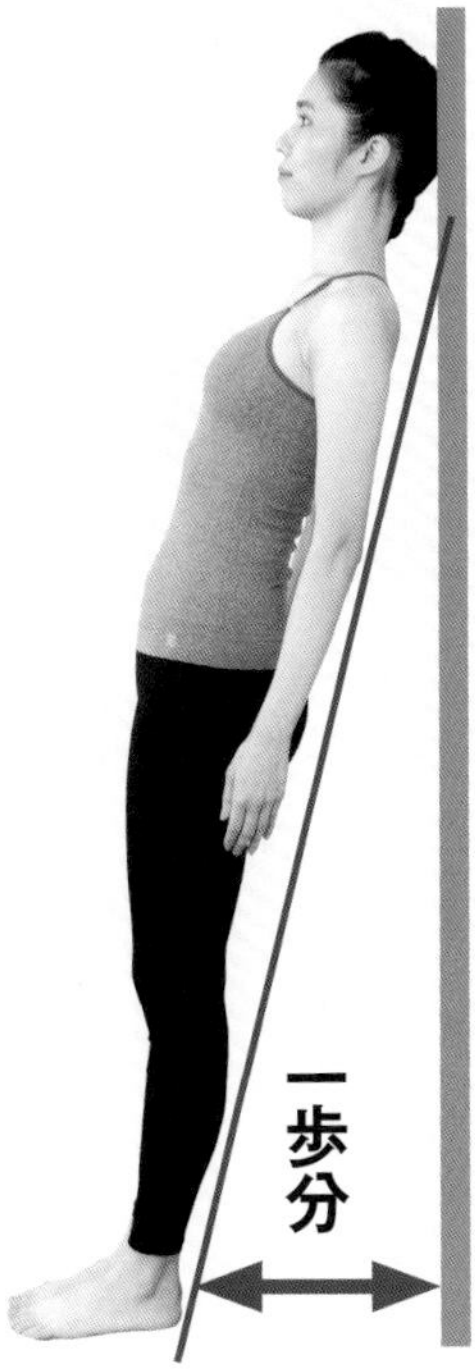

❷腕を大きく前後に振る

頭や体は動かさず、腕だけを左右交互に前後に振る。腕の動きにつられて体が左右にブレないように注意。30秒ほど繰り返し、壁から離れてまっすぐ立つと首が理想的な位置に。

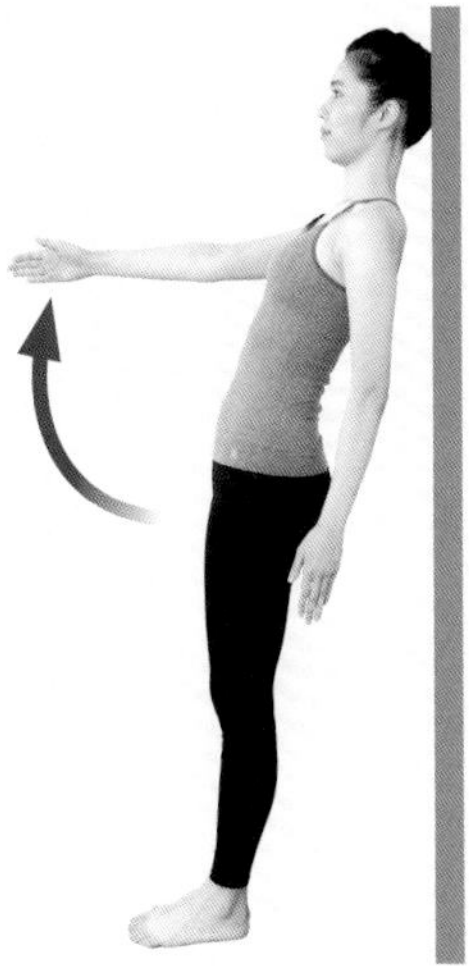

30秒

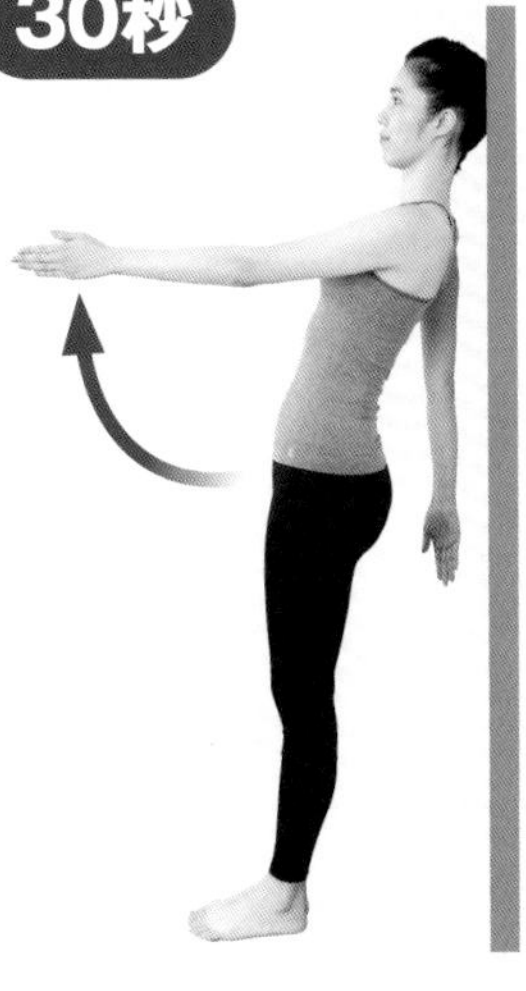

壁から離れるのが難しい人は……

ストレートネックの人、体幹が弱い人は一歩前に出るのが難しい場合も。その場合、壁から10㎝程度離れるだけでもOK。106、107ページの動きも同様に。

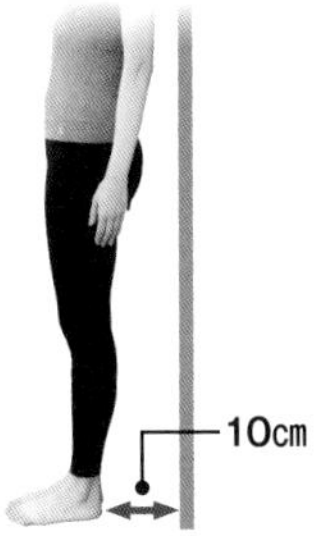

 ※無理のない範囲で行ってください。

ストレートネックの改善方法❷

❶後頭部を壁につけたまま一歩前へ

壁にくっついて立ち、後頭部だけは壁につけたまま一歩前へ。両足を揃え、頭からかかとまでまっすぐになるようにする。

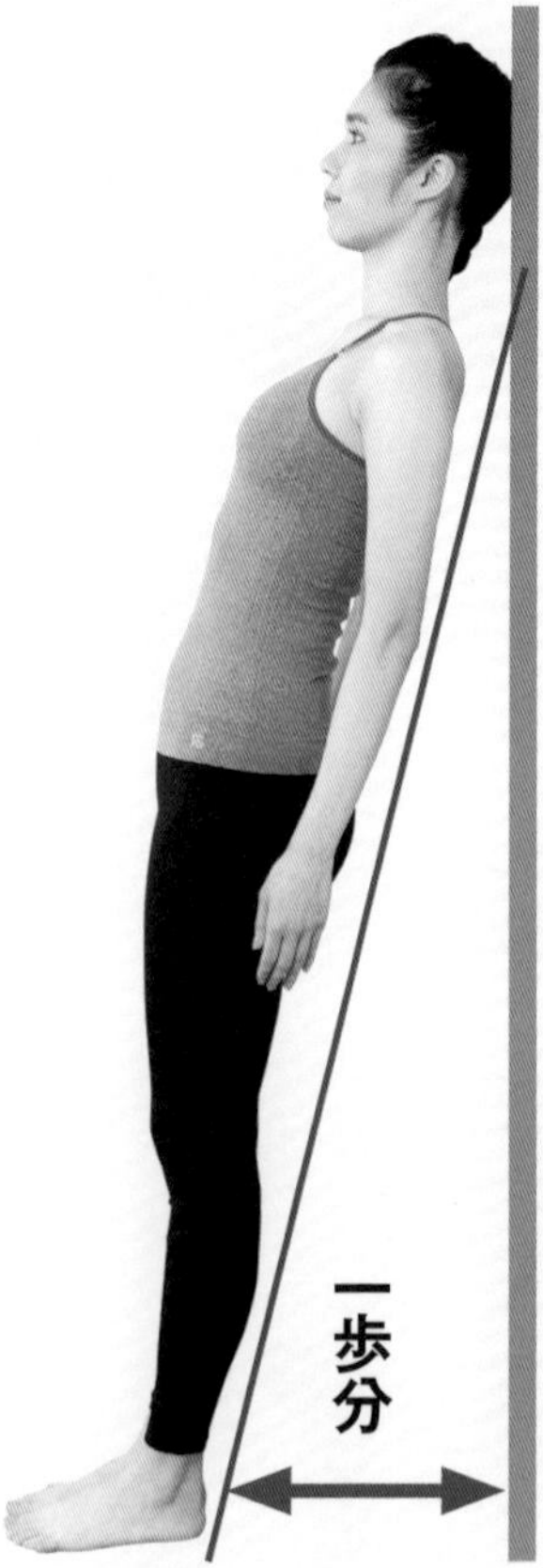

❷ももを高く上げてその場で足踏みする

頭や体、腕は動かさず、ももを高く上げてその場で足踏み。バランスが崩れやすいので注意しながら行う。30秒ほど繰り返し、壁から離れてまっすぐ立つと首が理想的な位置に。

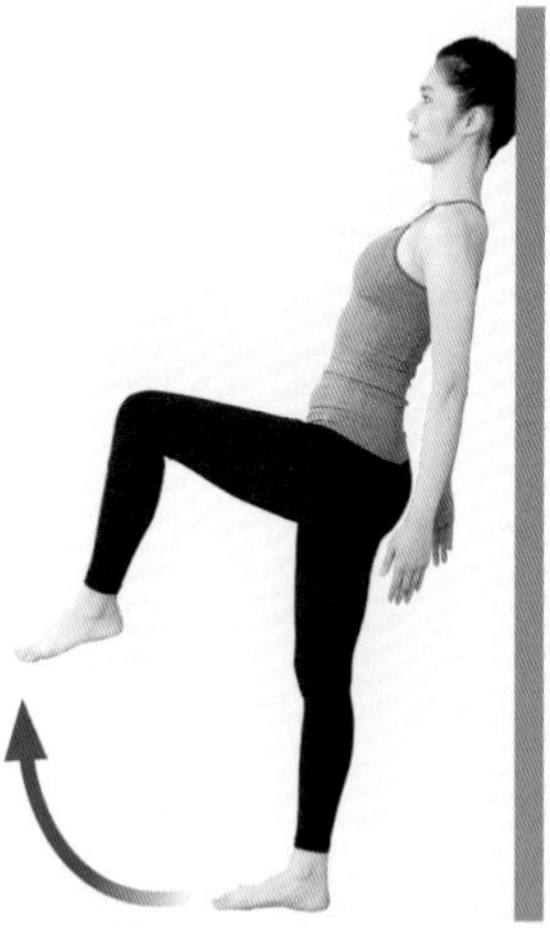

30秒

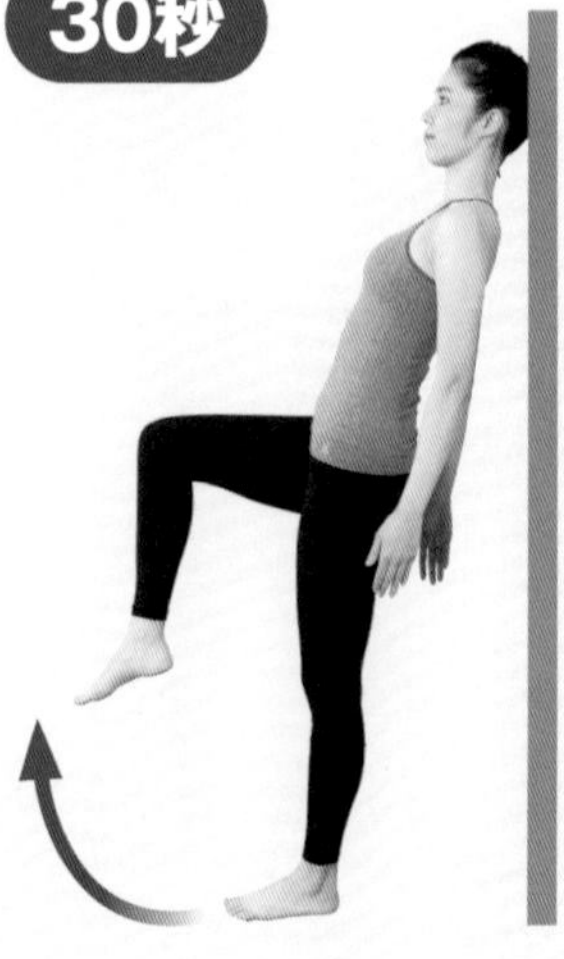

＼さらにステップアップ！／

改善方法の❶と❷を組み合わせてみよう！

105、106ページの動きを組み合わせ、その場で腕を振って大きく足踏みしてみましょう。かなり体幹を使うので、最初はできないかもしれませんが、改善方法①②を繰り返し行っていればできるようになります。これらの動きは体幹を鍛え、頭が首の上に乗るように首を理想的な位置に導くためのもの。常にその位置をキープできるようになるまで続けるといいでしょう。

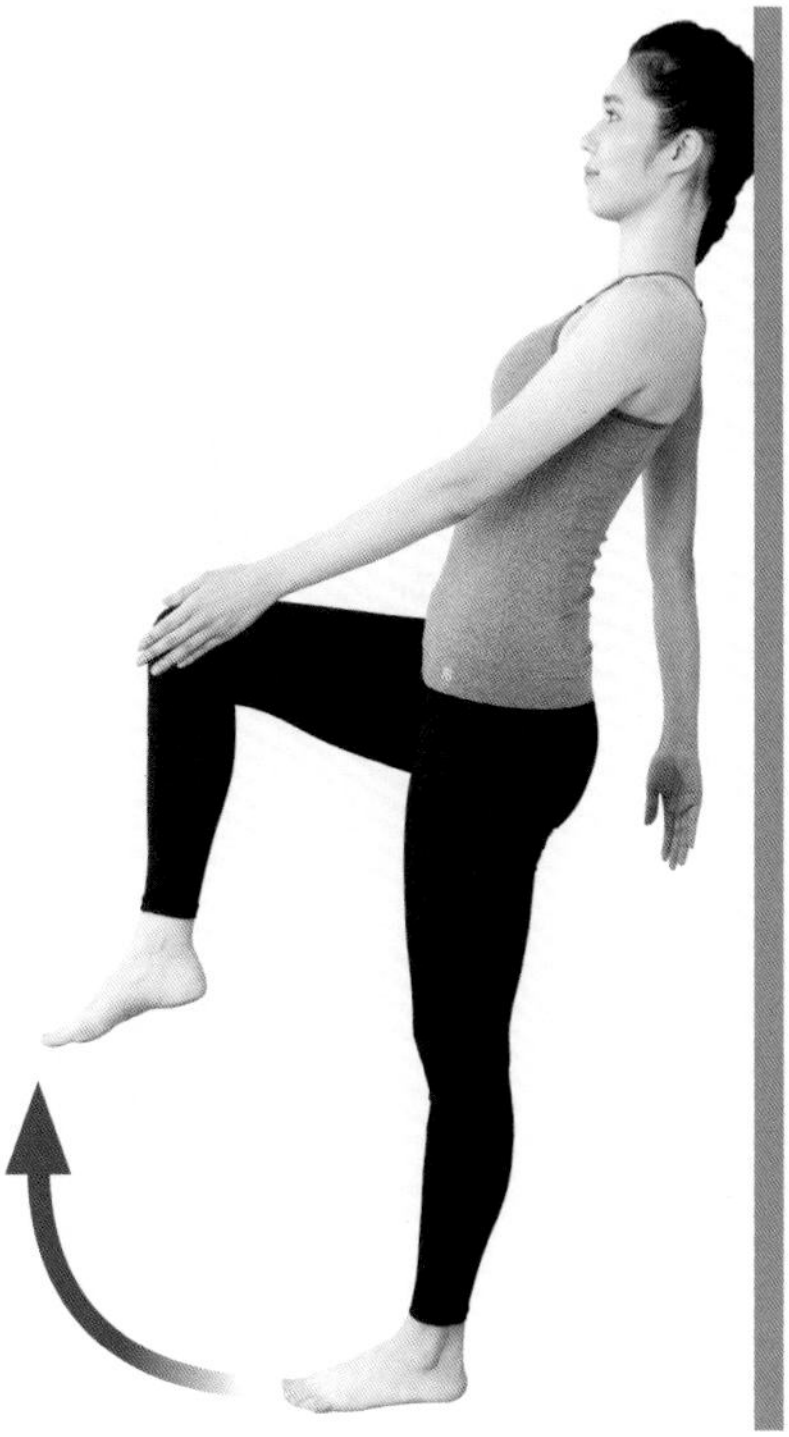

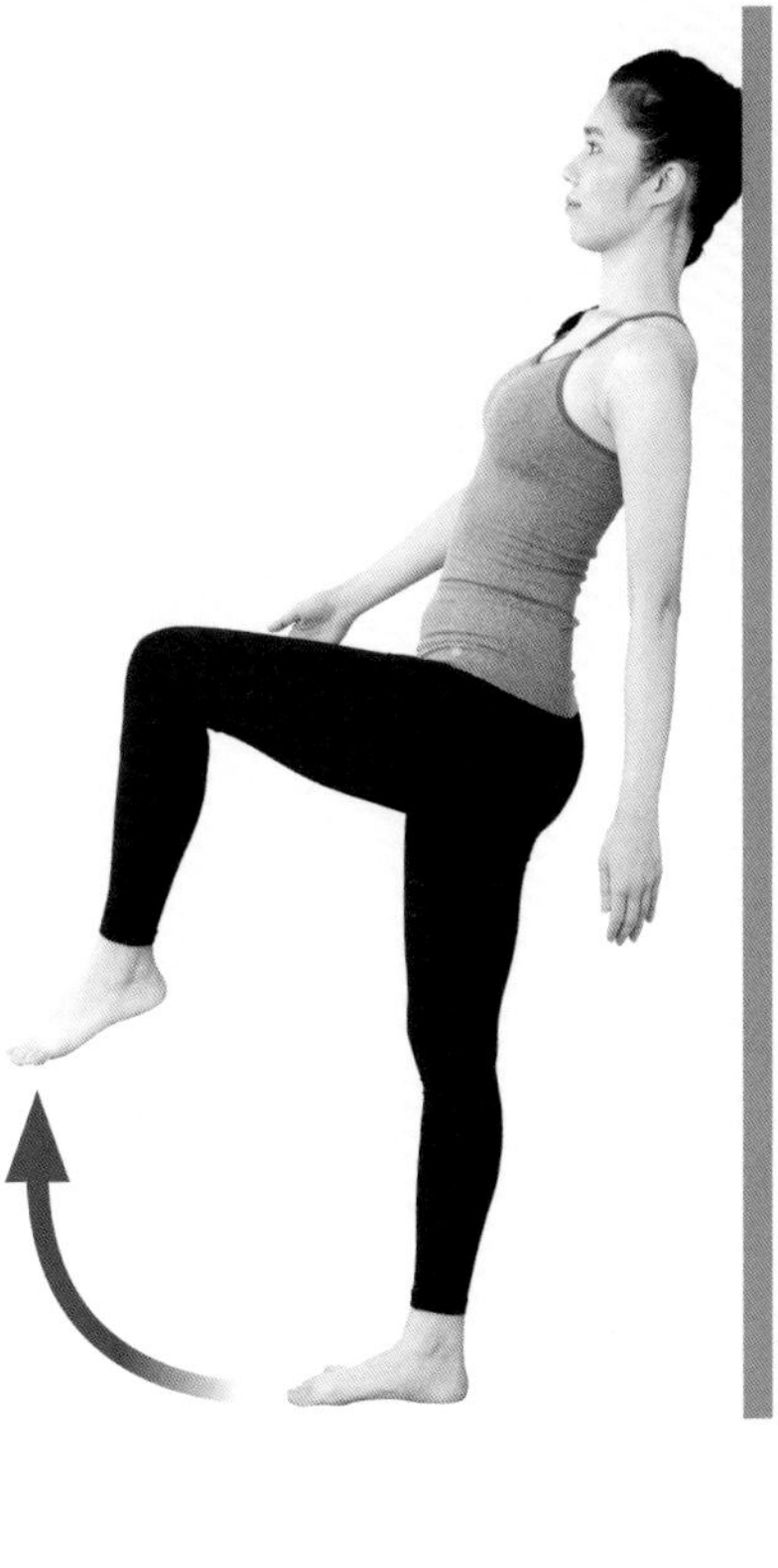

足踏みするだけの
簡単な体幹トレーニングで
首を理想的な位置に導こう！

骨盤のゆがみを改善する❶

骨盤のゆがみは歩行姿勢にも影響するため、ゆがんだまま歩いていると脚や腰に痛みが出ることも。体側を伸ばすストレッチで骨盤のゆがみを整えていきましょう。このストレッチでは、上半身はななめ上へ、骨盤は下へ引っ張り合うような動きをすることで、体側《たいそく》を伸ばしていきます。反対側の体側をしっかり縮めることも大切です。筋肉の伸び縮みが滞りなくできるやわらかい体は、理想的な姿勢を保つだけでなく、ケガの予防にもつながります。

RECOMMEND

デスクワーク中心

姿勢が悪い

各20秒
2回
両脚2セット

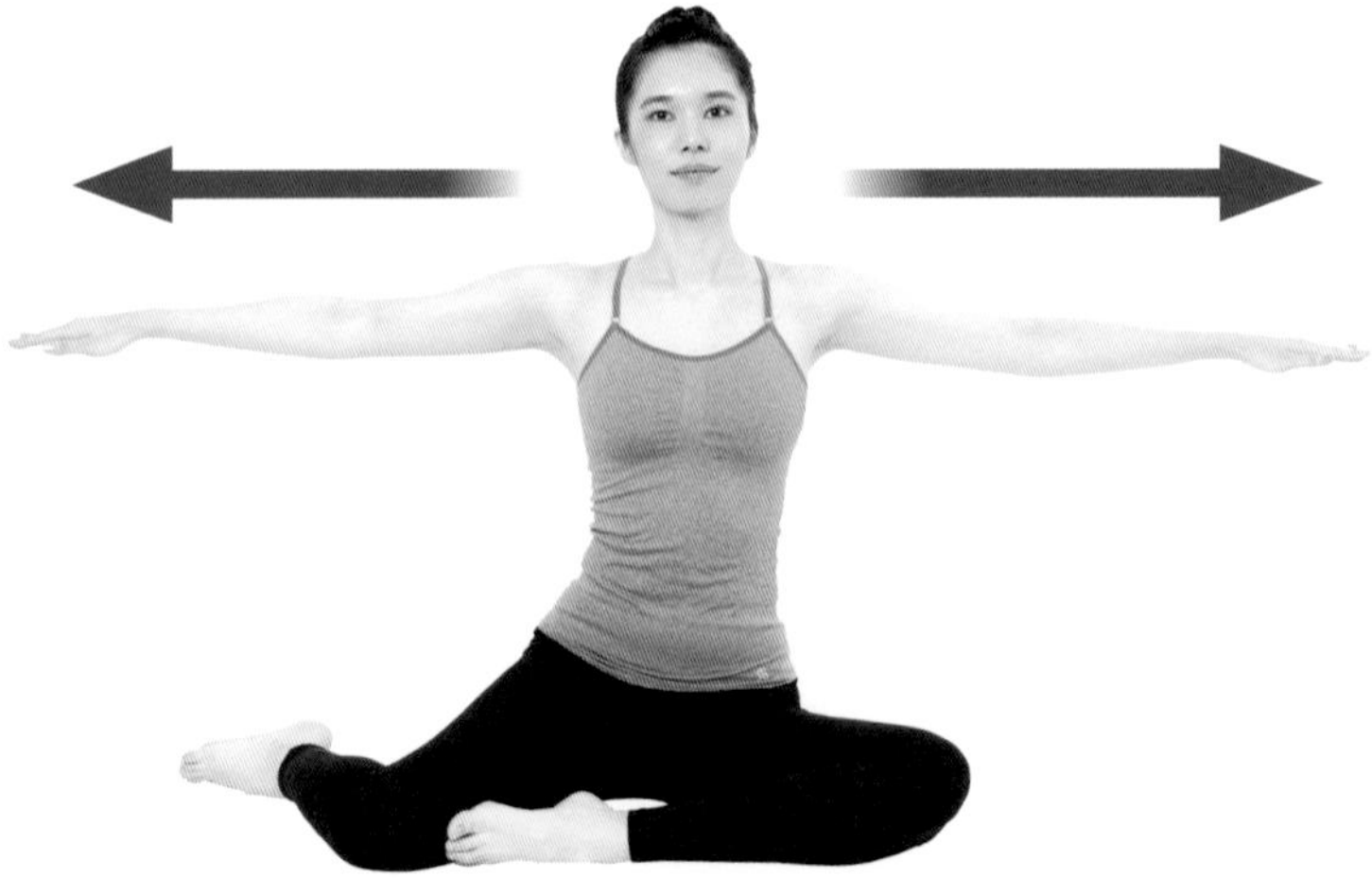

❶横座りになり、両腕を真横に伸ばす

床に横座りになり、両腕が床と水平になるようにまっすぐ真横に伸ばす。体、顔はまっすぐ正面を向いた状態をキープ。

❷上体を左へ倒し、右の体側を伸ばす

右手を斜め上へ、上体を左に倒し、右の骨盤を床にグッと押し付けるように下げ、右体側を伸ばす。20秒キープ。左手は床に軽く添える。

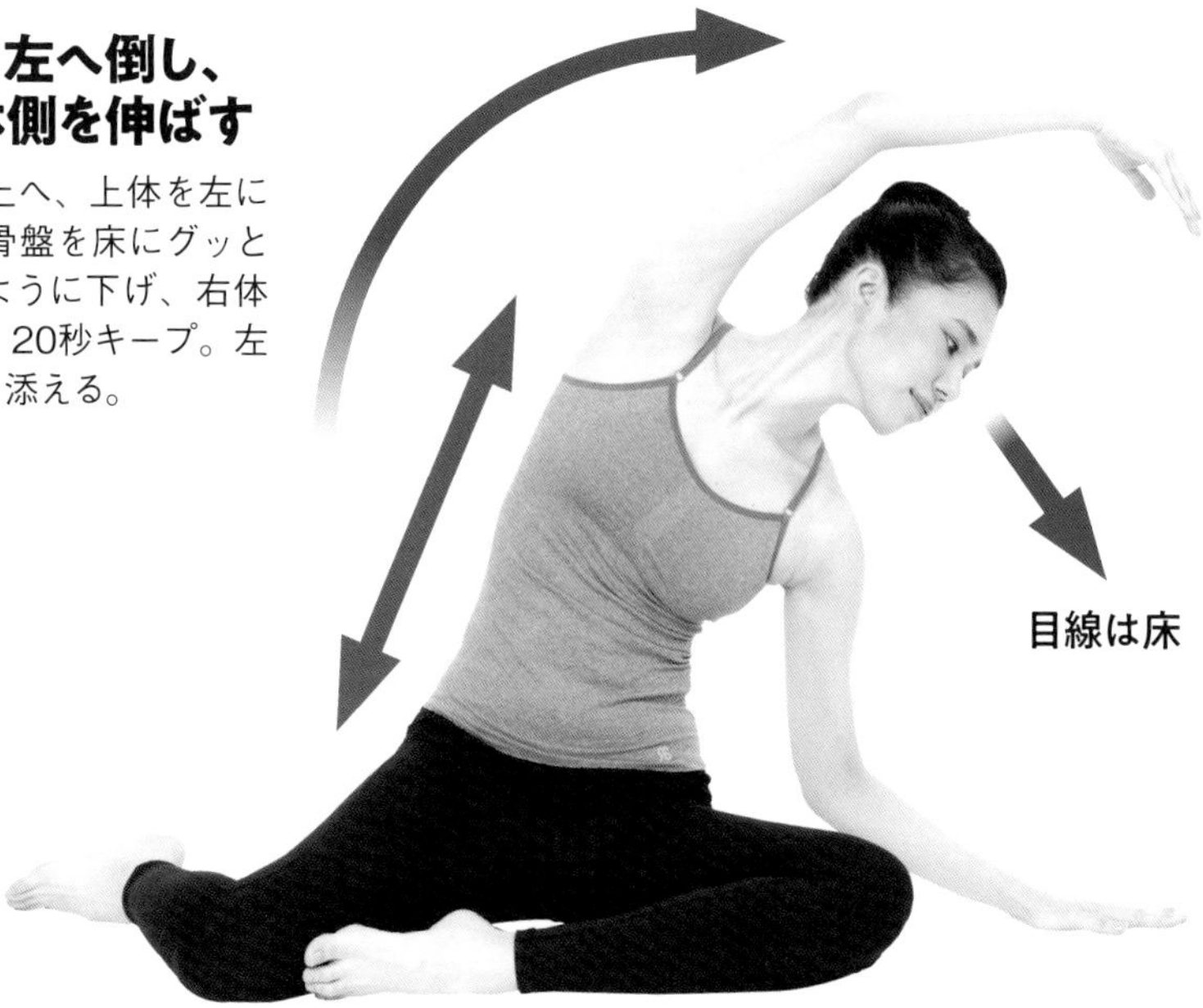

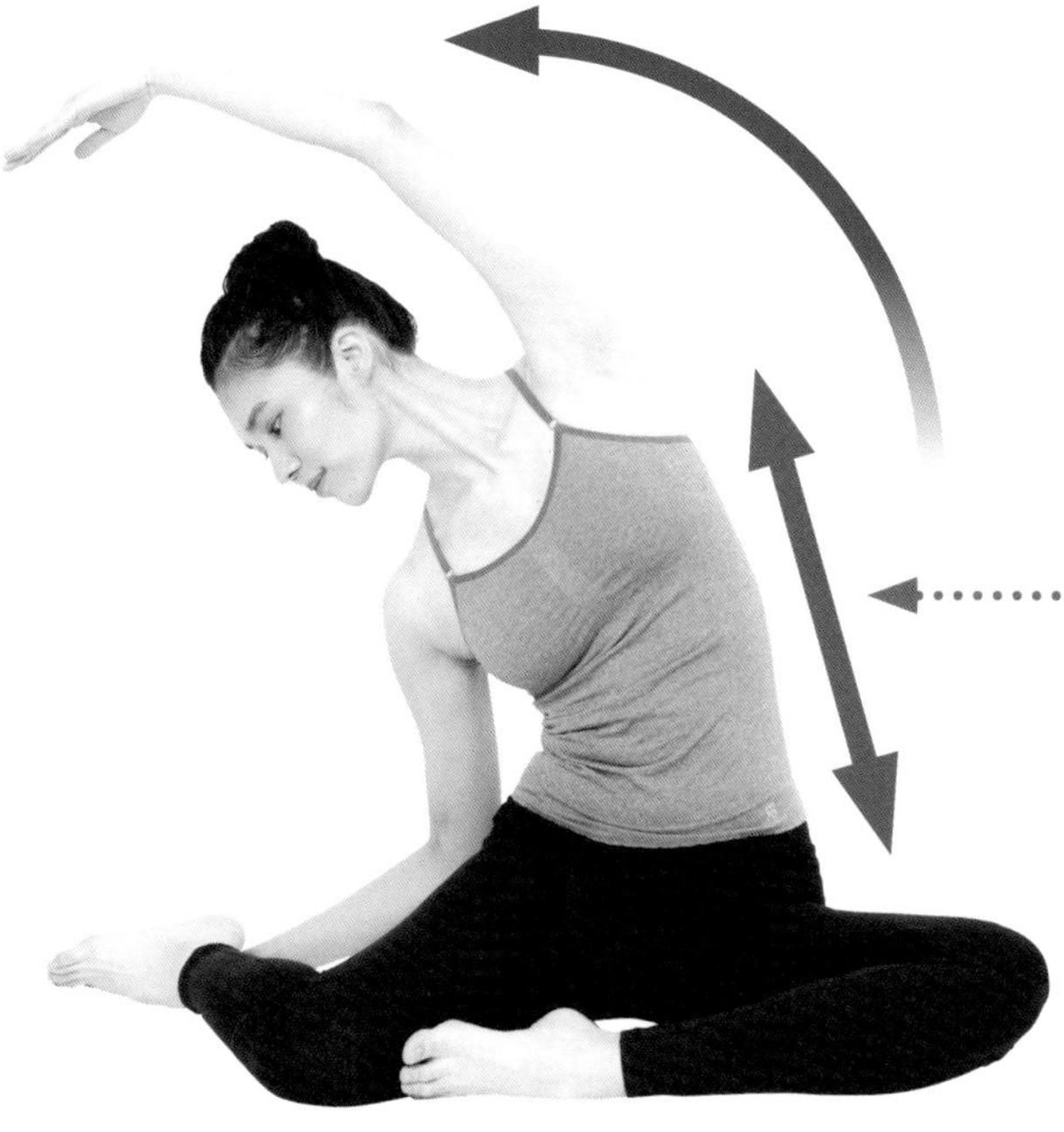

❸上体を右に倒し、左の体側を伸ばす

脚はそのままで、上体を右に倒し、左の体側を伸ばして20秒キープ。①〜③を2回行ったら、脚の向きを変えて同様に2回行う。

Point

腕と骨盤で体を引っ張り合うようにしながら体側を伸ばしていく。腕につられて骨盤が浮かないように注意して。

骨盤のゆがみを改善する②

30秒
左右2回

お尻やもも裏の筋肉が硬いと股関節の動きが悪くなるため、骨盤がゆがみやすくなります。このストレッチでお尻やもも裏の筋肉を伸ばしてやわらかくしていきましょう。ポイントは、上に乗せた脚の足首を90度に立てること。足首を立てることで、お尻やもも裏の筋肉をより効率的に伸ばすことができます。横になって行えるので、就寝前などに手軽に取り入れられるストレッチです。

①仰向けになりひざを立てる

仰向けで横になったら、両ひざを立て、腰幅程度に脚を開く。両手は体から少し離して体側に伸ばす。目線は上を向いたままキープ。

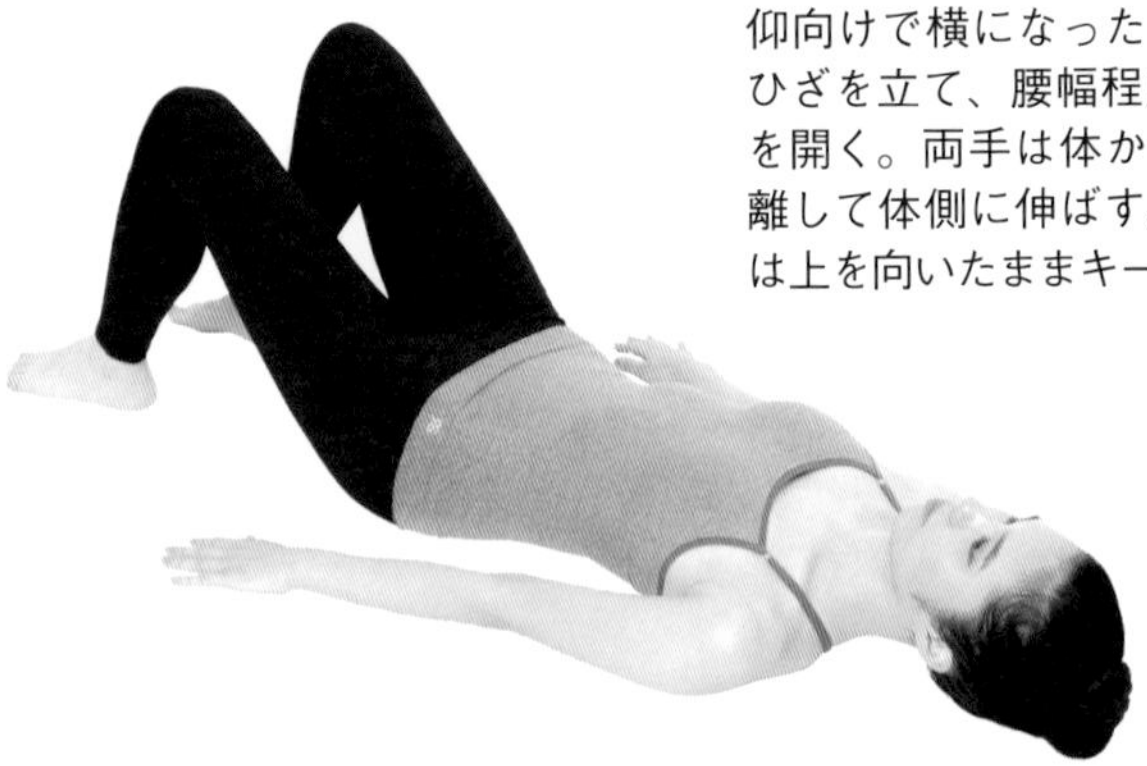

②右足を左ももの上に乗せる

上半身は①の状態を保ったまま、右足を左ももの上に乗せる。足首がももの上に乗るくらいの位置がベスト。

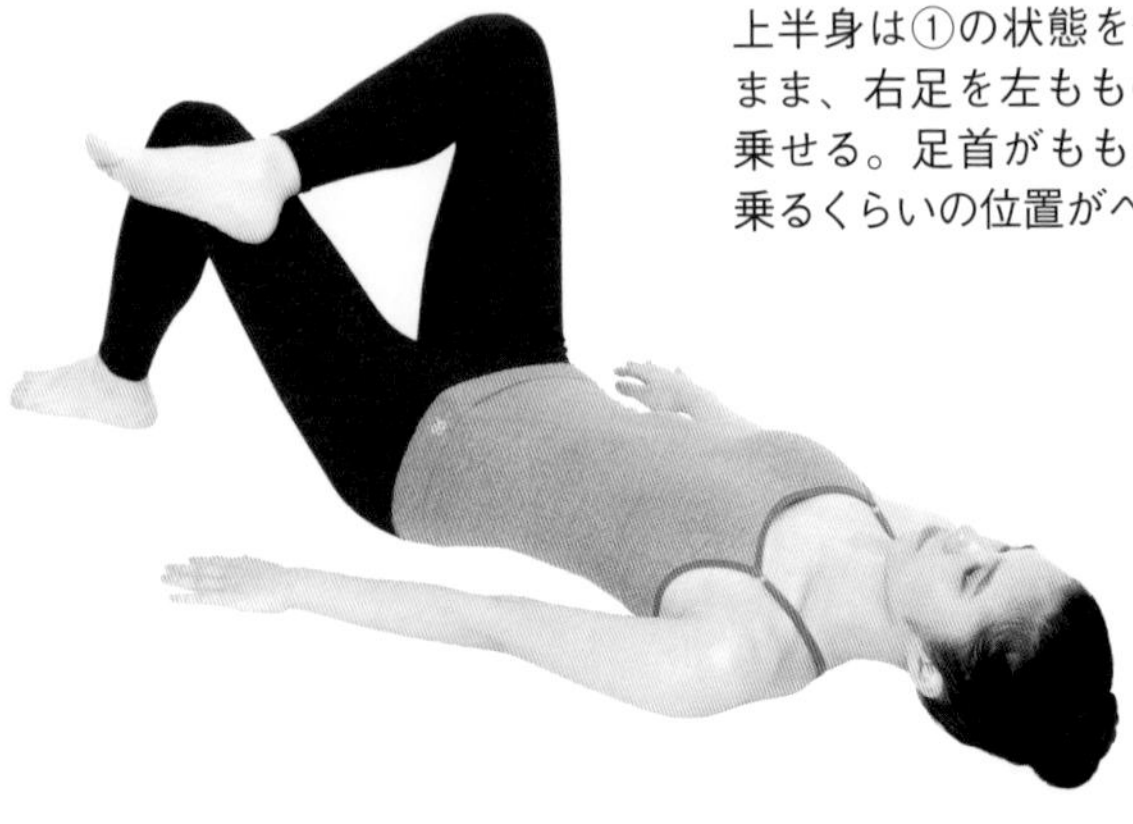

❸右足首を立てて右ひざを開く

左脚に乗せた右足首を立てる。右手で右ひざを軽く押して、股関節をしっかり開く。このとき頭が浮いてもOK。

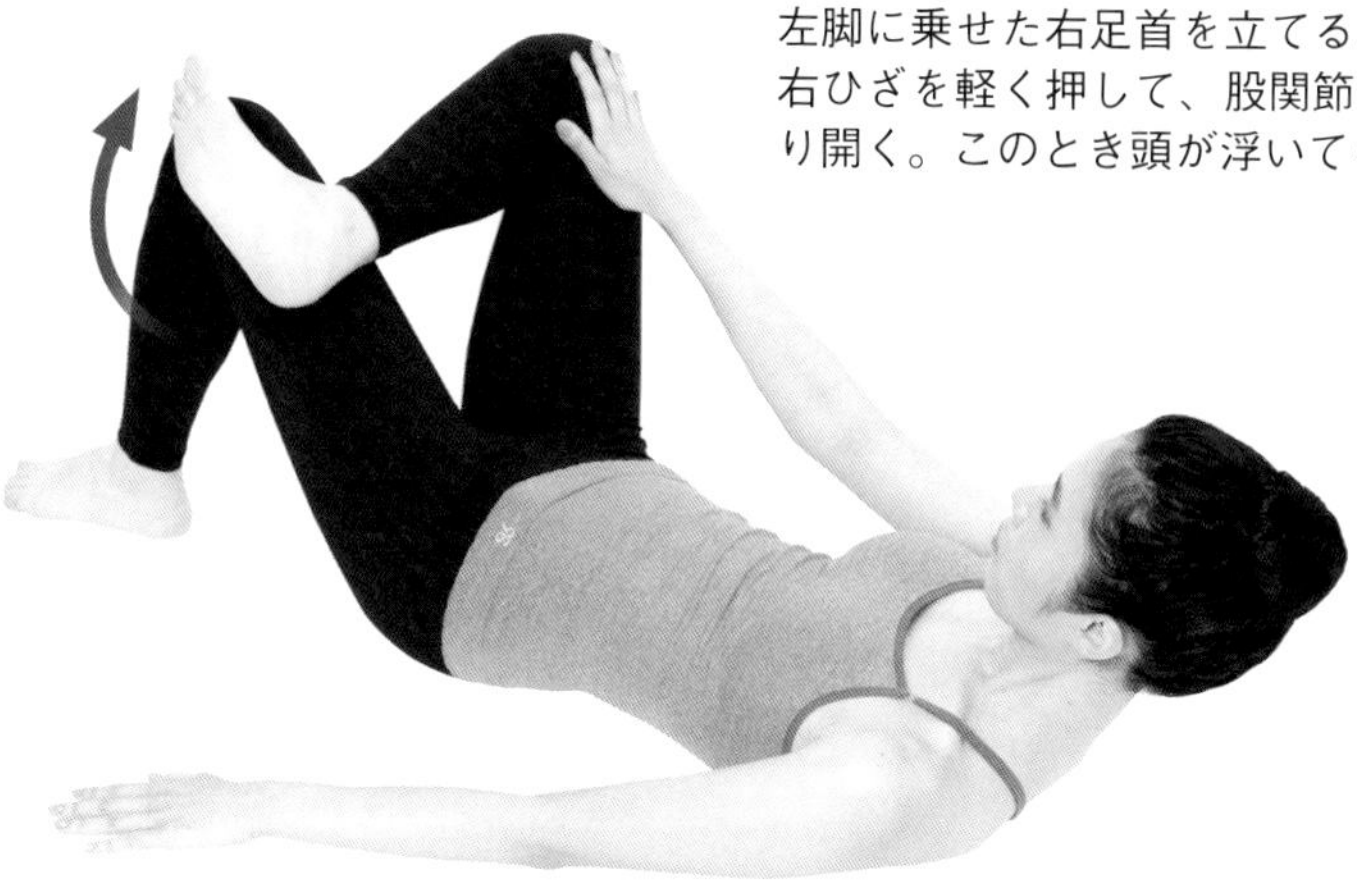

RECOMMEND

デスクワーク中心

姿勢が悪い

Point

右ひざはしっかり開き、右足首は90度に立てた状態をキープしたまま左脚を浮かせること。右脚の角度が変わると効果が半減。

❹左もも裏を手で抱えて浮かせる

右手を脚の間に通し、左もも裏を両手で抱えて浮かせる。頭は下ろした状態で右のお尻、もも裏を伸ばす。反対も同様に行う。

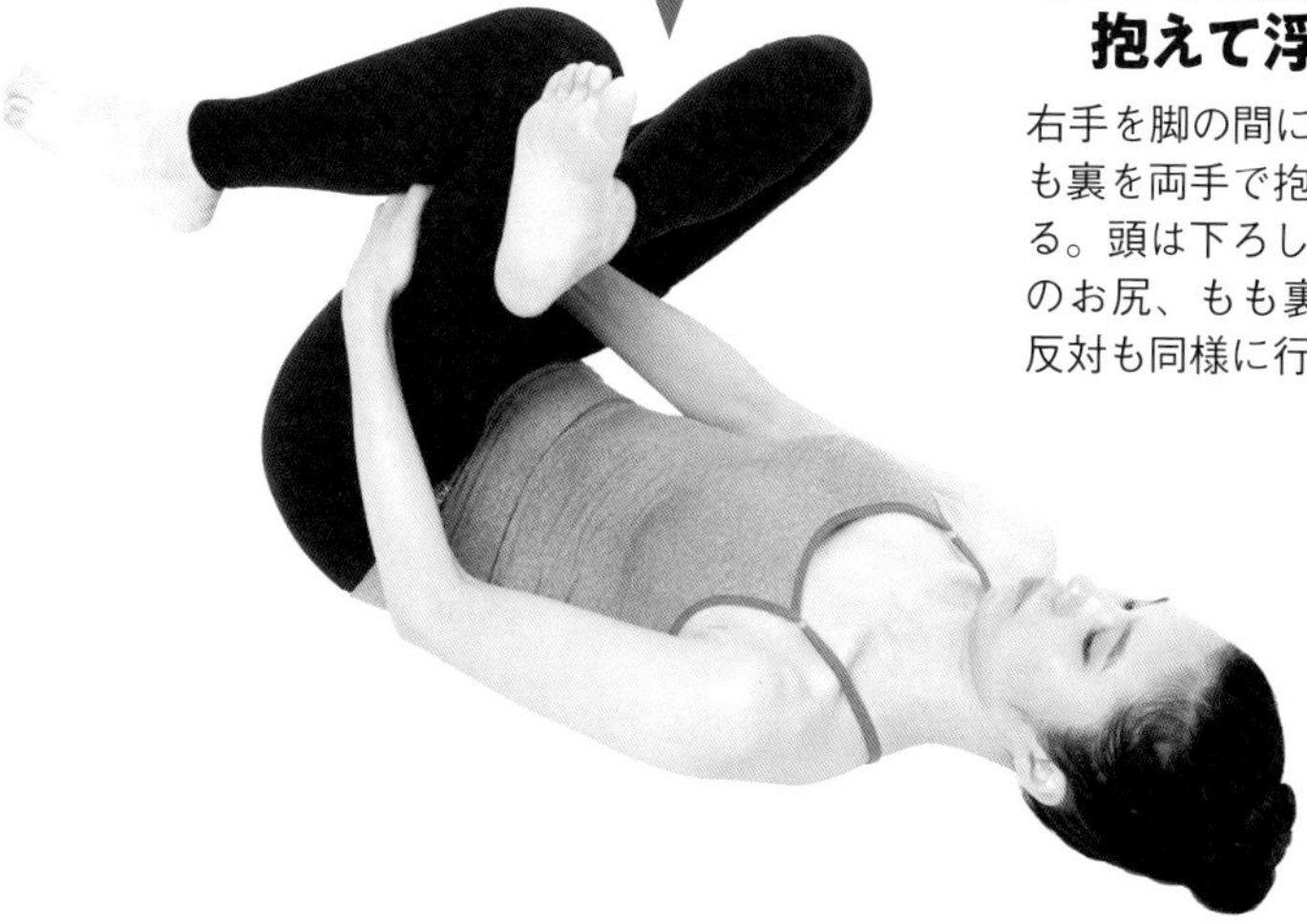

反り腰を改善する

上体を前に倒す前屈の動きで、脚の裏側を伸ばしていきます。できればバスタオルなど大きめのタオルを棒状に丸め、お腹に抱えるようにして行いましょう。上体を倒す際、骨盤が後傾する人もいるので、タオルをお腹に抱えて前屈をすることで、骨盤をよい位置に保ちながら上体を倒すことができます。腰を痛めることなく安全に行うことができるので、ぜひ取り入れて。タオルの高さは自分の柔軟性に合わせ、何枚か重ねるなどして調整するといいでしょう。

30秒

5回

❶長座になる

脚を伸ばして床に座る。両脚は揃え、背筋をまっすぐ伸ばして骨盤を立てる。丸めたタオルなどを股関節の上に置いて準備。

Point

バスタオルなどを丸め、ある程度、高さのある棒状のクッションをつくる。ストレッチポールやフォームローラーを使ってもOK。

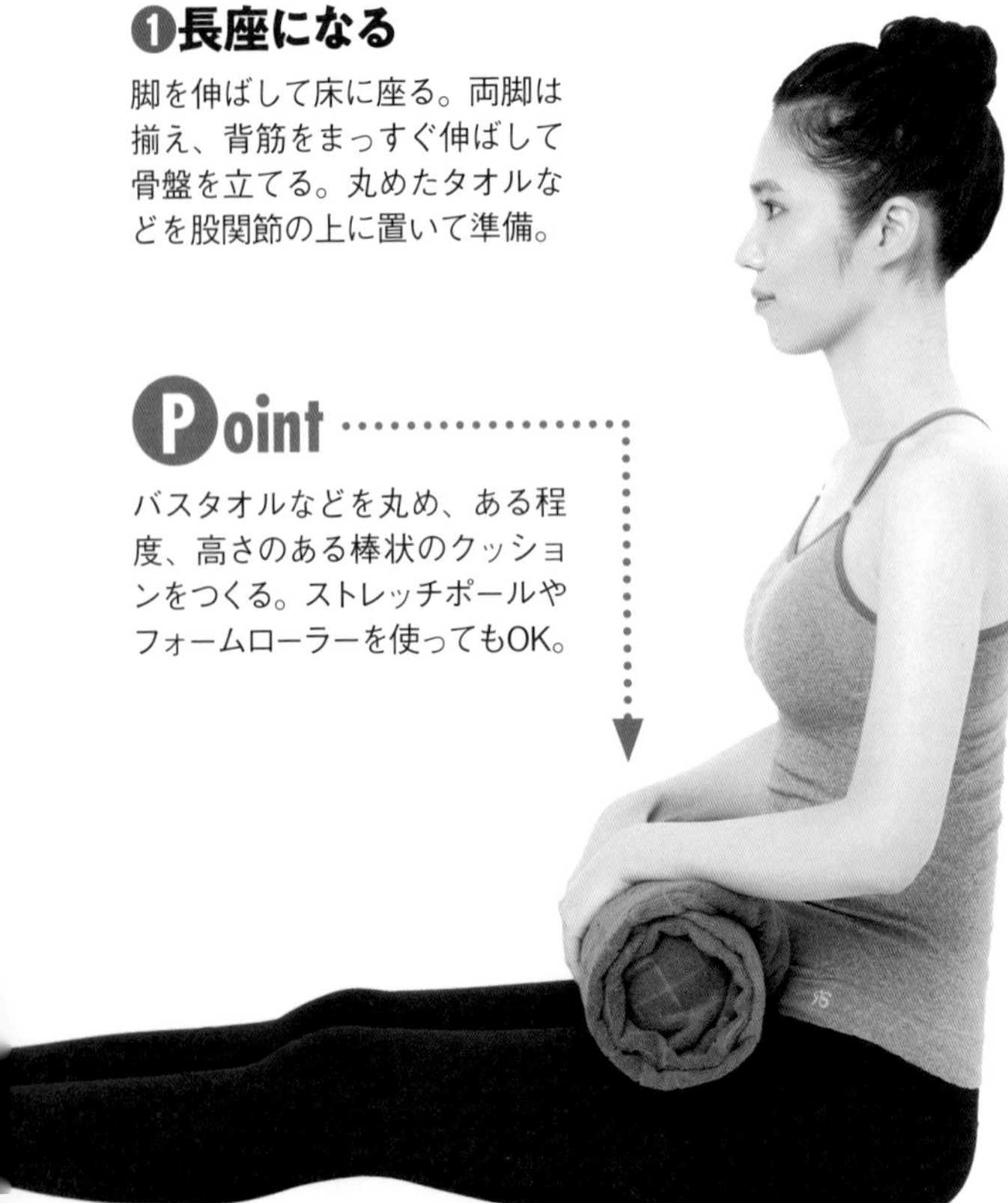

RECOMMEND

デスクワーク中心

姿勢が悪い

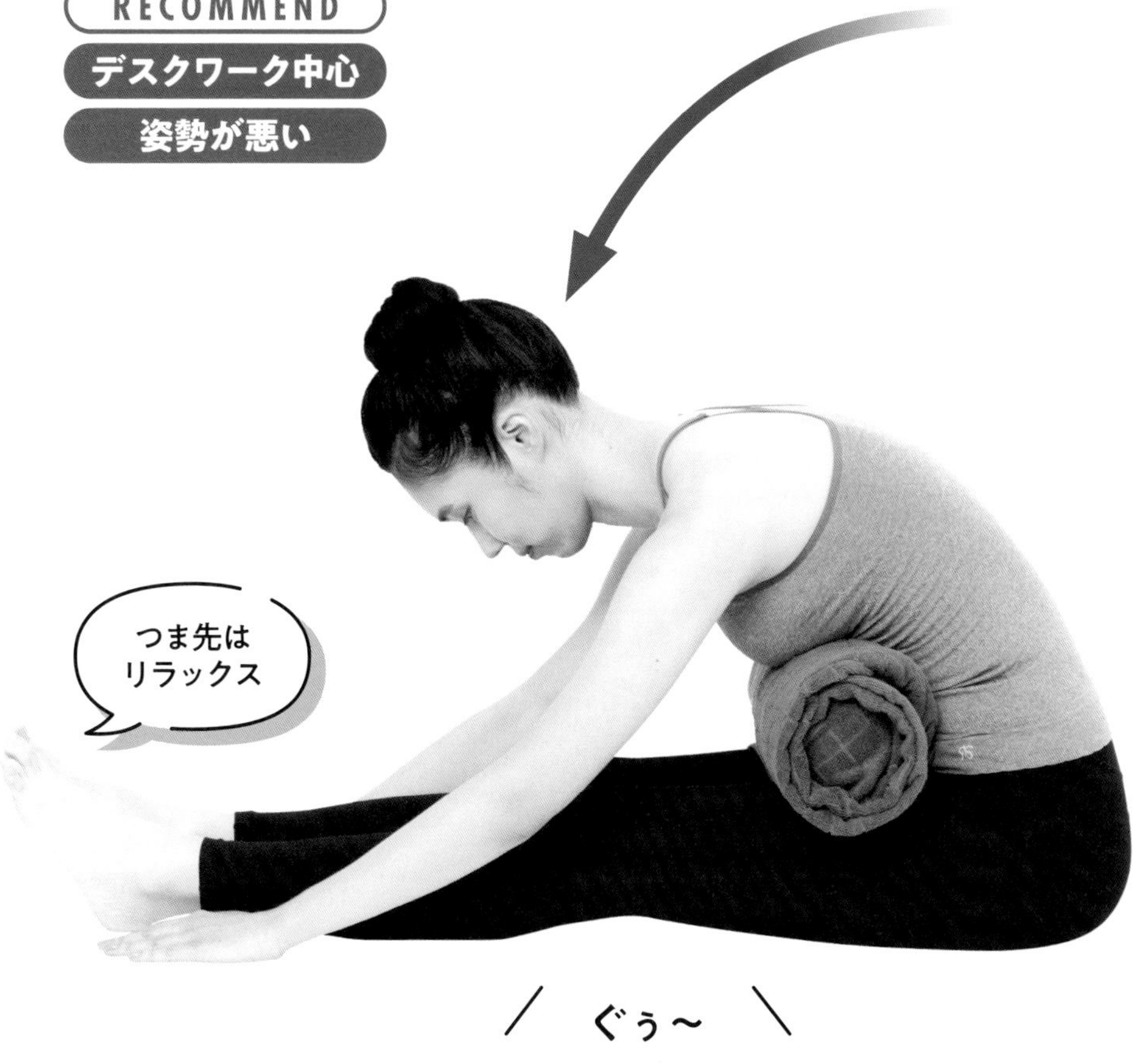

❷上体を前に倒す

ゆっくり上体を前に倒す、手は体の動きに合わせて前にすべらせる。タオルはお腹で抱え、骨盤が前に倒れないようにする。

お尻をほぐして力をつける

お尻やもも裏の筋肉を伸縮させることで、お尻の力をつけていきます。姿勢が悪い人はお尻が硬く力がないため、理想的な姿勢を保てないことが多いので、このストレッチでお尻をやわらかくし、力をつけていきましょう。また、この動きは骨盤のゆがみの解消につながり、さらに胸も開きやすくなるので、全身のゆがみを整えることもできます。100ページで紹介した「猫背・前肩を改善する④」のストレッチとセットで行うといいでしょう。

RECOMMEND

デスクワーク中心

姿勢が悪い

Check!

慣れてきたら
➡100ページに挑戦

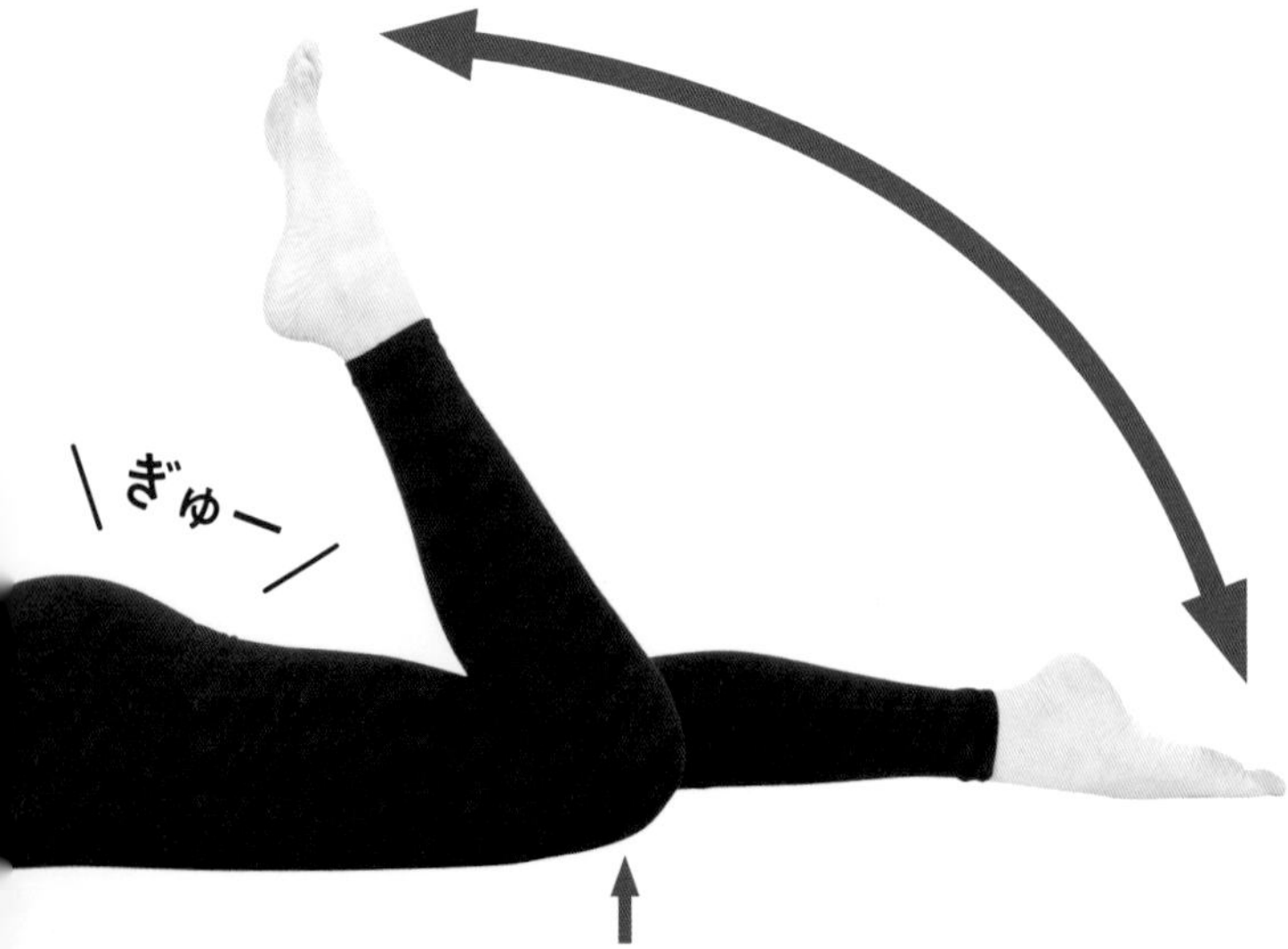

左右10回
または
20秒

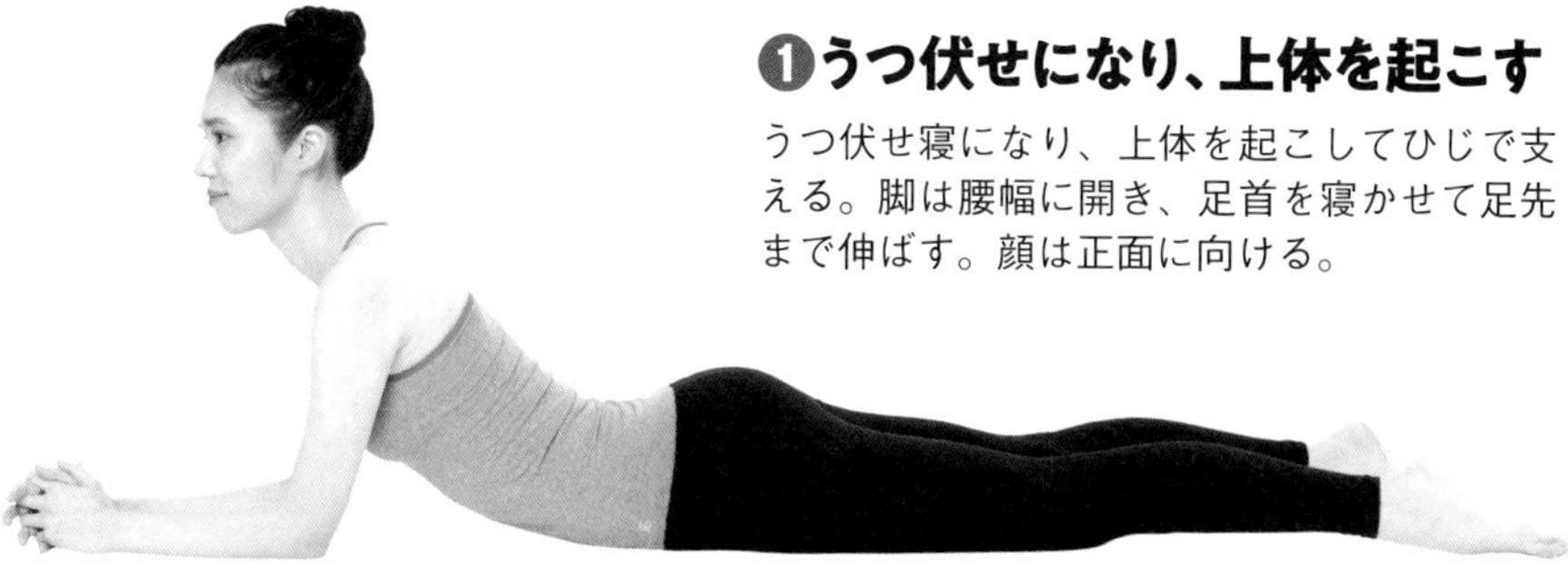

❶うつ伏せになり、上体を起こす

うつ伏せ寝になり、上体を起こしてひじで支える。脚は腰幅に開き、足首を寝かせて足先まで伸ばす。顔は正面に向ける。

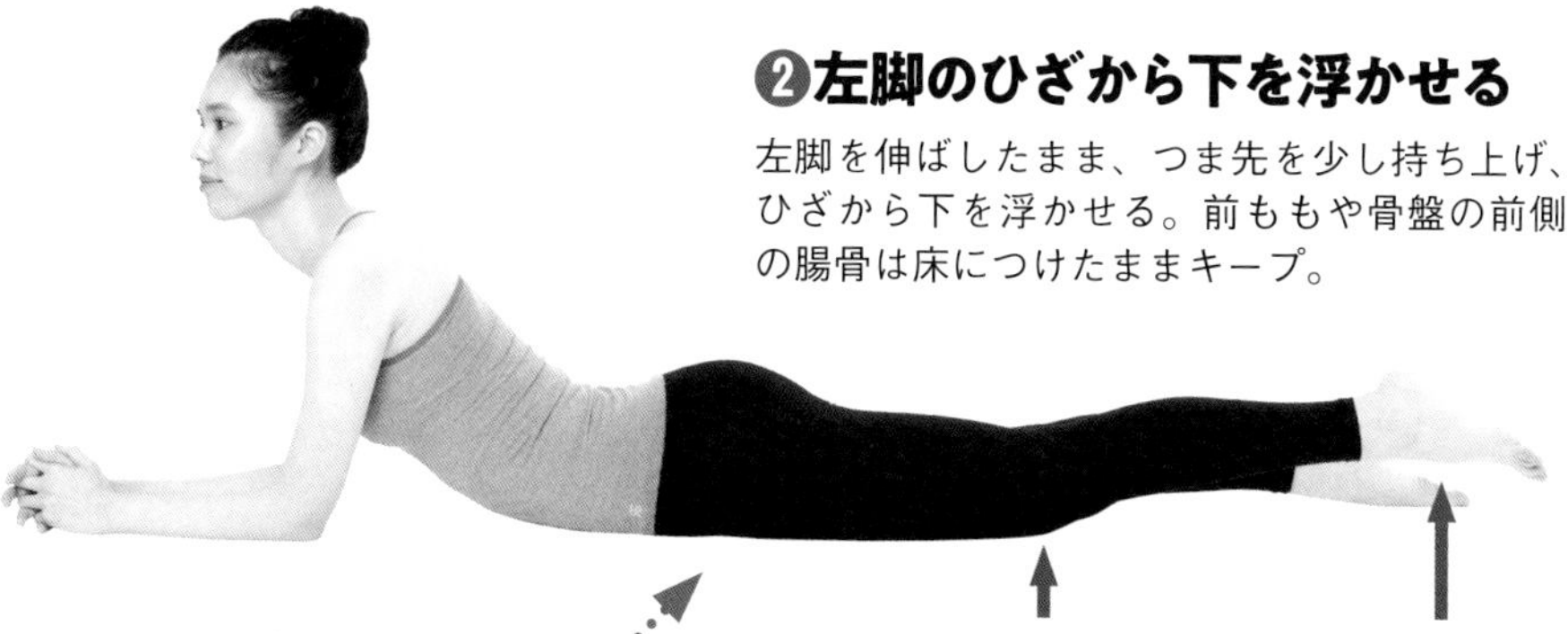

❷左脚のひざから下を浮かせる

左脚を伸ばしたまま、つま先を少し持ち上げ、ひざから下を浮かせる。前ももや骨盤の前側の腸骨は床につけたままキープ。

Point

つま先を持ち上げたときに、腸骨が浮かないように注意。しっかり床につけること。また、体が傾かないように意識することも大切。

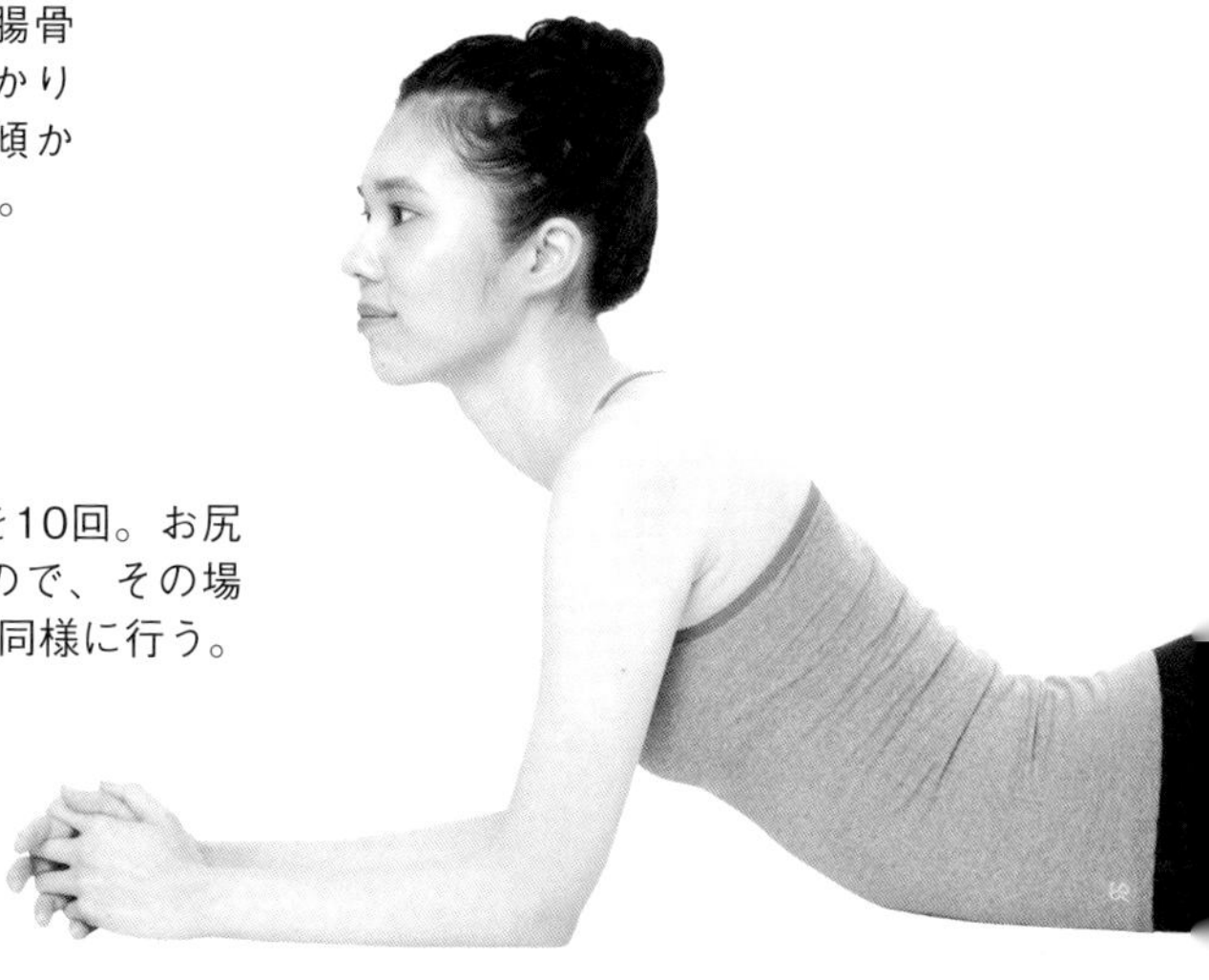

❸ひざを曲げる

ひざを上げたまま曲げ伸ばしを10回。お尻やもも裏が硬いと曲がらないので、その場合は②の状態でキープ。反対も同様に行う。

Column

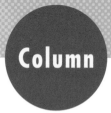

目指せ健康！ 理想の1日

人は約24時間周期のリズム（サーカディアンリズム）で体温やホルモン分泌などの機能を働かせています。このリズムを発振するのが体内時計です。地球の自転に合わせるようなこのリズムは、生まれながらにして持っているもの。太陽の動きに合わせた規則正しい生活は、私たちが健康に暮らすために必要なことなのです。

例えば、22時～翌2時は、代謝調節や免疫機能に作用する成長ホルモンが分泌しやすい時間帯といわれています。その時間に起きているとホルモンのバランスが悪くなり、太りやすくなる、動脈硬化が進む、心機能が低下するといったことも。肌荒れが起きるなど美容にもよくありません。

もちろん、仕事などで毎日同じリズムで生活することが難しい場合もあるでしょう。ですが、リズムが狂うと心身に悪影響を及ぼすこともあります。毎日できなくても、下記のような理想のリズムに調整できるよう心がけましょう。

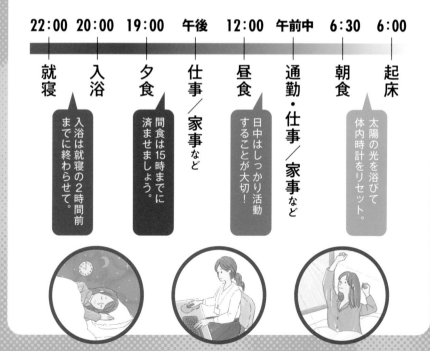

22:00	20:00	19:00	午後	12:00	午前中	6:30	6:00
就寝	入浴	夕食	仕事／家事など	昼食	通勤・仕事／家事など	朝食	起床

入浴は就寝の2時間前までに終わらせて。

間食は15時までに済ませましょう。

日中はしっかり活動することが大切！

太陽の光を浴びて体内時計をリセット。

Part 4

手軽に買える＆使える！
便利な道具を活用しよう

道具を使って
効率アップ

道具を使うというと
「本格的すぎない？」「面倒」「場所を取らない？」
といったイメージがあるかもしれません。
でも、道具を用いることで
ストレッチをより効率的に行うことができます。
簡単な動きで高い効果が期待できるので
初心者でも取り入れやすいというメリットも！

体が動きやすくなる？さらにほぐせる？
道具を使うとどう違う？

ストレッチで体を伸ばしたり、ほぐしたりする際、意識していなくても自重（自分の体重や重力）を使っています。自重が負荷になり、その重さや力で筋肉が伸びる、ほぐれるといった作用が働くのです。

もちろん、自重でストレッチを行うだけでも十分効果は期待できます。ですが、続けていくと体が慣れてしまったり、自分の体重以上の負荷がかけられなかったりと、うまく伸ばせない部位が出てくることも。

そこで道具の出番。ボールやローラー、バンド等の道具を使うことで、**自重ではできなかった動きができるようになり**、さらに負荷もプラスされるため、**筋肉が伸びやすくなる**、**関節の可動域が広がる**といったメリットがあります。自分の体だけではできない動きができるようになるため、体や筋肉、関節の動かし方の幅が広がり、**よりさまざまなストレッチができるようになります。**

道具で負荷をアップ！

負荷とは？　重さを徐々に増やして作用させること。筋力トレーニングのウエイトも負荷に当たる。

道具を使うと……

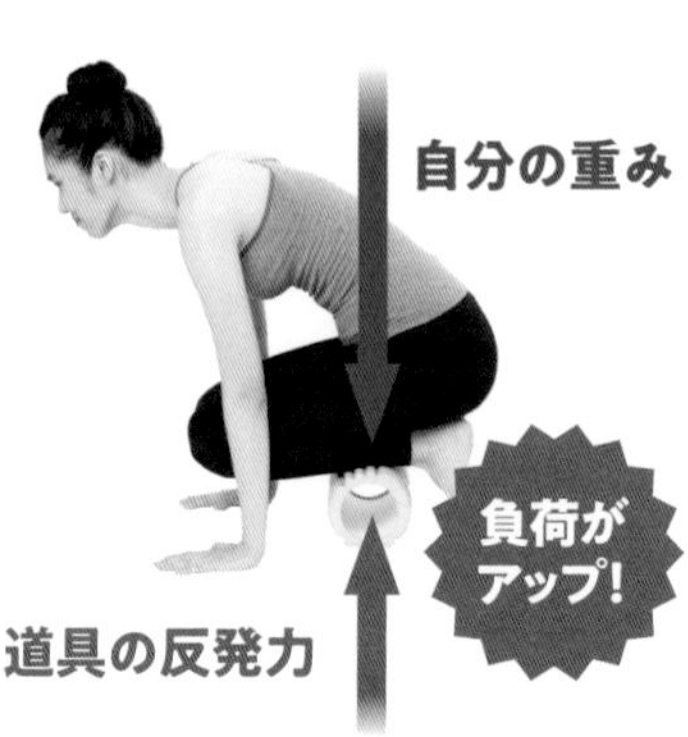

自分の重み
負荷がアップ！
道具の反発力

自分の体重（重力）に加え、道具がその自重に反発する力がプラスされるので負荷が上がり、より強度が増して効率的に。

自重の場合

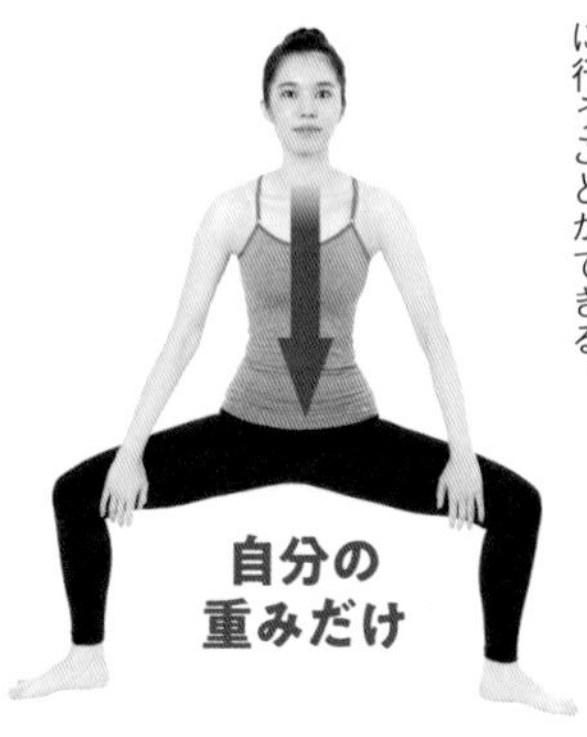

自分の重みだけ

自分の体重（重力）だけがのっている状態なので、それ以上の負荷はかからないが、比較的安全に行うことができる。

道具を使えばこんな動きもできる！

ブリッジ

筋力、柔軟性不足で自力ではブリッジができなくても、バランスボールを使えばボールが体を支えてくれるのでできるように！

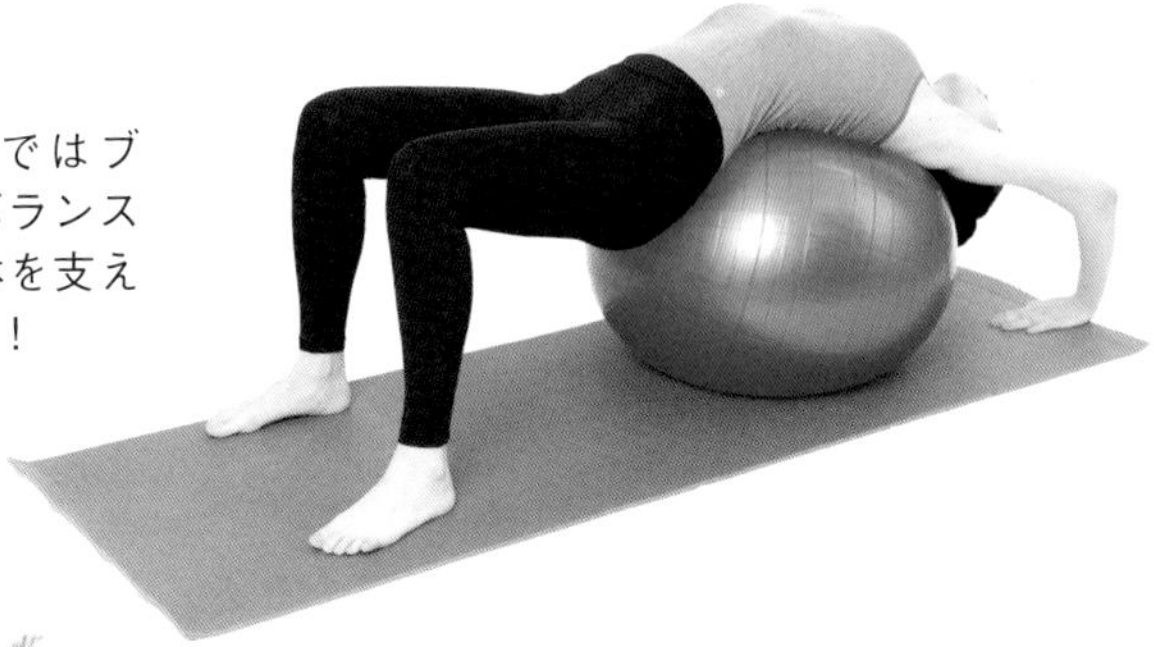

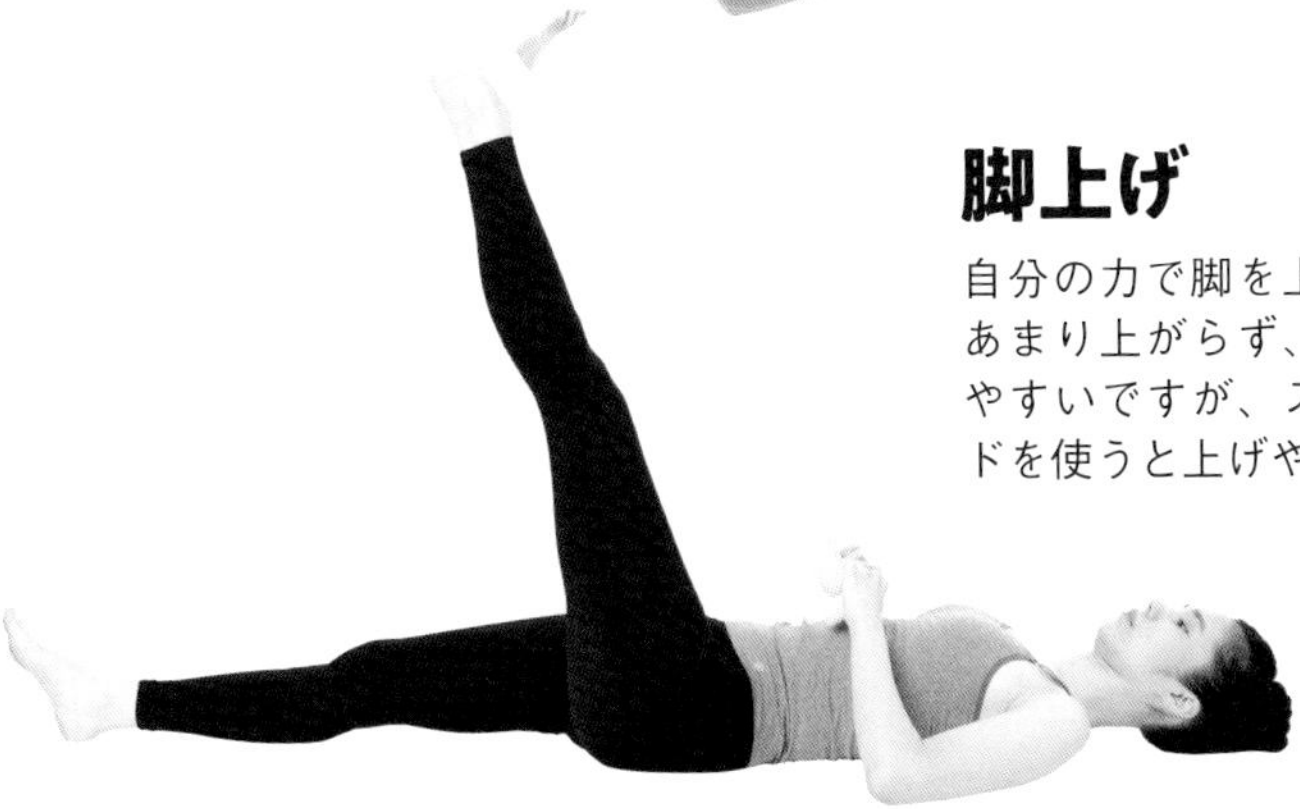

脚上げ

自分の力で脚を上げるだけだとあまり上がらず、ひざも曲がりやすいですが、ストレッチバンドを使うと上げやすくなる。

ストレッチで使う道具には、**体の動きをサポートする役割**もあります。例えば、自分ではブリッジができなくてもバランスボールを使うとできるようになる、ストレッチバンドを使うと脚を上げやすくなるといったように、普段できない動きが簡単にできるようになるのです。

自分ではできなかった動きが、道具によってできるようになるため、**今まで動かせなかった筋肉や関節が動かせるようになり、ストレッチの効果はアップ！** 効率的に体を伸ばしたり、ほぐしたりできるようになります。

ストレッチに使える道具は、100円ショップやインターネット通販など、比較的安価に購入できるところがあるほか、大きなものは空気を抜いてコンパクトに収納できるものも多く、毎日のストレッチに取り入れやすいのもうれしいポイントです。

全身のストレッチ＆体幹強化に最適
バランスボールを使ってみよう！

使い勝手がよいこともあり、持っている人も多いバランスボール。座っているだけで体幹が鍛えられると人気の道具ですが、ストレッチに取り入れることで全身を伸ばすさまざまな動きができます。バランスボールを使ったストレッチは上半身を乗せるだけ、上に座るだけなど、簡単なものが多いので、ストレッチを始めたばかりという人でも取り入れやすいでしょう。テレビや動画を観るときなどにイス代わりに使うだけでも筋トレ効果が期待できます。

バランスボールってこんなもの

空気で膨らます大きなボールで、一般的に45～85㎝くらいのサイズ展開がある。身長や用途によってサイズを選ぶのが基本だが、空気の量で調節することも可能。使わないときは空気を抜けばコンパクトに。

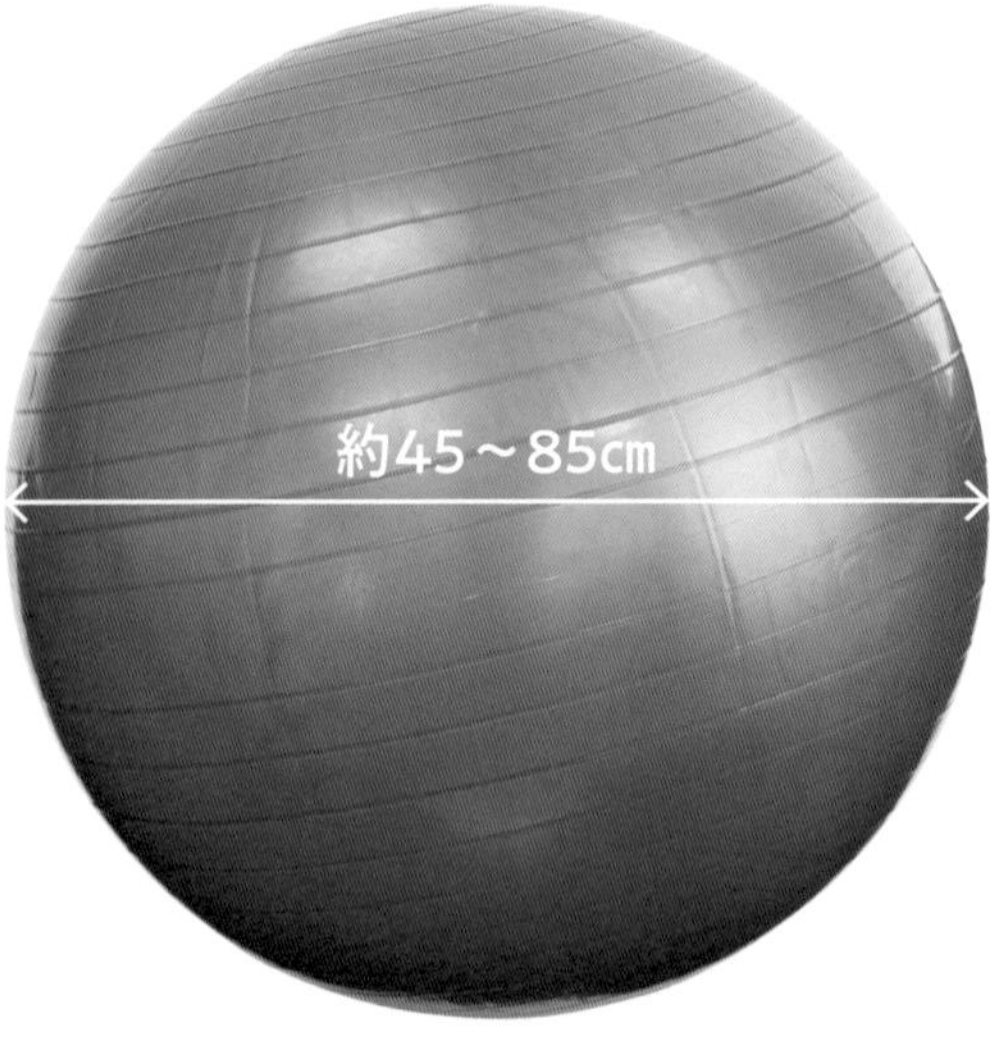

こんなストレッチにおすすめ！

- 背中やお腹を伸ばす
- 股関節を伸ばす
- 開脚ストレッチ

バランスボールで背中&脇腹を伸ばす

20秒
左右5回

脚を広げて座り、間にバランスボールを置きます。あとはボールに寄りかかるように上半身を預けるだけ。〝ながら〟でできる簡単なストレッチです。上半身を乗せるだけでも効果的ですが、できる人は③まで行いましょう。

RECOMMEND

- デスクワーク中心
- 姿勢が悪い

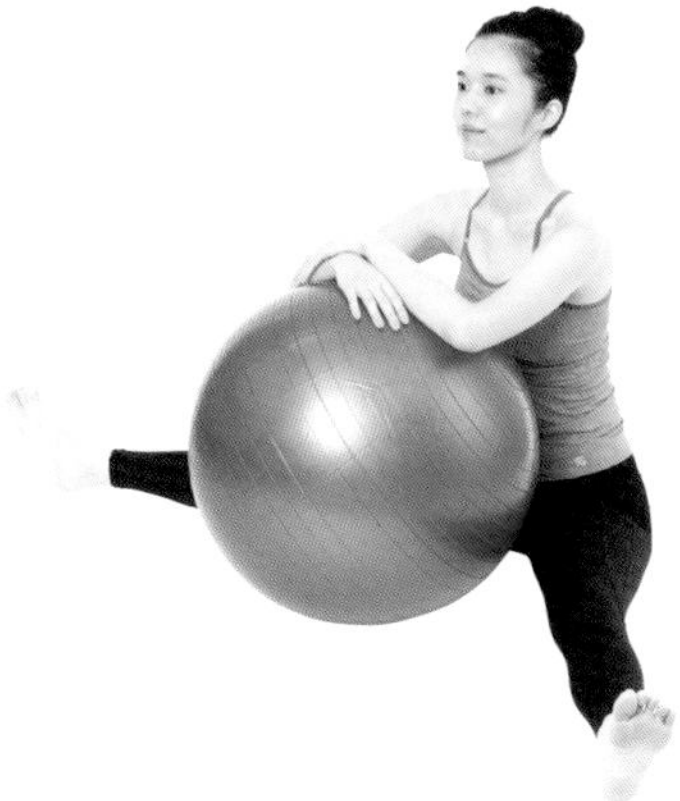

❶脚を広げて座り　バランスボールを置く

脚を大きく広げて座り、脚の間にバランスボールを置く。骨盤を立てるようにして背筋を伸ばし、視線は前へ。

❷上半身を倒す

バランスボールに寄りかかるように上半身を前に倒す。ボールが前に転がってしまわないように手で押さえ、20秒キープ。

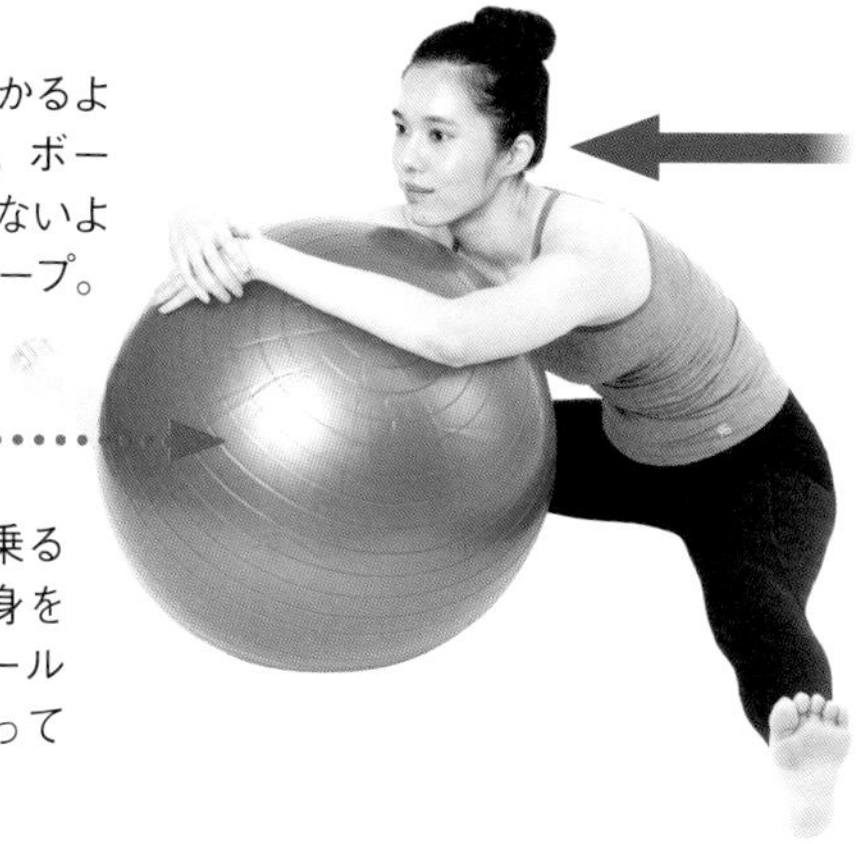

Point

バランスボールの上に乗るようなイメージで上半身を倒すこと。手や体でボールを押してしまうと転がっていってしまうので注意。

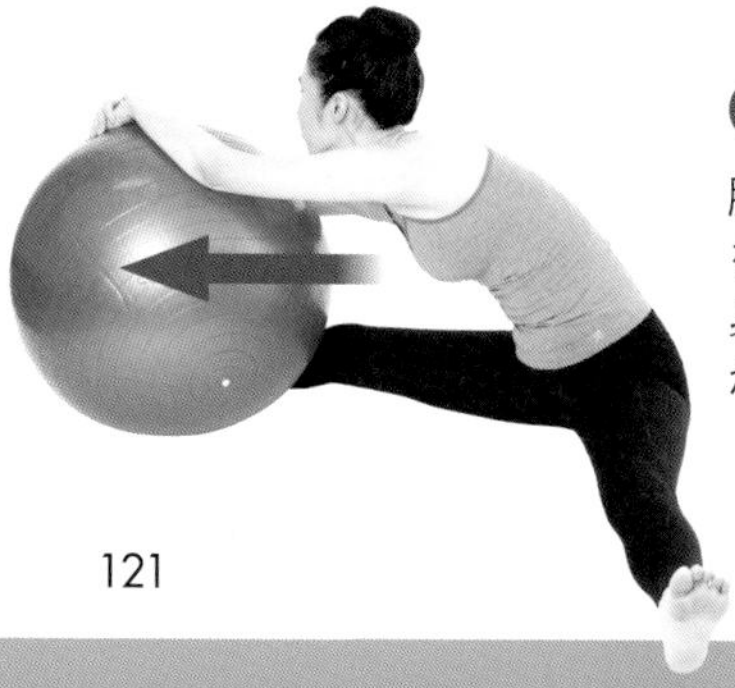

❸上半身を左右に振る

脚は開いたまま、バランスボールを右に転がすようにしながら上半身を右へ。同様にボールを左に転がしながら上半身を左へ。

バランスボールで背中&お腹を伸ばす

バランスボールを背中に当て、上半身をボールに乗せるように伸ばすストレッチです。両手をボールに添えながら行うことで脇からお腹全体が伸びていきます。バランスボールがうしろに転がりやすいので、最初は壁の前にボールを置いて行うといいでしょう。壁のないところで行う際もマットを敷くか、すべりにくいところで行うようにしましょう。さらに、ブリッジするところまで行うと背中や腰まで伸ばすことができ、上半身全体のストレッチになります。

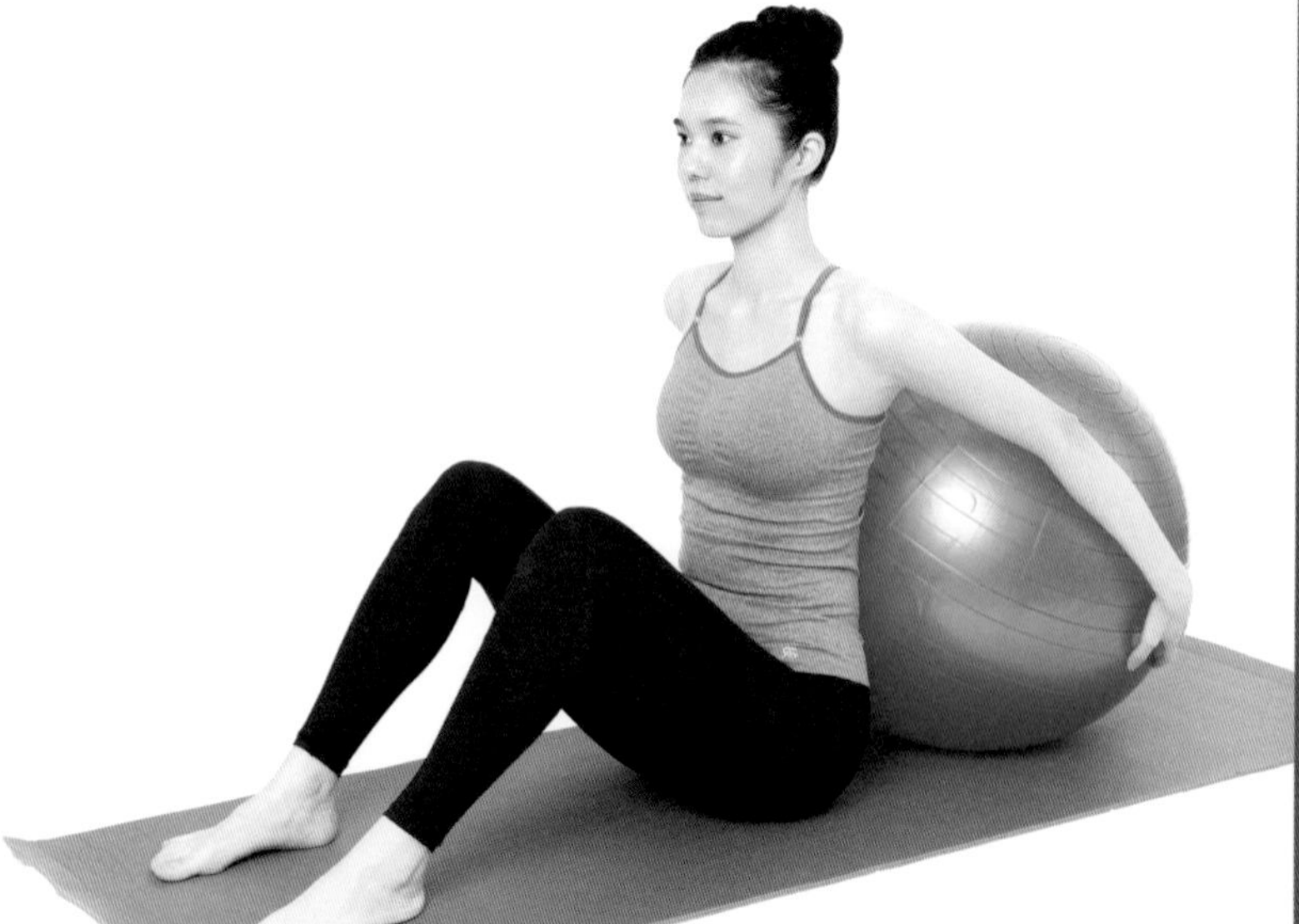

❶床に座り背中側にバランスボールを置く

ひざを立てて床に座る。足は腰幅に開く。背中側にバランスボールを置き、転がらないように手で支えるか、壁の前にボールを置く。

30秒

RECOMMEND

- デスクワーク中心
- 運動不足
- 姿勢が悪い
- ダイエットしたい

❷上半身をバランスボールに乗せる

両手でバンザイするようにバランスボールを押さえながら、背中で上に乗る。体の前側を伸ばすイメージ。

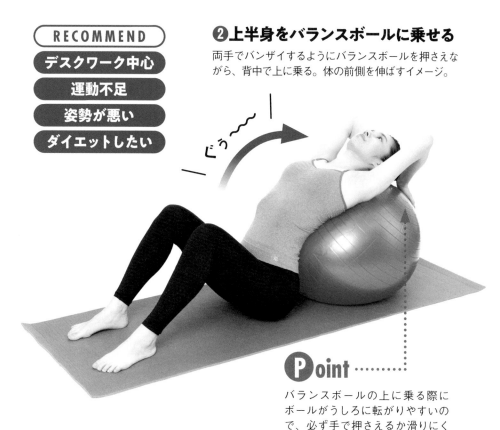

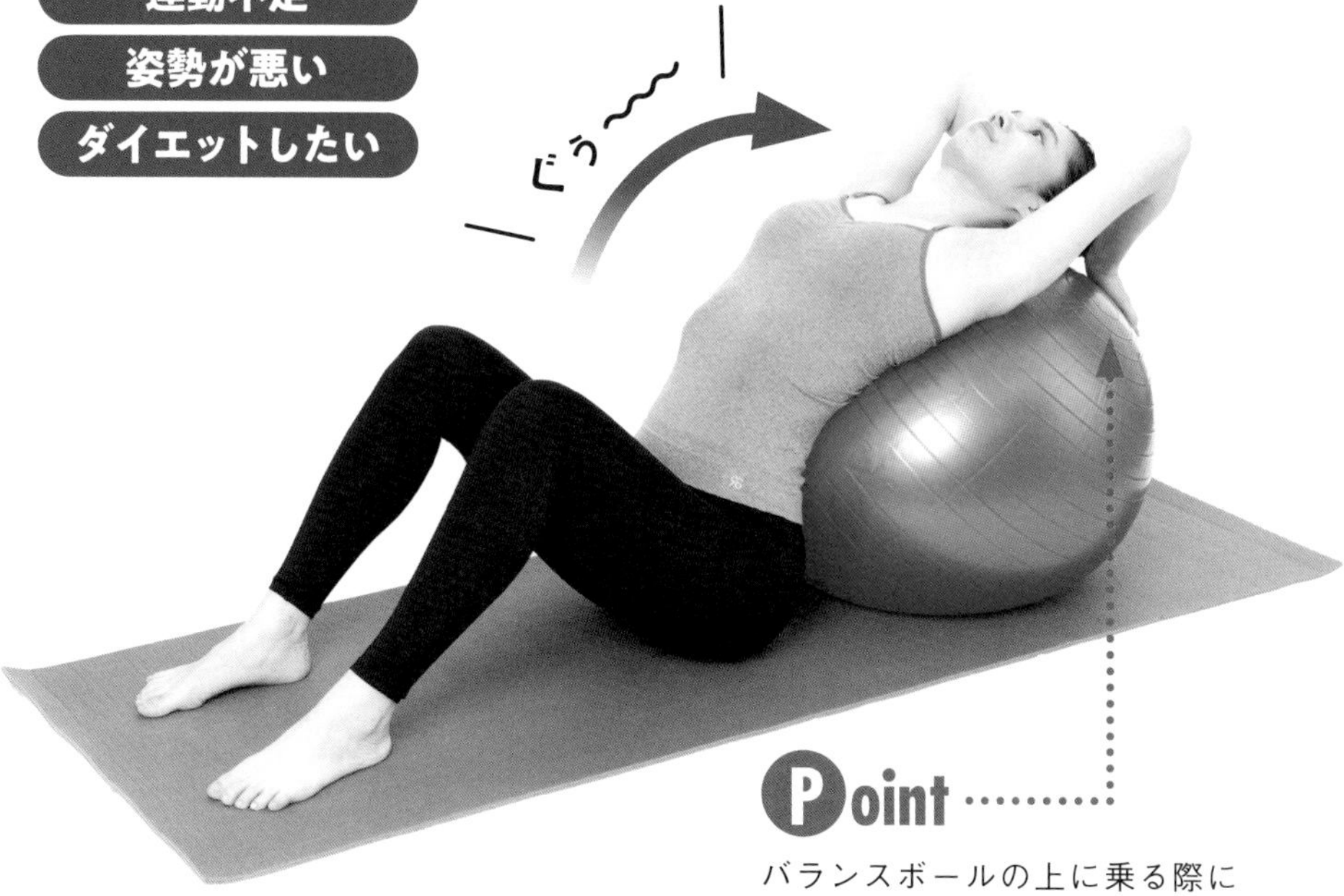

Point

バランスボールの上に乗る際にボールがうしろに転がりやすいので、必ず手で押さえるか滑りにくいところ、壁の前などで行うこと。

Step Up!

できる人はそのままバランスボールの上に上半身を乗せ、腰を浮かせてブリッジの状態に。両手を床につけて安定させる。腰痛がある人は無理に行わないこと。

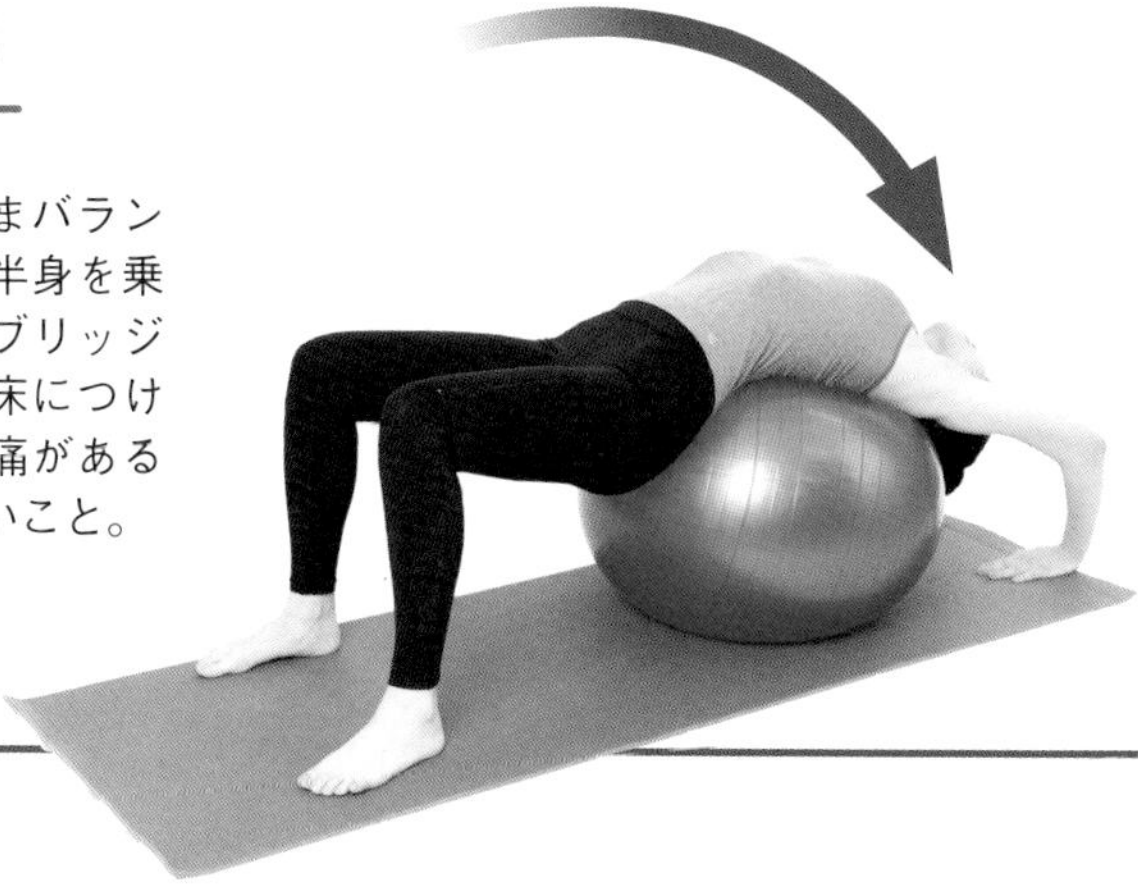

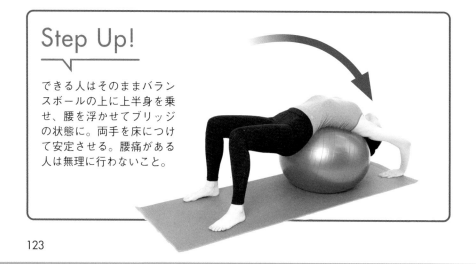

バランスボールで股関節&肩甲骨を伸ばす

5〜10秒

左右5回

36ページで紹介している基本のストレッチを、バランスボールを使って行います。バランスボールの上に座って行うことで、腰が落としやすくなるだけでなく下半身が安定するので、ストレッチを始めたばかりの人はバランスボールを使うのがおすすめです。上半身を動かした際に、ボールが動いてしまわないように注意。下半身がブレてしまうと、体をねじる動きが小さくなってしまいます。ボールと下半身は動かさず、上半身だけをしっかりねじること。

❶バランスボールの上に座り脚を大きく開く

バランスボールの上に座り脚を大きく開く。つま先は外に向ける。バランスボールは、座ったときに太ももが床と平行になる硬さが理想。

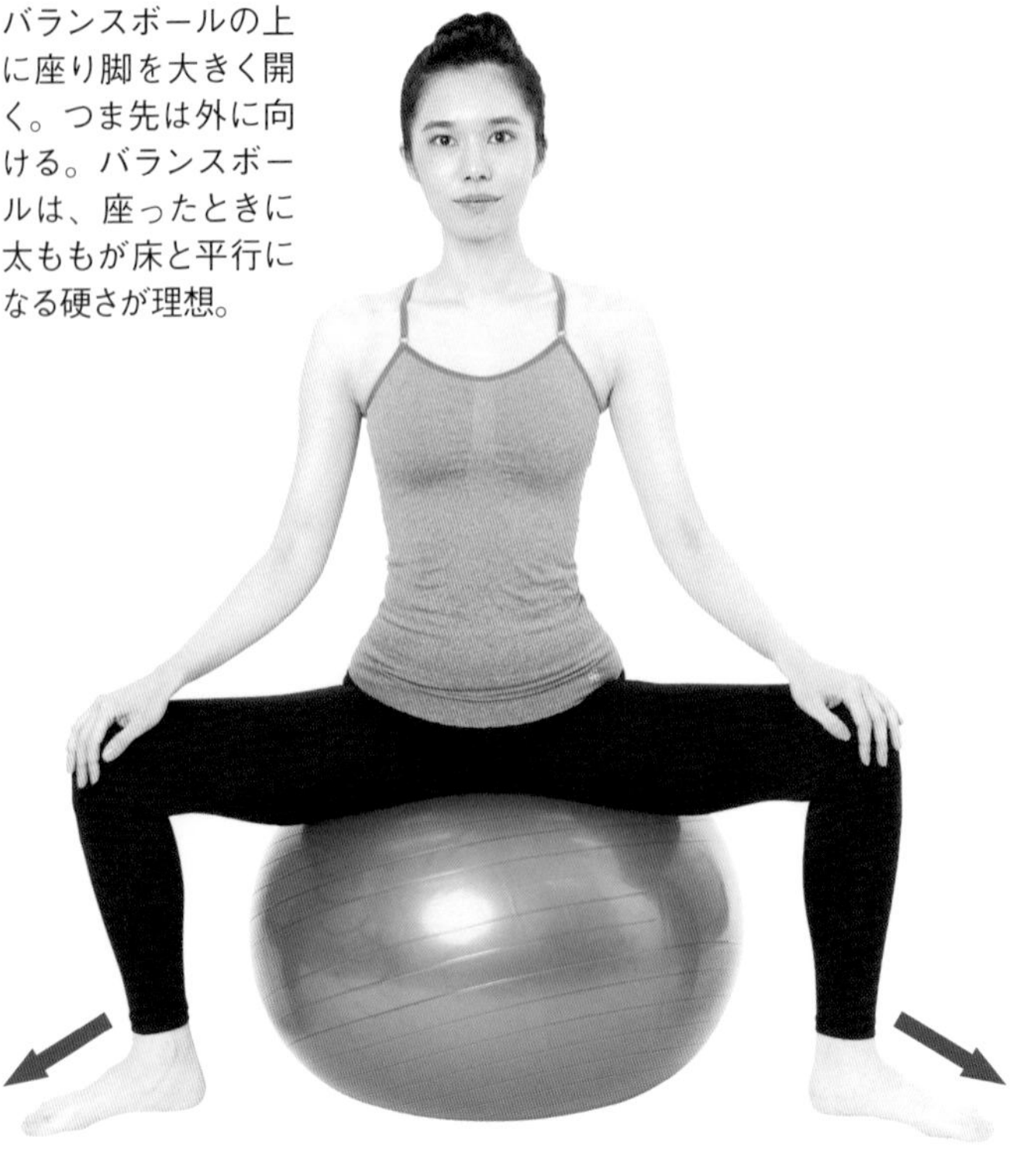

RECOMMEND

- デスクワーク中心
- 運動不足
- 姿勢が悪い
- ダイエットしたい

❷肩を内側に入れる

右肩を内側に入れる。ひざまで内側に入ってこないよう、手でひざを外に押すようなイメージで。反対側も同様に行う。

Point

ひざがつま先より前に出るとケガの原因になるので注意。また、ひざとつま先が常に同じ方向を向いているように意識して。

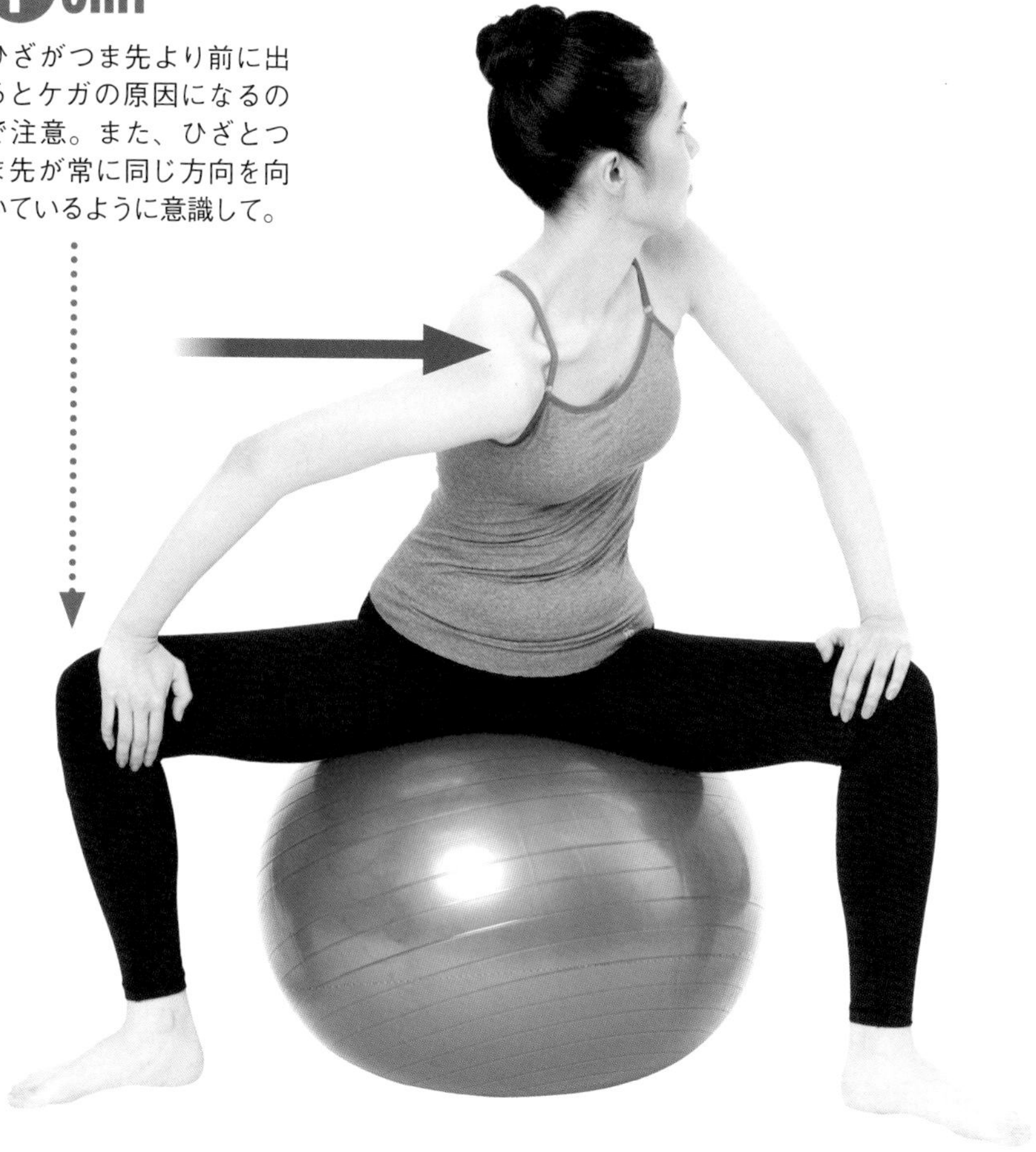

ゆがんだ体のバランスを整え理想的な姿勢に ストレッチ用ポールを使ってみよう！

円柱状のポールで、主に脊《せき》椎《つい》をポールに沿うように乗せ、体幹部分の筋肉を伸ばしていくストレッチに使われます。体の左右差などゆがみの調整にも効果的。生活習慣や癖でゆがんだ体のバランスを整えていきます。また、ストレッチポールの上に乗り、正しい呼吸を行うだけでも体をほぐす効果があります。体を乗せて呼吸したり、腕を動かしたりする動きがメインで、リラックス効果が期待できるため就寝前のストレッチに取り入れるのもおすすめです。

ストレッチ用ポールってこんなもの

円柱状の長いポールで、直径は15cm前後、長さは1m前後のものが主流。素材にはポリエチレンや樹脂が多く、カバー付きのものもある。直径が12cm前後のスリムタイプや半月型のハーフタイプなどもある。

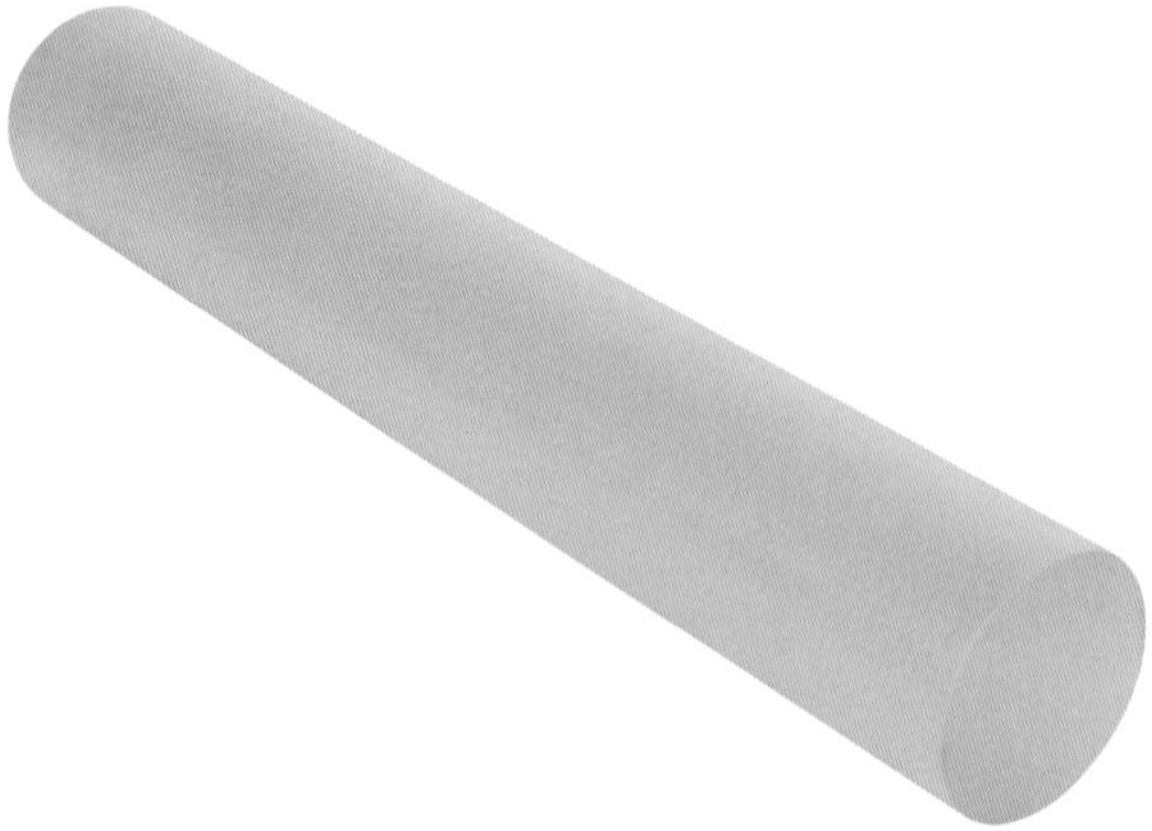

こんなストレッチにおすすめ！

・肩甲骨まわりをほぐす
・体幹を強化する　・上半身を伸ばす

基本 ストレッチ用ポールの乗り方

ポールの上に脊椎を乗せるように寝ます。位置がずれると正しいストレッチにつながらないので、基本の乗り方を最初に覚えておきましょう。乗っているだけでも背筋が伸び、肩甲骨などのストレッチになります。

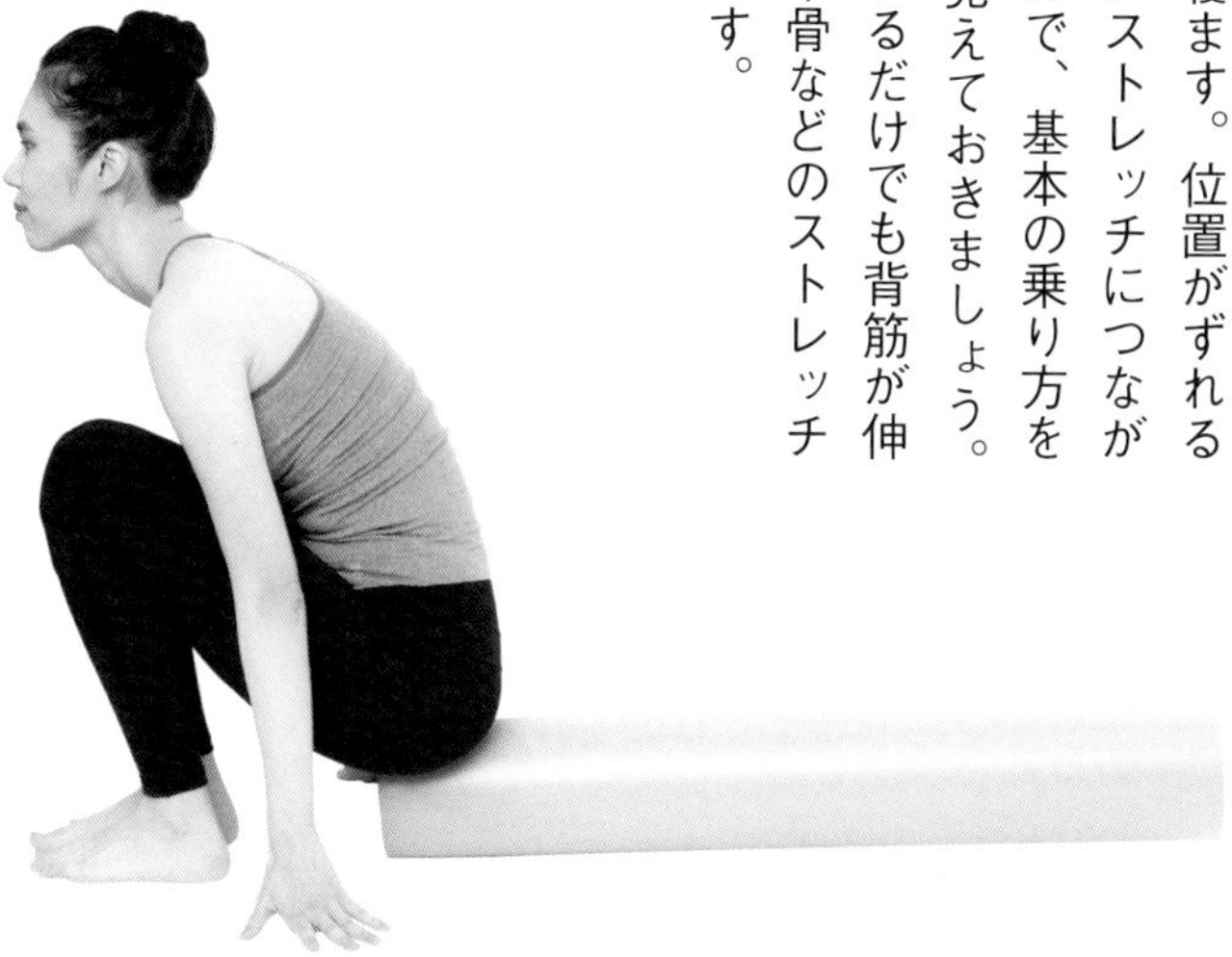

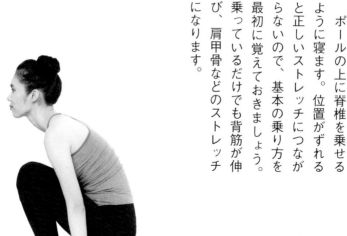

❶ポールの端に座る

ストレッチ用ポールを置いたら体の向きとポールの向きが同じになるように調整し、ポールの一番端に座る。

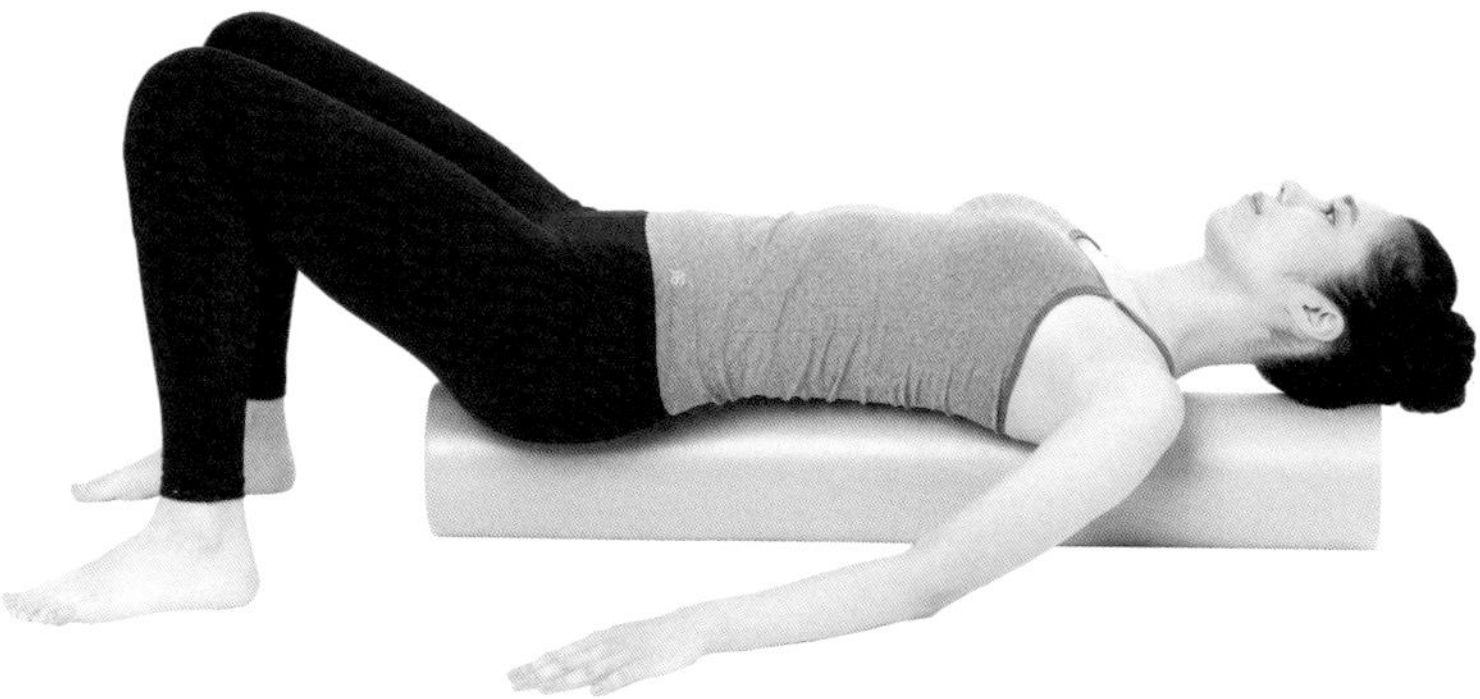

❷上半身をうしろに倒す

ストレッチポールに脊椎を乗せるように上半身をまっすぐうしろに倒す。体がポールからずれないように注意。

ストレッチ用ポールでほぐす

基本の乗り方でストレッチ用ポールの上に乗り、そのまま正しい呼吸をしていくだけ。呼吸をすることで背中やお腹、脇腹などが膨らんだり縮んだりし、上半身全体をほぐすことができます。胸やお腹、脇腹に手を当て「吸う」「吐く」がしっかりできているか、確認しながら行いましょう。正しい呼吸を行うことで、深呼吸のような深い呼吸になり、心身ともにリラックスすることができます。就寝前などに行うのもおすすめです。

❶片手は胸の上、もう片方の手はお腹に当てて呼吸する

ストレッチ用ポールの上に乗り、片手は胸の上、もう片方の手はお腹に当てて、呼吸をする。吸ったときに胸やお腹が大きく膨らみ、吐いたときにへこむことを確認する。

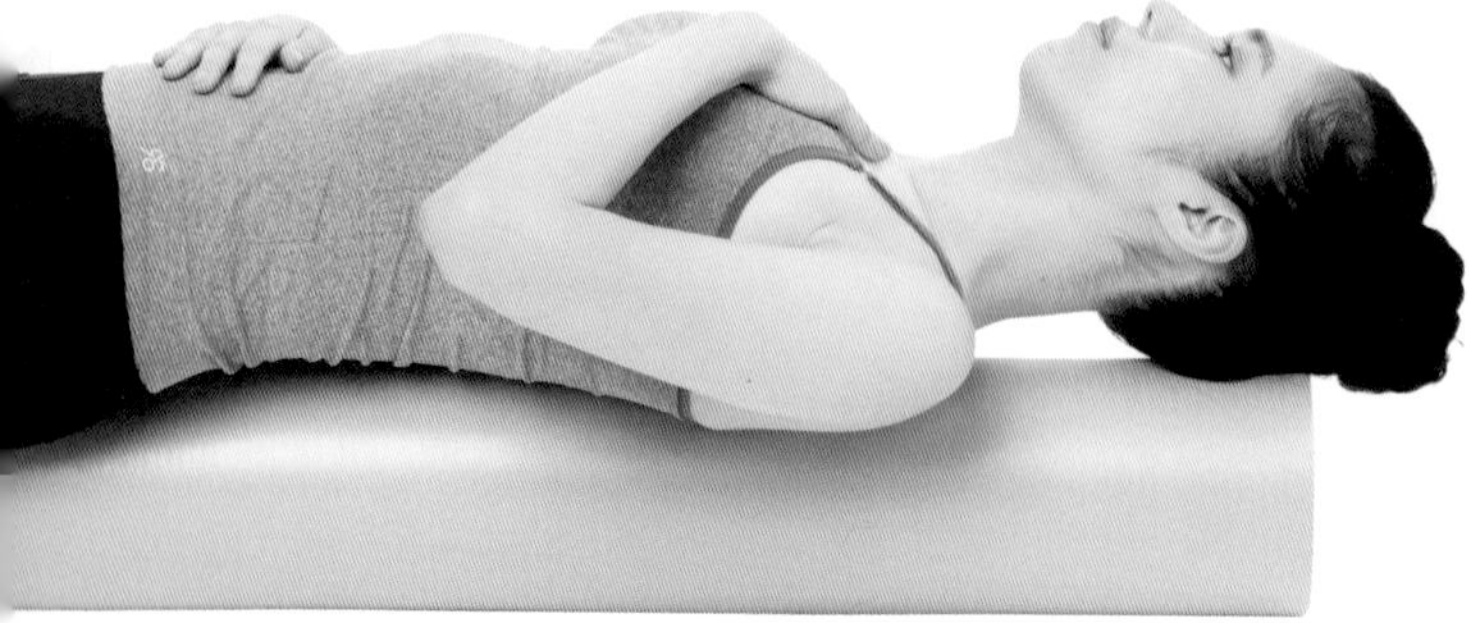

❷手を脇腹に当てて呼吸する

肋骨の上あたり、脇腹に手を当てて呼吸をする。吸ったときに肋骨が上や横に広がることを確認しながら深い呼吸を続ける。

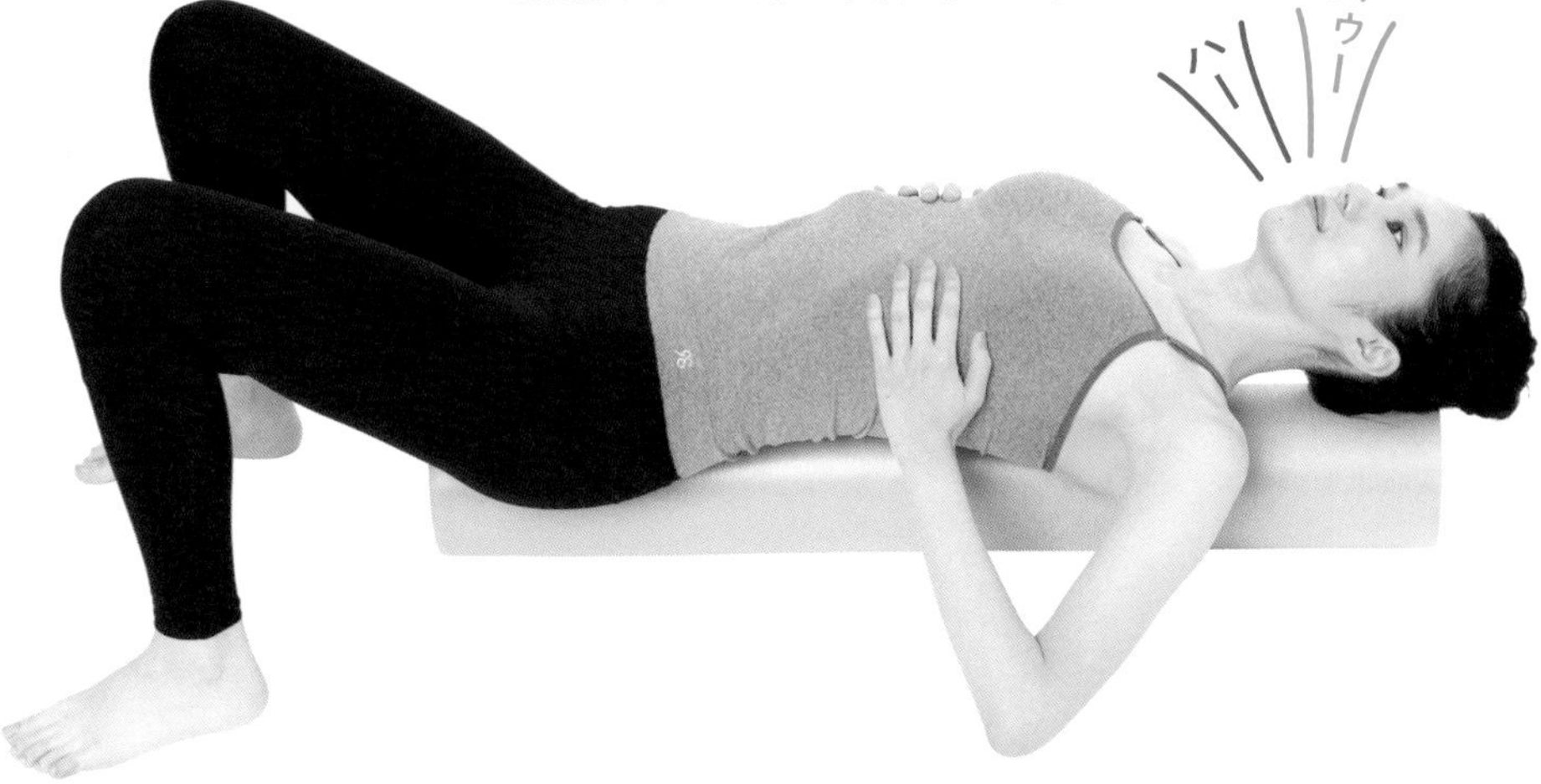

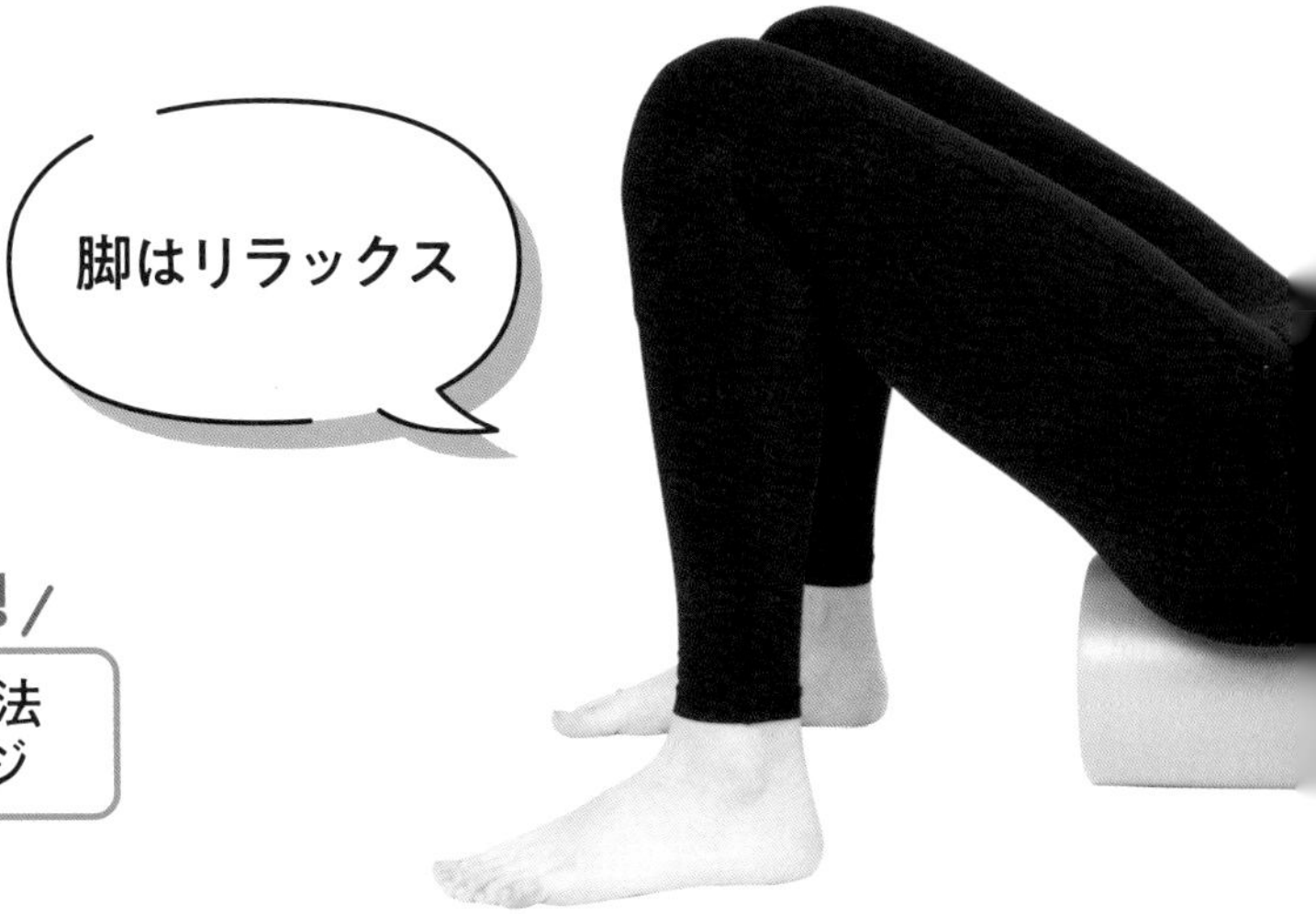

\ Check! /

正しい呼吸法
➡24ページ

ストレッチ用ポールで肩甲骨を大きく動かす

RECOMMEND

デスクワーク中心

姿勢が悪い

10回ずつ

❶ポールに乗り、腕をまっすぐ上げる

ストレッチ用ポールの上に乗り、前ならえをするように腕をまっすぐ胸の前に上げる。手は肩幅に開く。

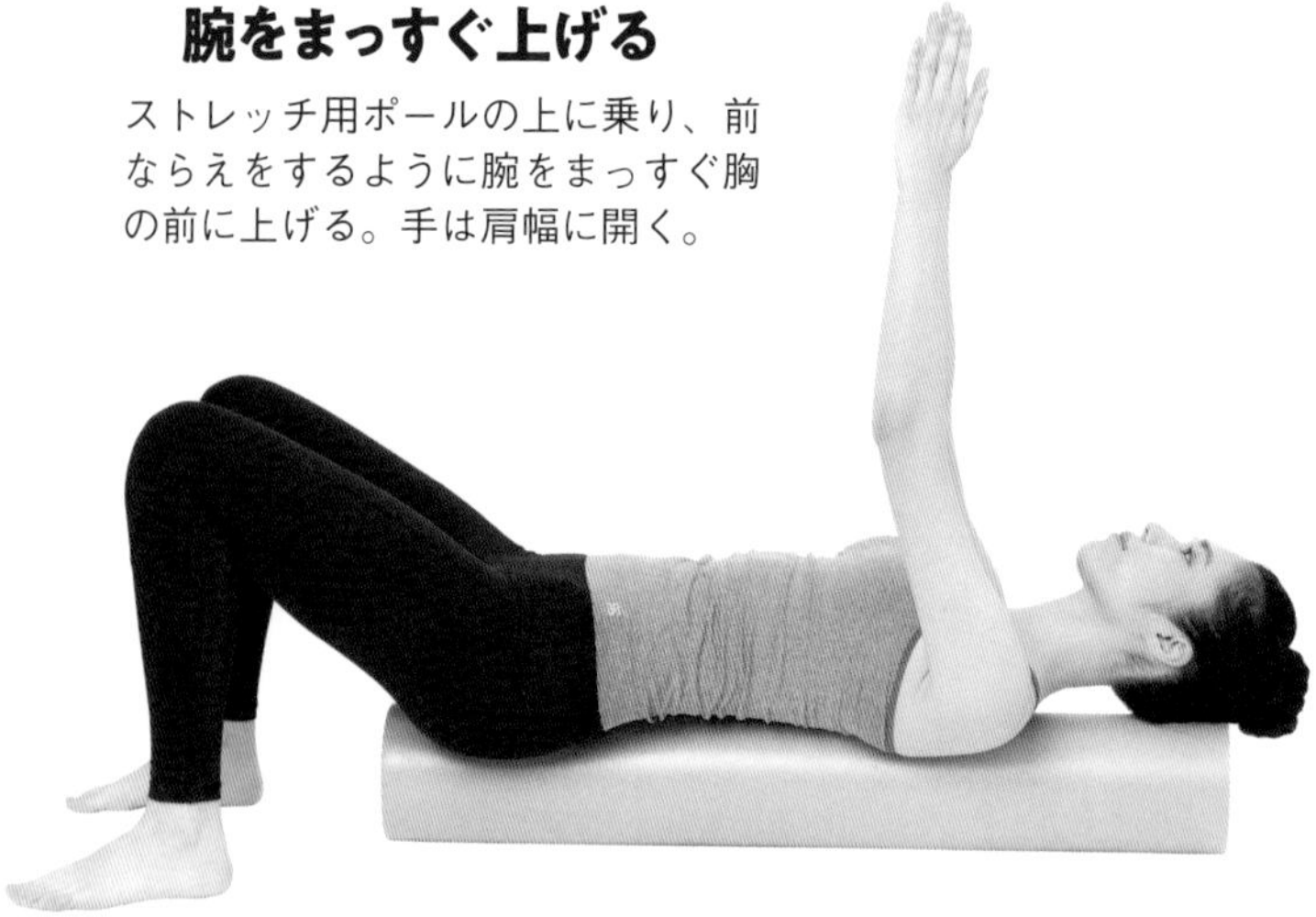

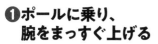

ストレッチ用ポールに乗った状態で、手を上下に大きく動かすストレッチです。両手を揃えて動かすものと、左右互い違いに動かすものと2種類、行っていきます。肩甲骨から大きく腕を動かすことで、肩まわりの筋肉をほぐし、肩甲骨の可動域を広くします。また、首・肩のコリの解消にもつながります。腕を動かしたときに、体がポールからずれやすいので体幹を意識し、足をしっかり床につけて体がブレないように注意しながら行いましょう。

❷両手を頭上へ動かす

両手を同時に頭上へ動かす。ひじは伸ばし、顔はまっすぐ上を見る。体が動かないように注意。①、②の動きを10回繰り返す。

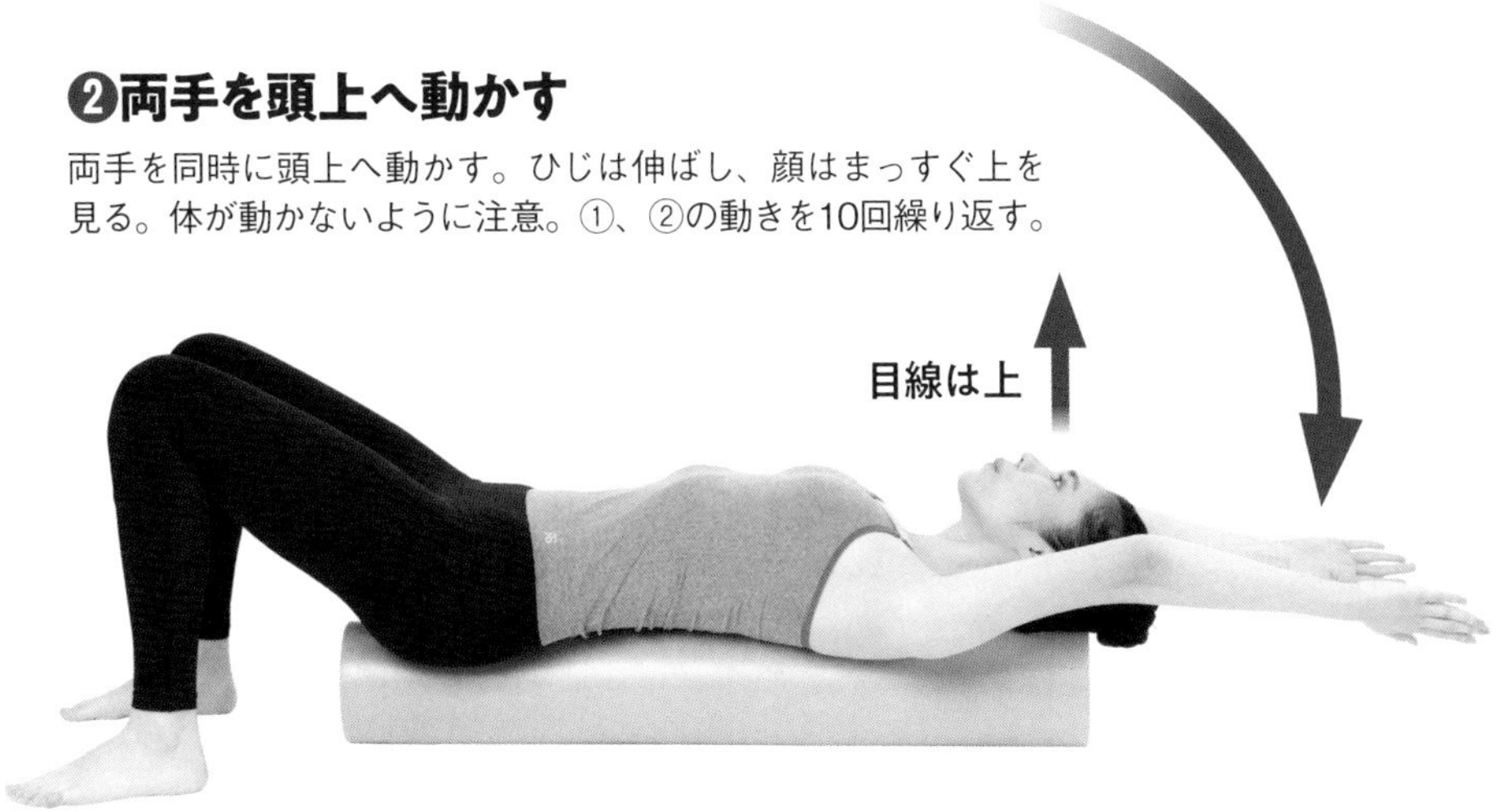

❸右手は頭上へ、左手は体側へ動かす

一度①の状態に戻したら、右手は頭上へ、左手は体側へ動かす。今度は左手を頭上へ、右手を体側へ。これを10回繰り返す。

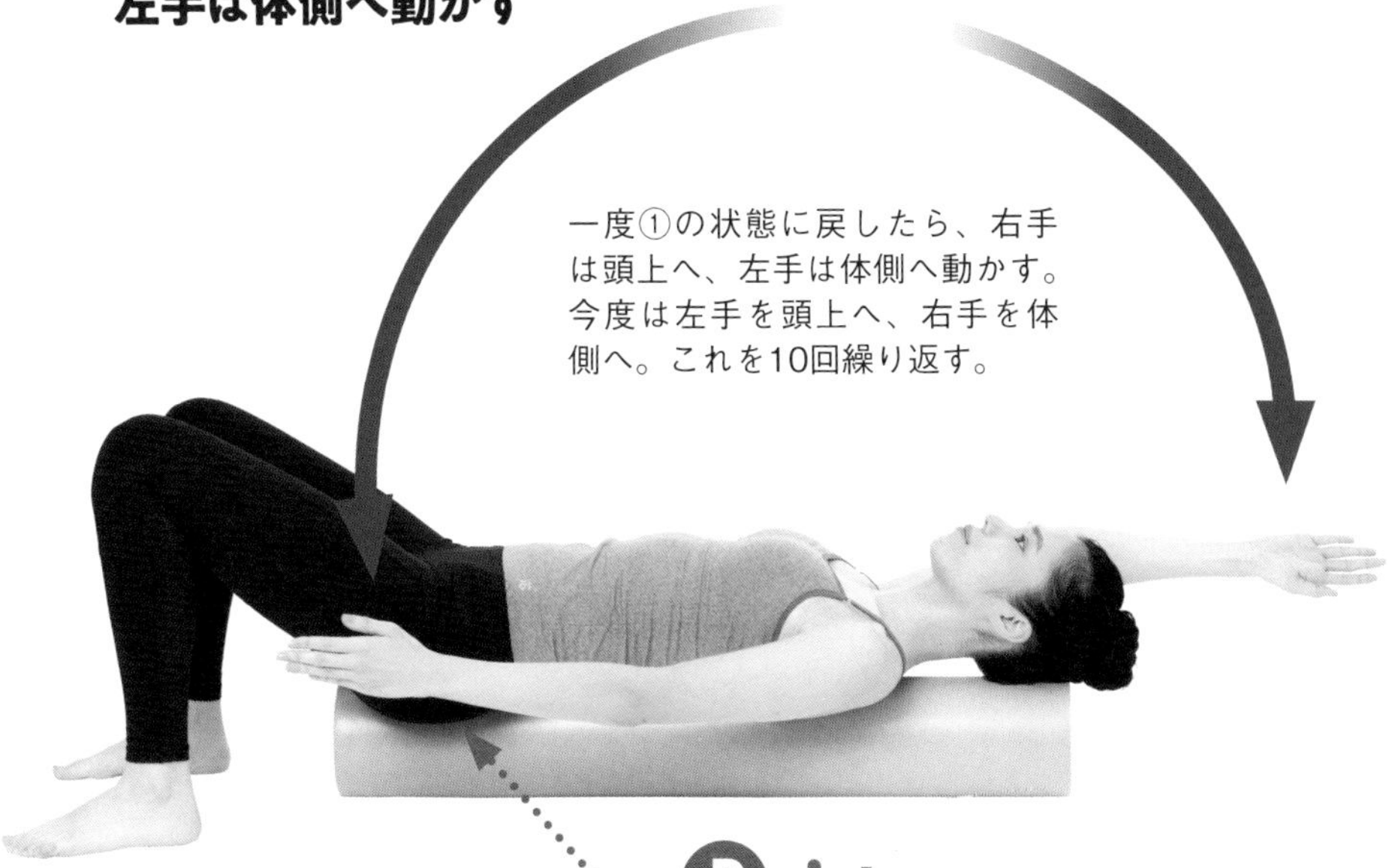

Point

体幹が弱いと手の動きにつられて体がブレ、ポールからずれてしまうことも。体が動かないよう足を固定し、安定させることが大切。

ストレッチ用ポールで姿勢を改善

20セット

腕を上下に出し入れするような動きで肩甲骨を動かすストレッチです。普段の生活では肩甲骨を前後に動かす動作はほとんどありませんが、ストレッチで取り入れることで肩甲骨の可動域を広くし、理想的な位置に導いて猫背や前肩、体のゆがみを改善していきます。このストレッチを行う前後に姿勢をチェックしてみれば、肩や腰のゆがみが改善されているのがわかるはず。また、肩まわりの血流を促すこともできるので、首・肩のコリの解消にも効果的です。

❶腕を斜め上に上げる

ポールの上に乗り、両手を斜め上へ。肩をすくめないようにし、体に対して45度くらいの角度がベスト。手は肩幅に開いておく。

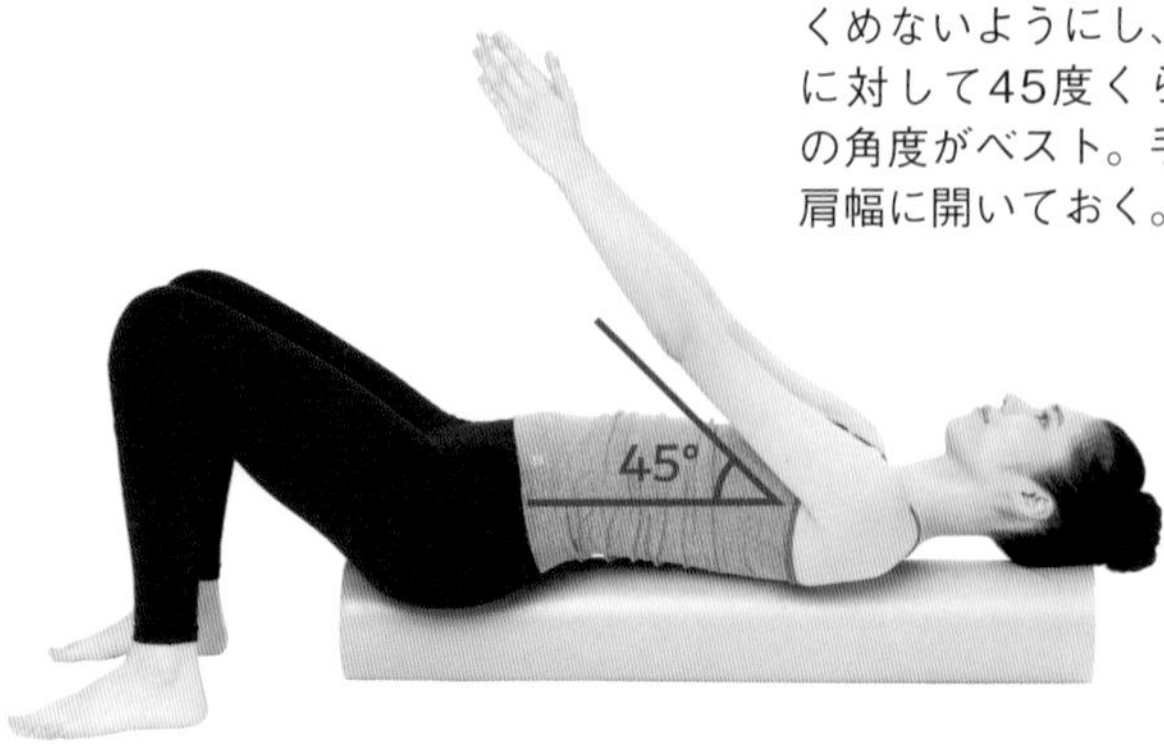

❷肩甲骨を上げる

腕の角度を保ったまま、肩甲骨を上げる。肩甲骨が手に引っ張られるようなイメージで腕ごと持ち上げていく。

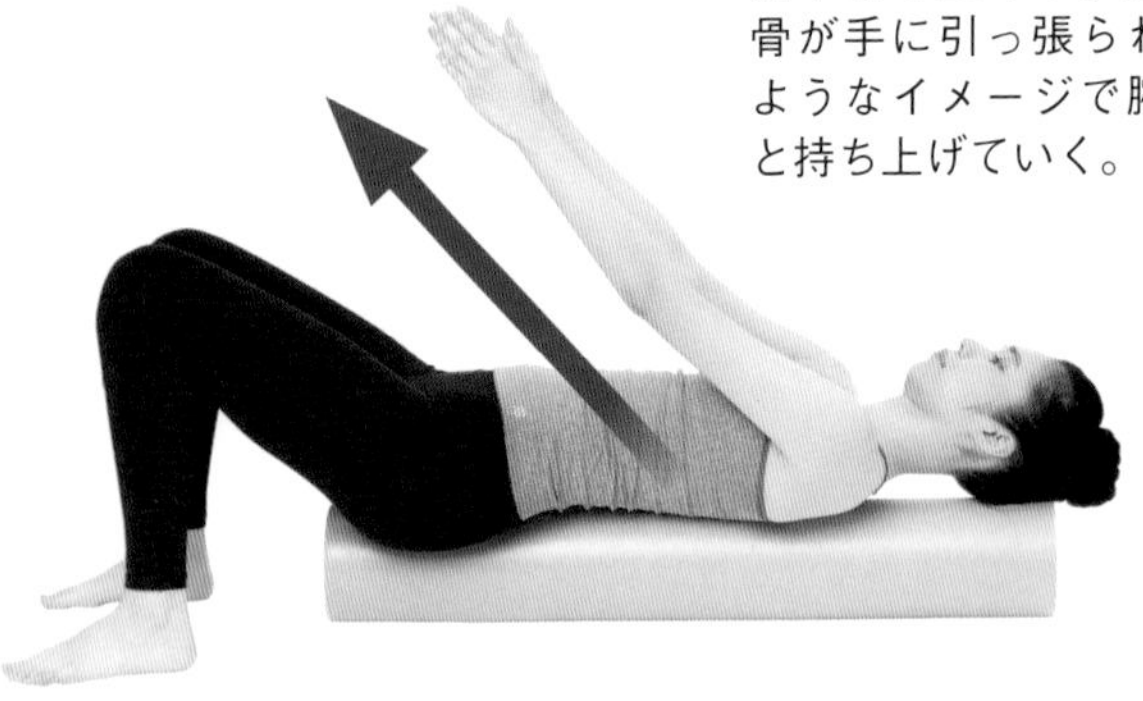

RECOMMEND

デスクワーク中心

姿勢が悪い

❸肩甲骨を下げる

腕の角度を保ったまま、肩甲骨を下げる。肩甲骨をポールに向かって押しつけるようなイメージで動かしていく。

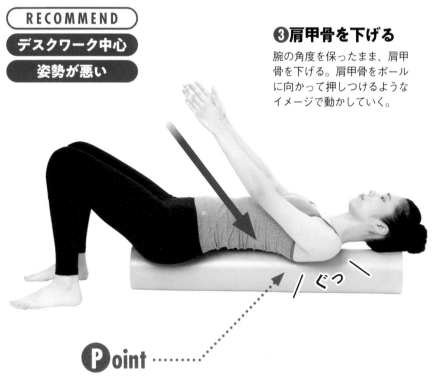

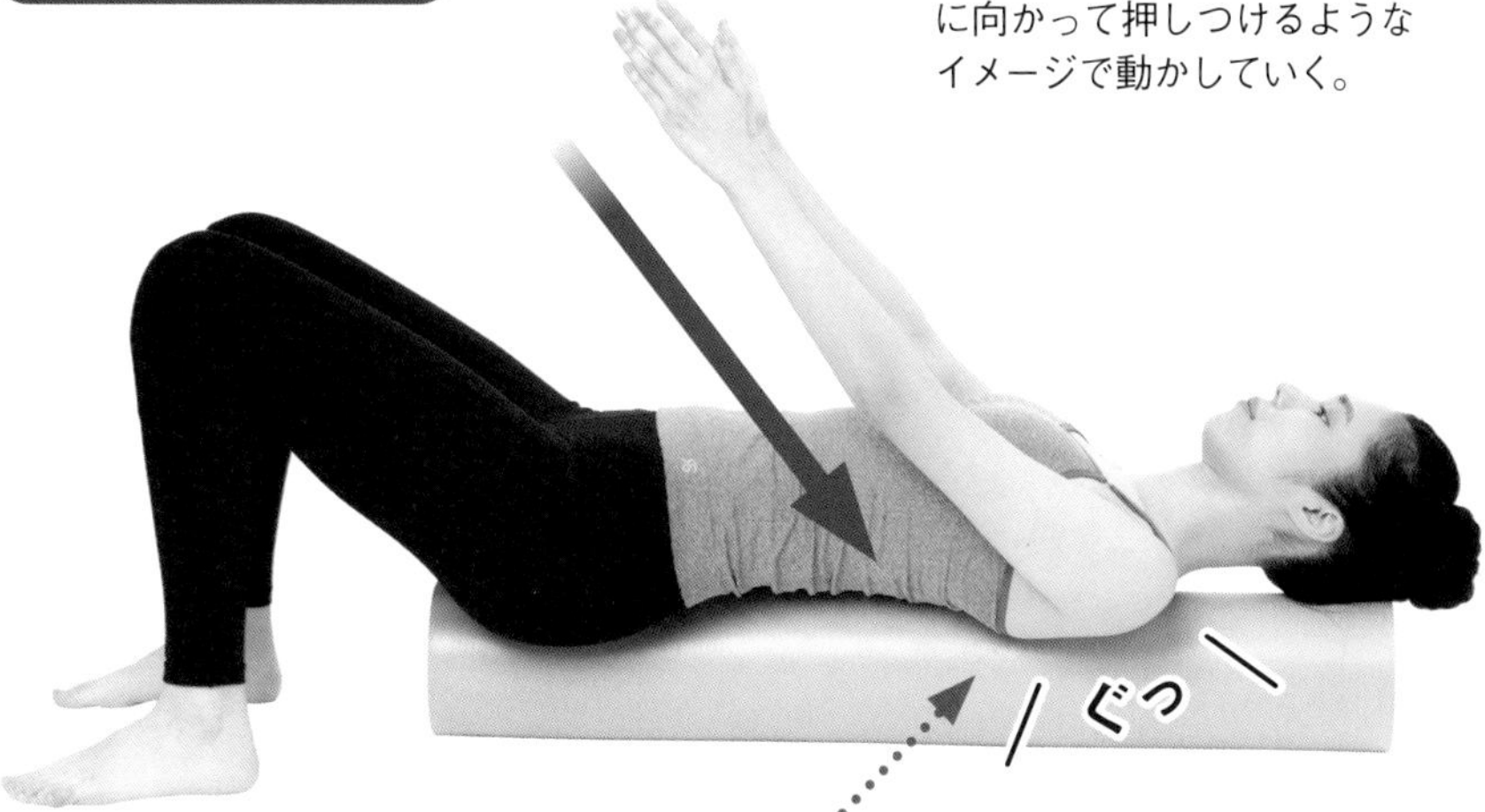

Point

腕を動かす際に上半身が動いてしまうと肩甲骨のストレッチにならないので、体はポールに密着させたまま固定。

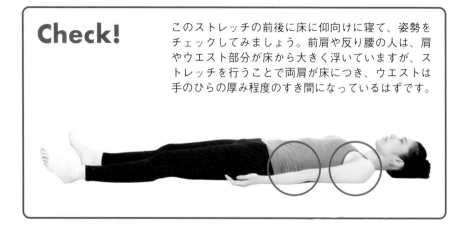

Check!

このストレッチの前後に床に仰向けに寝て、姿勢をチェックしてみましょう。前肩や反り腰の人は、肩やウエスト部分が床から大きく浮いていますが、ストレッチを行うことで両肩が床につき、ウエストは手のひらの厚み程度のすき間になっているはずです。

ストレッチ用ポールで上半身を伸ばす

20秒

3回

うつ伏せになり、上半身だけを起こす動きです。腰を反らせて上半身全体を伸ばしていきます。ストレッチ用ポールを使わなくてもできる動きですが、腕の力がないとうまく上半身を起こせなかったり無理に行って手首や腰を痛めることもあります。ストレッチ用ポールを転がしながら上半身を起こすことで腕や手首に負担がかからず、スムーズに動けるようになります。また、勢いよく反らせると腰を痛めてしまうのでゆっくり動くように意識しましょう。

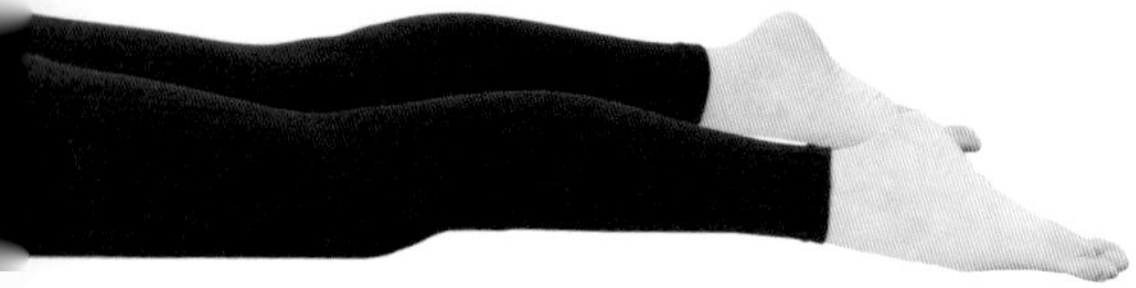

脚はリラックス

Point

勢いよく反らせたり、痛みを我慢して無理に行ったりすると腰を痛める原因に。上半身が気持ちよく伸びているところで止める。

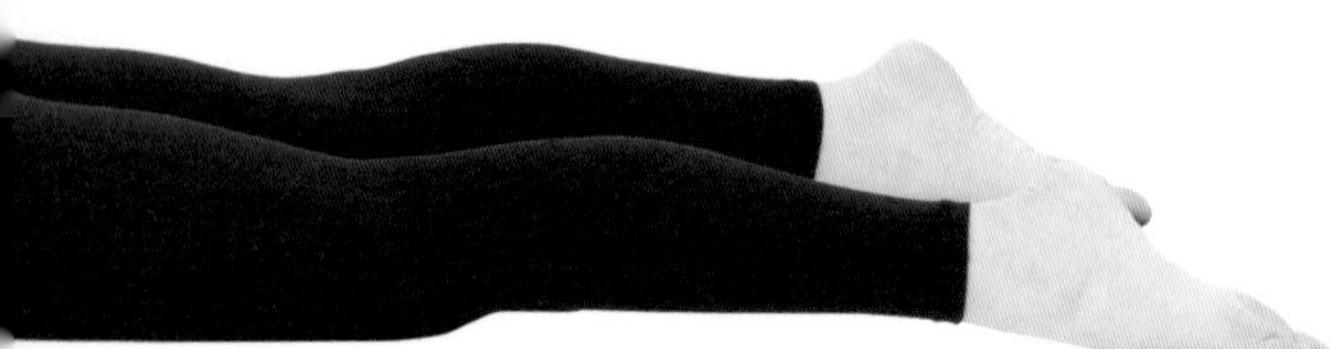

RECOMMEND

運動不足

姿勢が悪い

❶うつ伏せ寝になり、腕の下にポールを置く

うつ伏せ寝になり、ひじと手首の間くらいにストレッチ用ポールを置く。足は腰幅に開き、つま先は伸ばす。

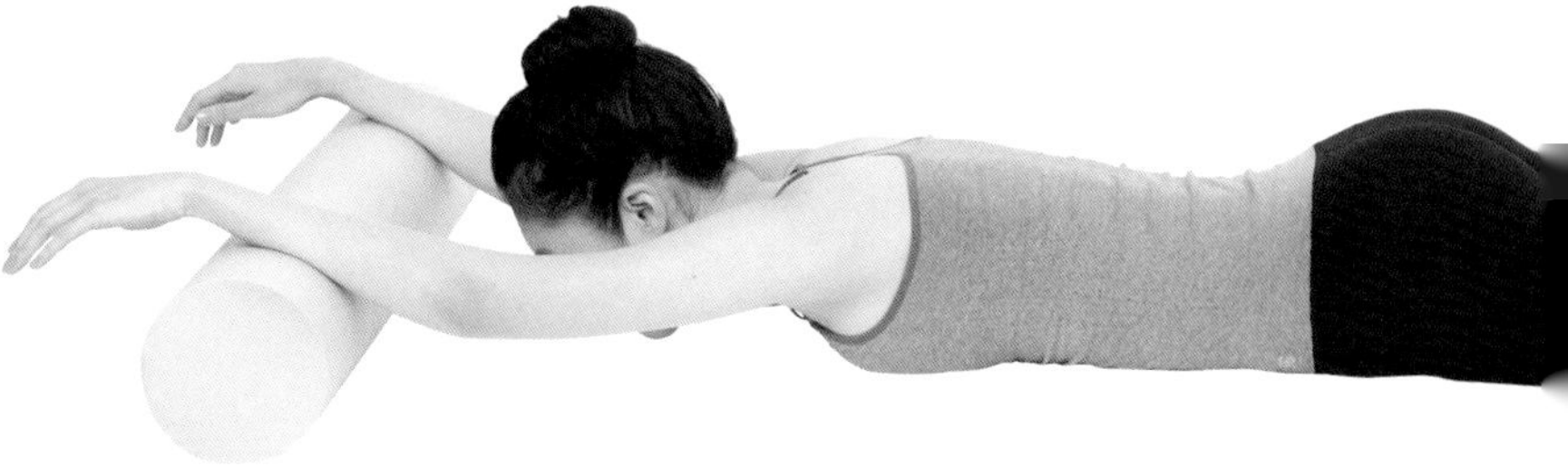

❷上半身を起こす

ストレッチ用ポールを手前に転がしてくるようにしながら、ゆっくりと腰を反らせて上半身だけを起こす。視線は前へ。20秒キープ。

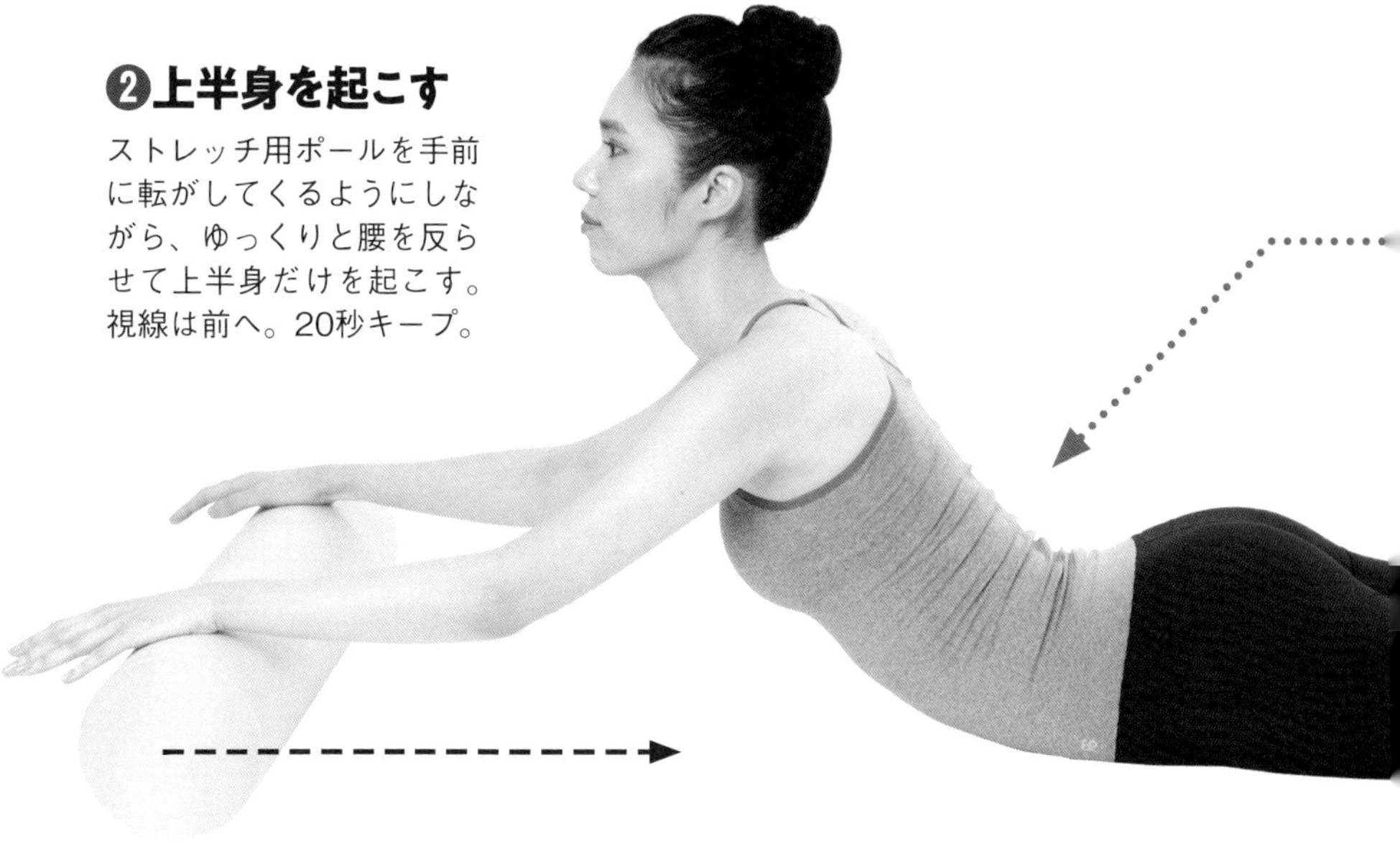

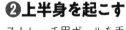

マッサージするように体をほぐす フォームローラーを使ってみよう！

ストレッチ用ポールを短くしたような形状ですが、違いは表面の凹凸。ストレッチ用ポールが姿勢やゆがみの調整に向いているのに対し、フォームローラーは、表面の凹凸を生かしてマッサージするように体をほぐしていくものです。ほぐしたい部位をフォームローラーの上に当て、体重を乗せるだけでも、ローラーの凹凸で刺激を得られます。また、そのままゴロゴロと動かすことで筋肉やそのまわりの筋膜をほぐすことができます。

フォームローラーってこんなもの

中心が空洞になった円柱状のツール。表面に凹凸があり、その凹凸をほぐしたい部分に当てて使用するもの。サイズは直径15cm程度、長さ30cm程度のものが主流。持ち運びに便利な小さいサイズもある。

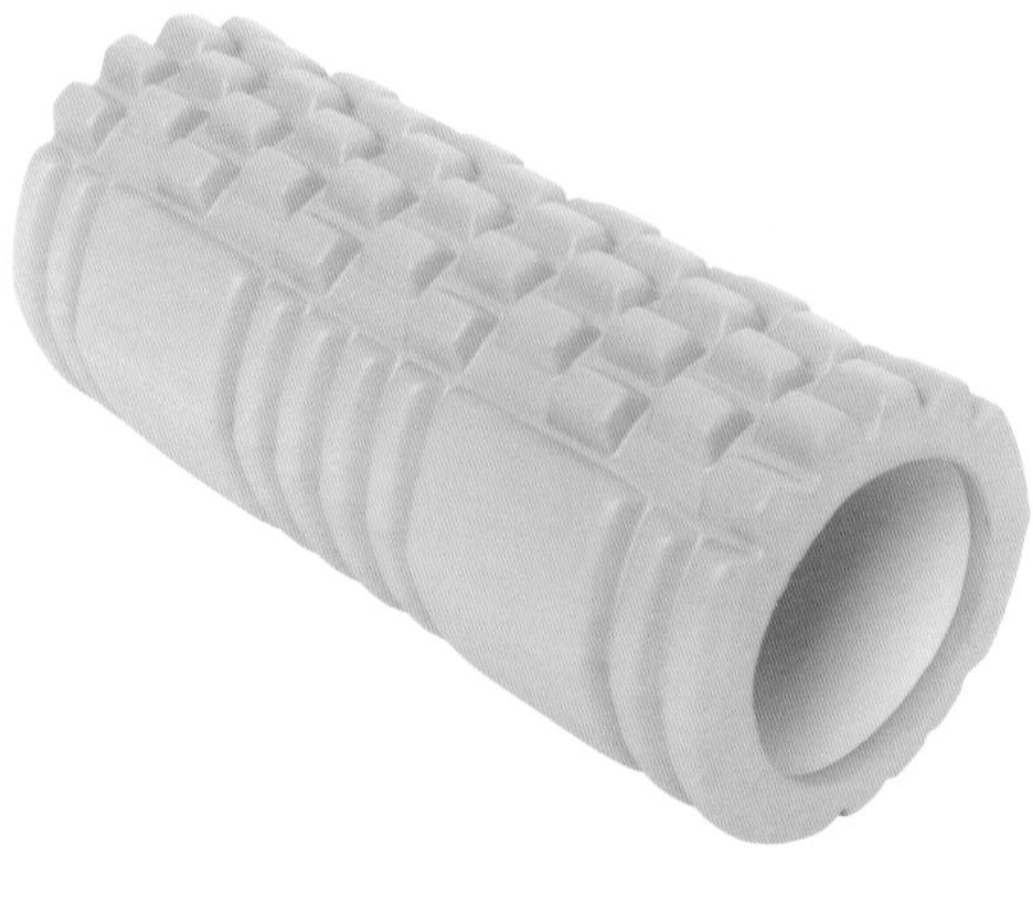

こんなストレッチにおすすめ！

- 硬くなった筋肉をほぐす
- 血流やリンパの流れを促す
- 関節の可動域を広げる

フォームローラーで肩コリを改善

脇の下にフォームローラーを当てて、体を動かし、脇から肩甲骨まわりまでしっかりほぐしていきます。脇を刺激することはリンパや血液の流れをよくすることにつながるので、肩コリの改善に効果的です。

RECOMMEND

- デスクワーク中心
- 姿勢が悪い

脇の下にフォームローラーを置いて動く

脇の下にフォームローラーを置き、ひじで体を支え、反対の手は床に置いて軽く体を支える。軽く体重を乗せ、体を動かして刺激する。反対も同様に行う。

Point

コリがある人は、最初は痛いかもしれないので、その場合は体重をかけすぎないように手や下半身で体を支えて調整する。

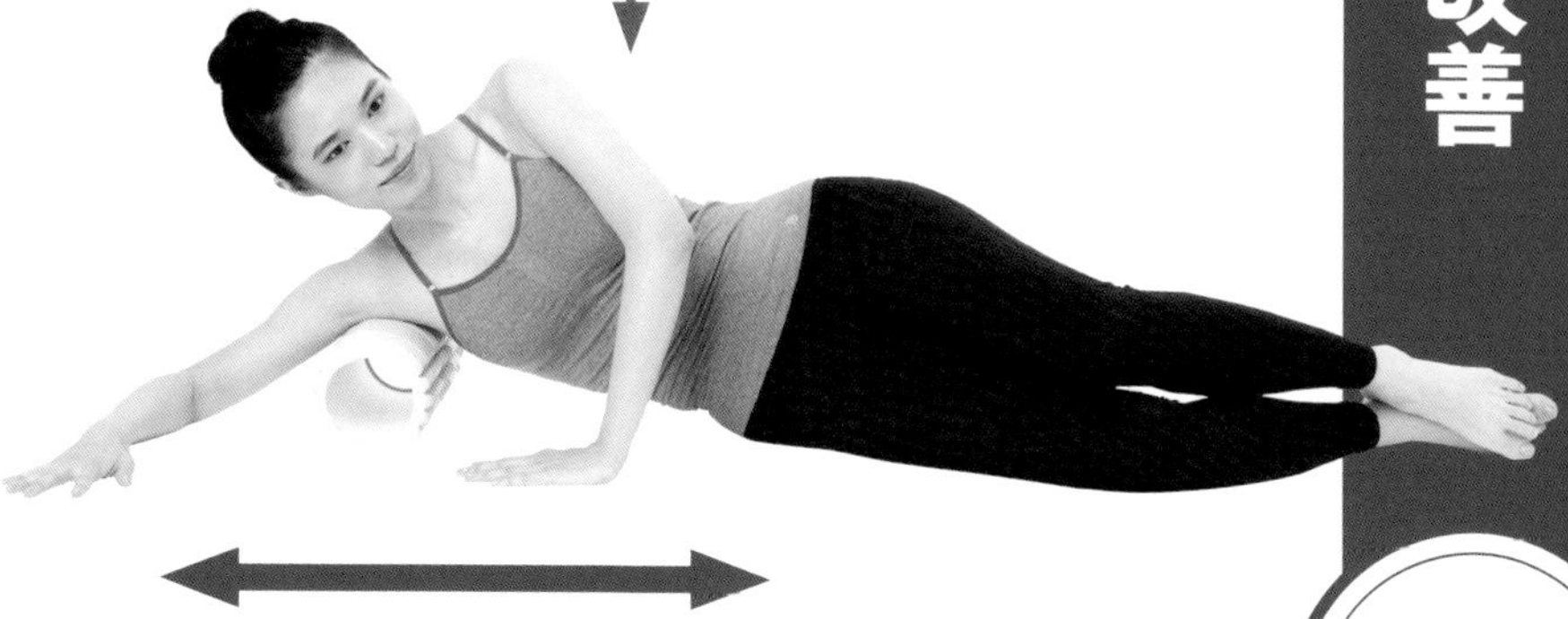

左右 30秒

フォームローラーで太ももをほぐす

各20秒

フォームローラーで太もも全体をほぐしていく動きです。フォームローラーを置く位置や脚の角度を変えながら痛くない程度にゴロゴロと転がすことで全体をほぐしていきます。もも裏をほぐすときは、内側、外側両方がほぐれるよう、脚をひねるように動かしながら行うといいでしょう。ももの裏側にはハムストリングスと呼ばれる大きな筋肉があり、この筋肉がほぐれ血行がよくなると代謝が上がり、やせやすい体づくりにつながります。

❶横向きに寝て外ももをほぐす

横向きに寝て外ももの下にフォームローラーを置き、体を動かして刺激する。少しずつ位置をずらして外もも全体をほぐす。

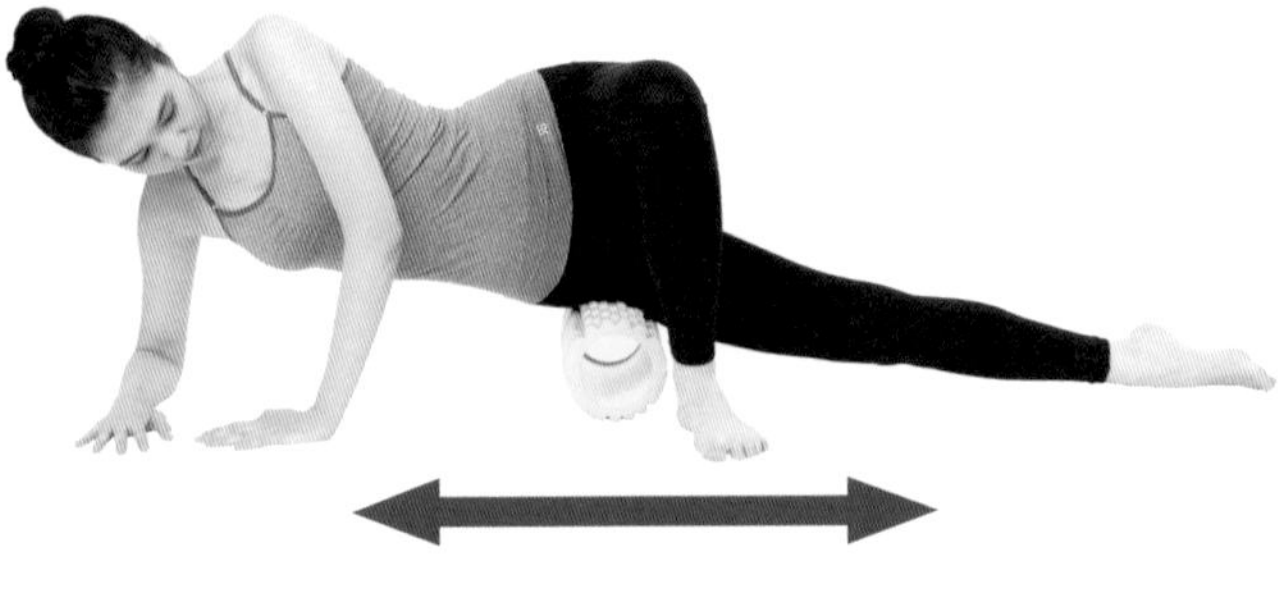

❷うつ伏せに寝て内ももをほぐす

うつ伏せ寝になり、上半身をひじで支えて少し起こす。内ももの下にフォームローラーを置き、脚を横に動かして刺激する。少しずつ位置をずらして内もも全体をほぐす。

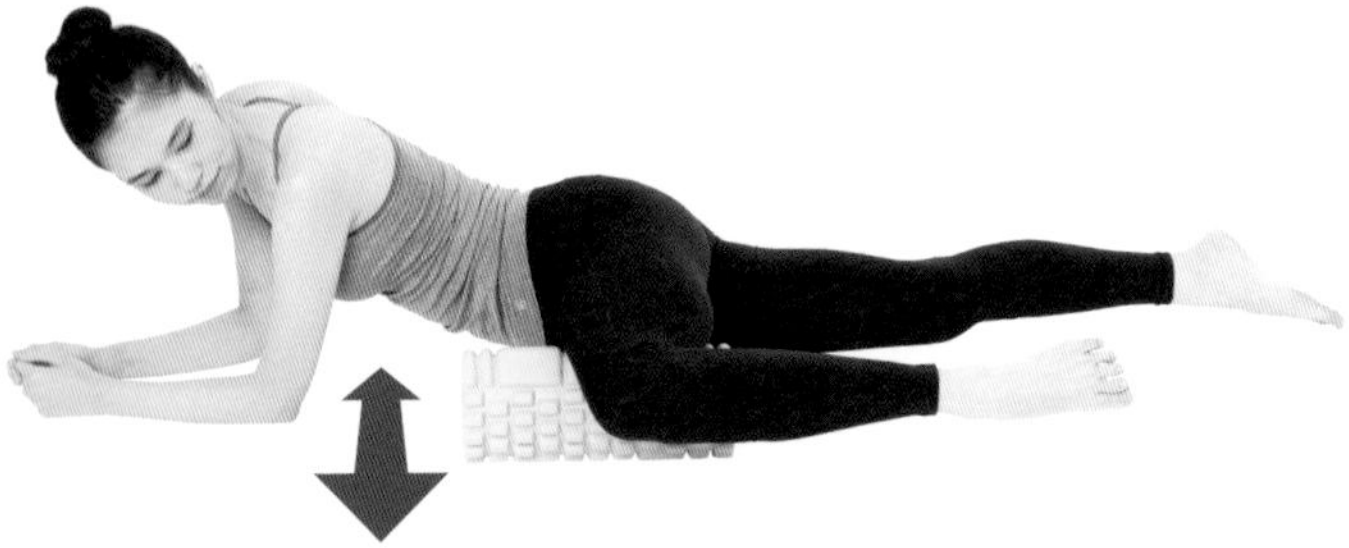

❸長座になり、もも裏全体をほぐす

脚を伸ばして床に座り、もも裏にフォームローラーを置き、反対の脚はひざを立てる。腰のうしろに手を置いて上半身を支える。脚を前後に動かして刺激する。少しずつ位置をずらしてもも裏全体をほぐす。脚を左右にひねるようにしながら、ももの内側、外側も全体的にほぐしていく。

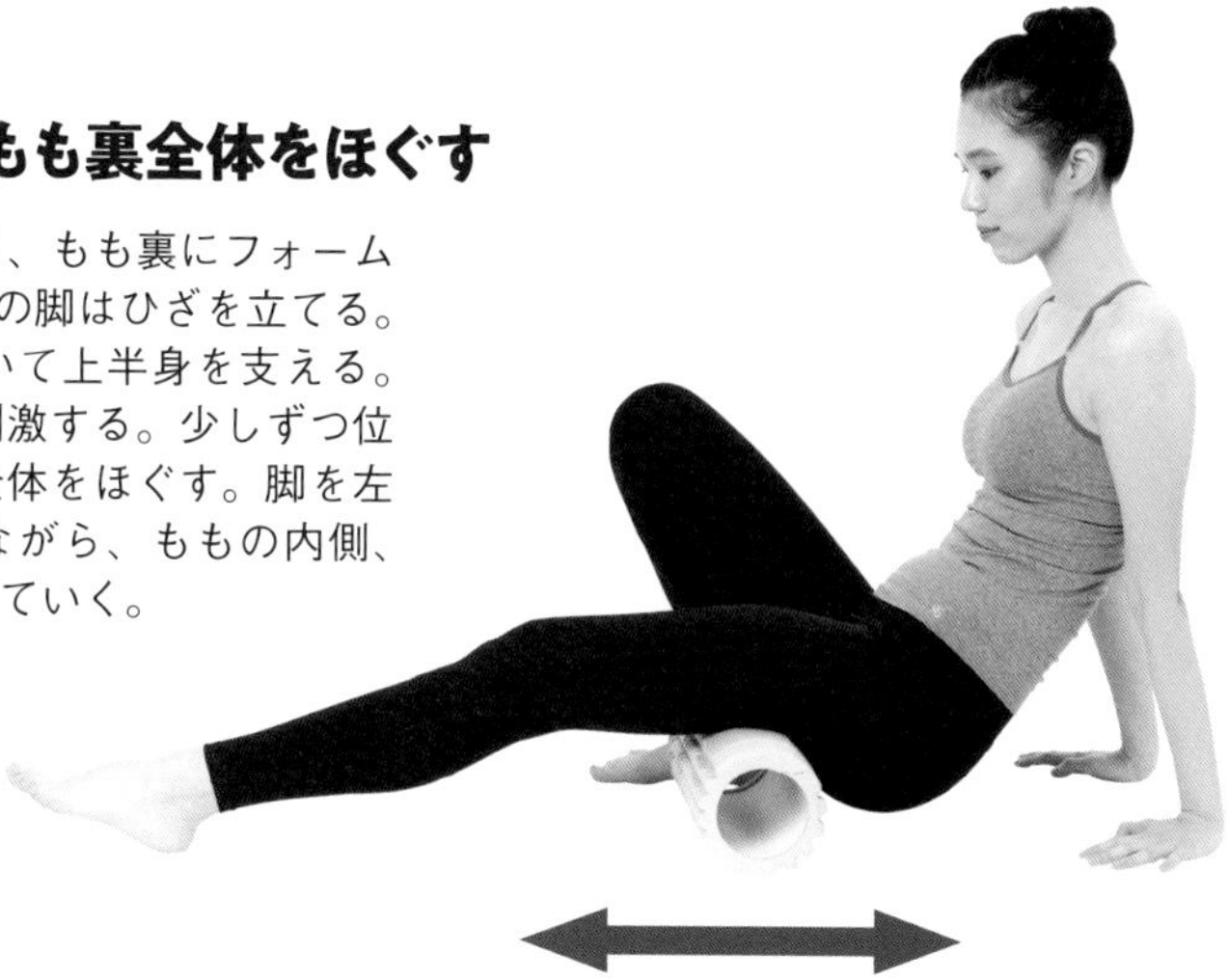

Point

あまり体重をかけすぎると痛みを感じることがあるので、体重のかけ方を調節しながら痛くない程度に行う。

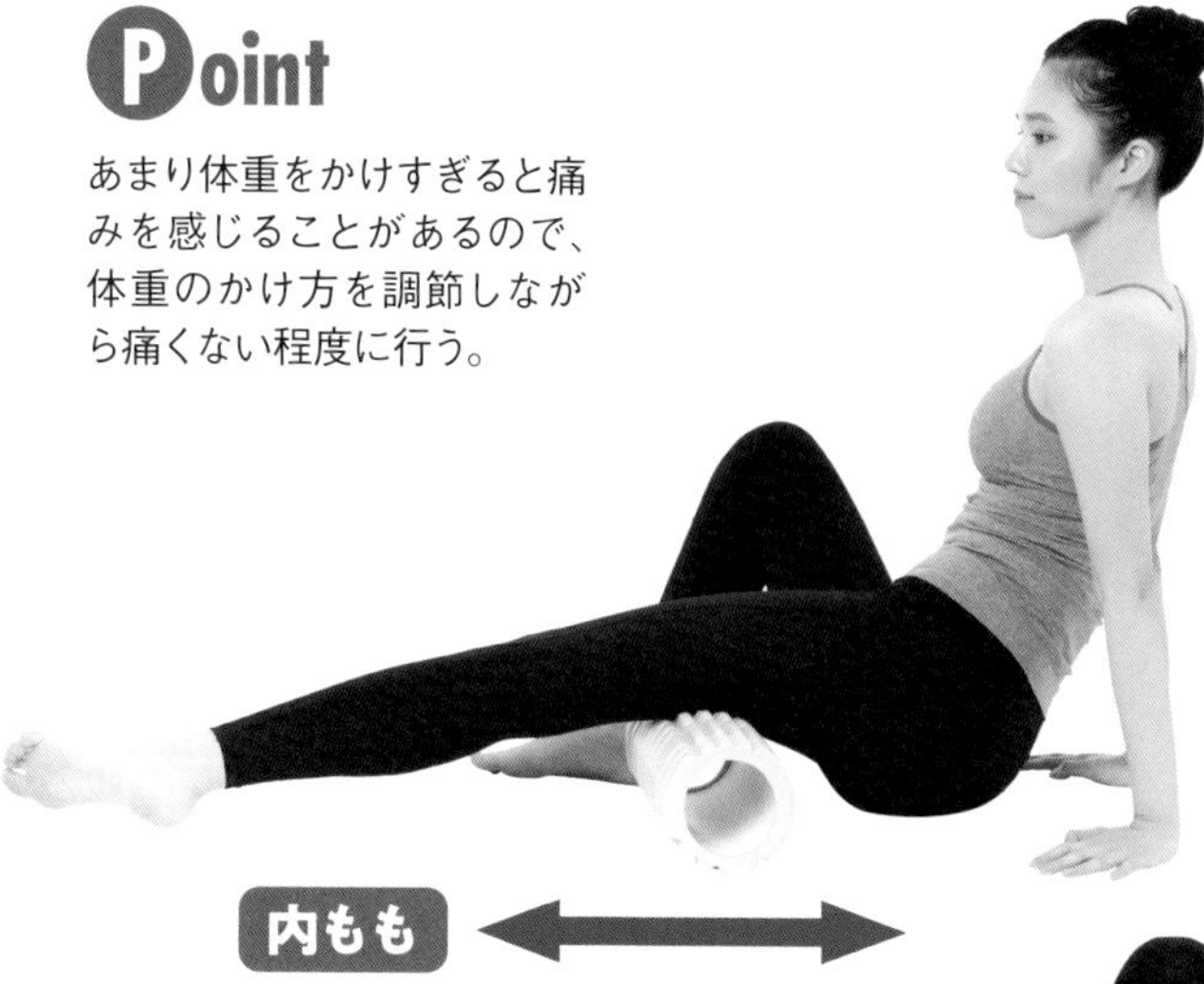

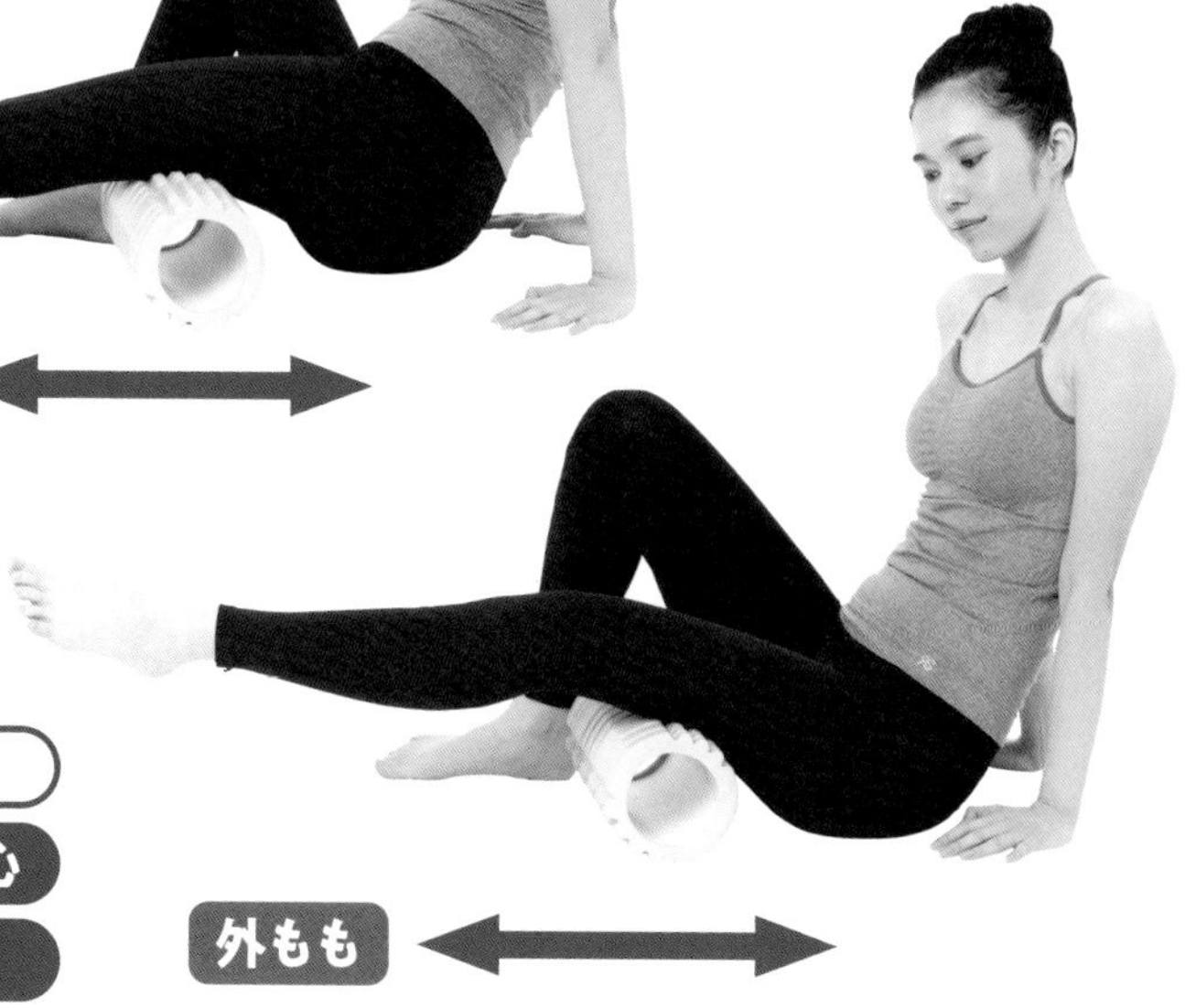

RECOMMEND

デスクワーク中心

運動不足

フォームローラーでひざ下をほぐす

ふくらはぎやすねなど、ひざ下全体をフォームローラーでほぐしていきます。ふくらはぎの筋肉は、血液を心臓に戻すポンプのような役割をしています。この筋肉が硬くなっていると血流が悪くなり、冷えやむくみの原因になるので、しっかりほぐして血流をよくしていきましょう。すねの下にフォームローラーを置くと、最初はかなり痛みを感じるかもしれないので、手や足で体を支えながら重さを調整し、痛みがなく、気持ちいいと感じるくらいで行います。

各20秒

❶中腰になり、フォームローラーをすねの下に置く

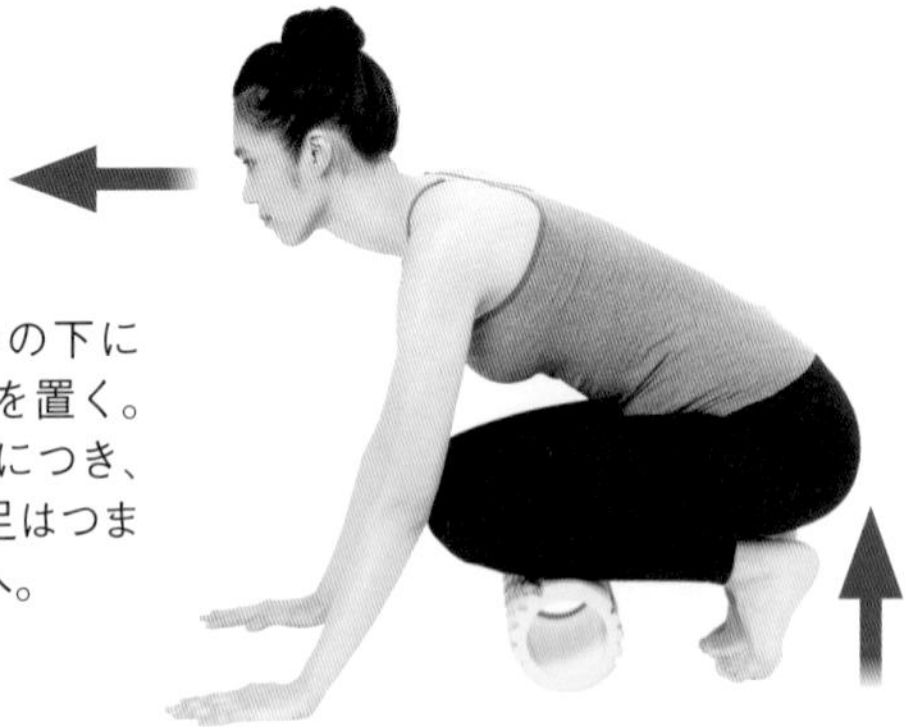

中腰になり、すねの下にフォームローラーを置く。体の前で両手を床につき、上半身を支える。足はつま先立ち。視線は前へ。

❷フォームローラーの上に乗り前後に動かす

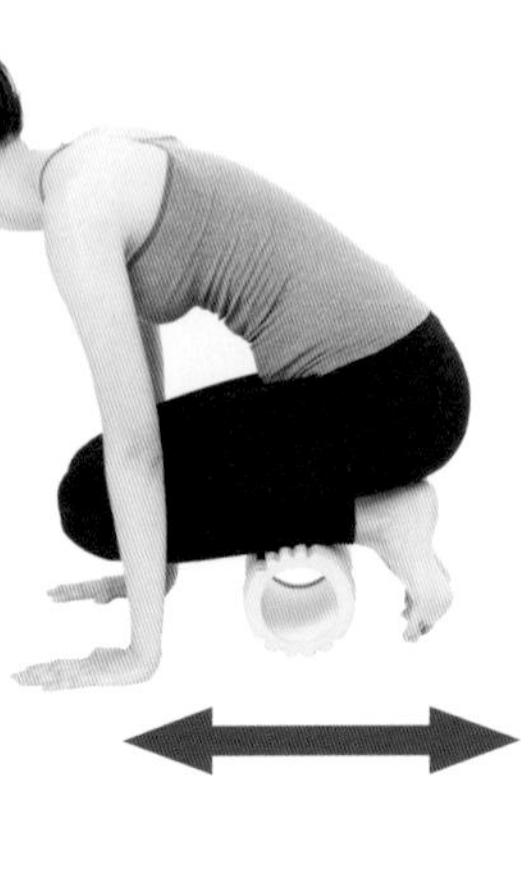

フォームローラーの上に乗り、軽く体重をかけて体を前後に動かし、すねを刺激する。少しずつ位置をずらしてすね全体をほぐす。

Point

すねは体重をかけすぎるととくに痛みが生じるので、手や足先で体を支え、体重のかけ方を調節しながら痛くないように行う。

❸長座になり、ふくらはぎ全体をほぐす

脚を伸ばして床に座り、ふくらはぎの下にフォームローラーを置き、反対の脚はひざを立てる。腰のうしろに手を置いて上半身を支える。脚を前後に動かして刺激し、少しずつ位置をずらしてふくらはぎ全体をほぐす。脚を左右にひねるようにしながら、内側、外側まで全体的にほぐしていく。

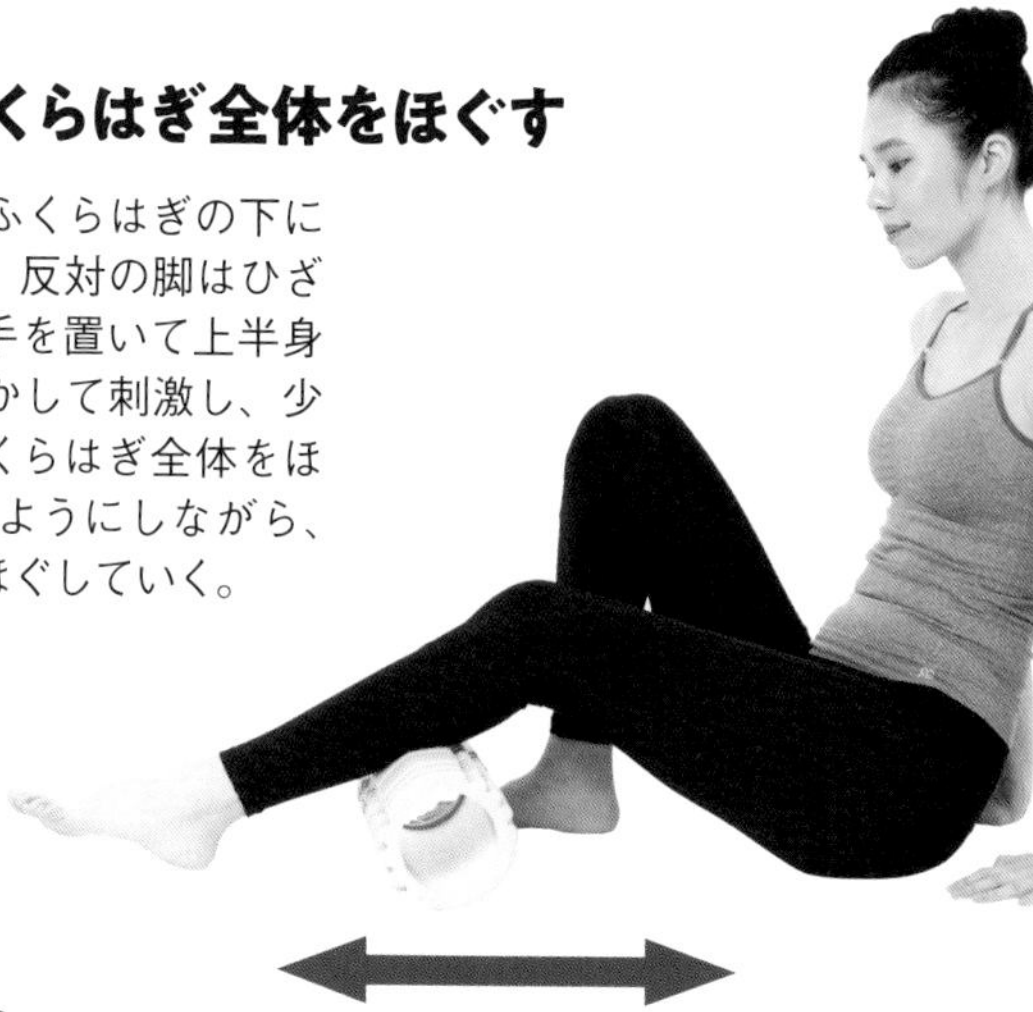

RECOMMEND

デスクワーク中心

運動不足

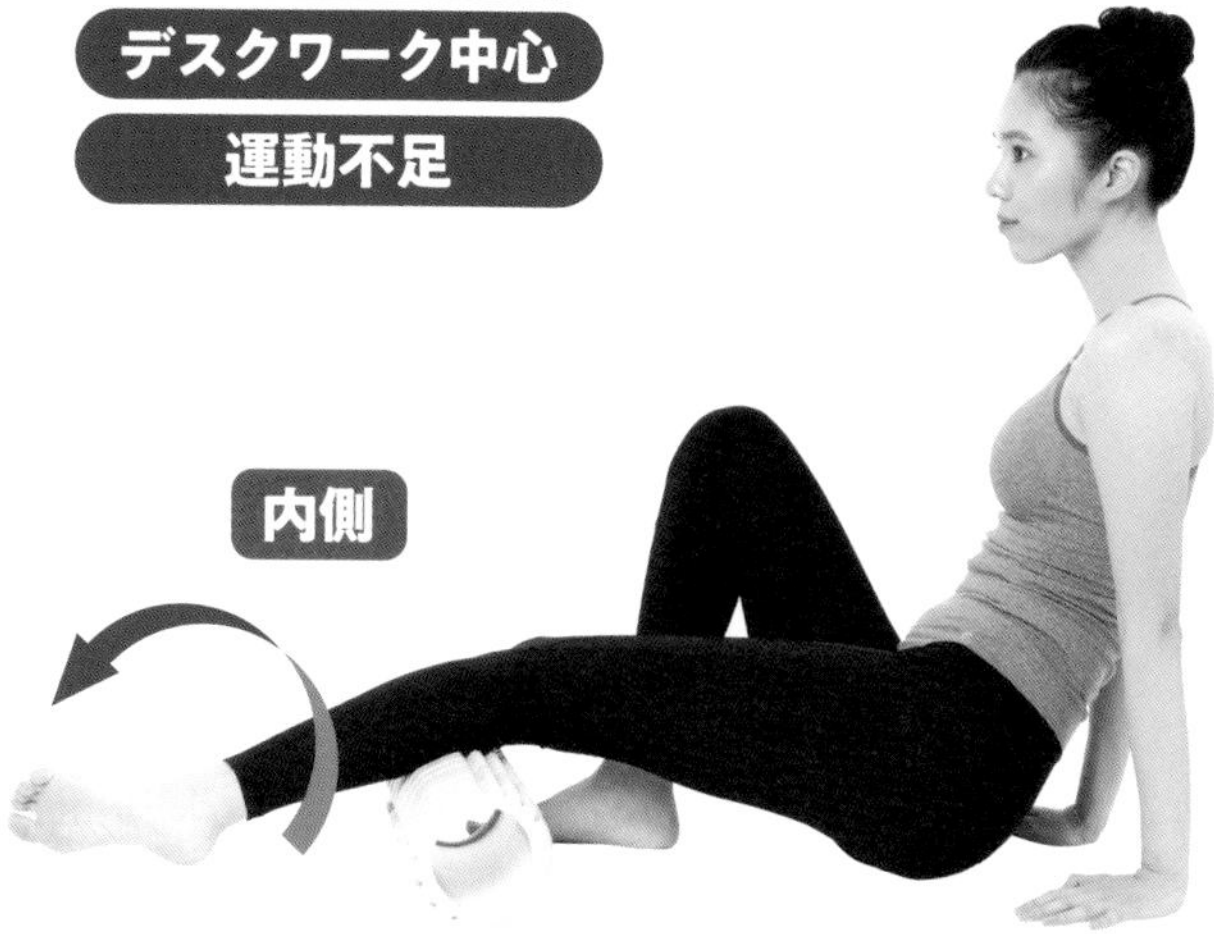

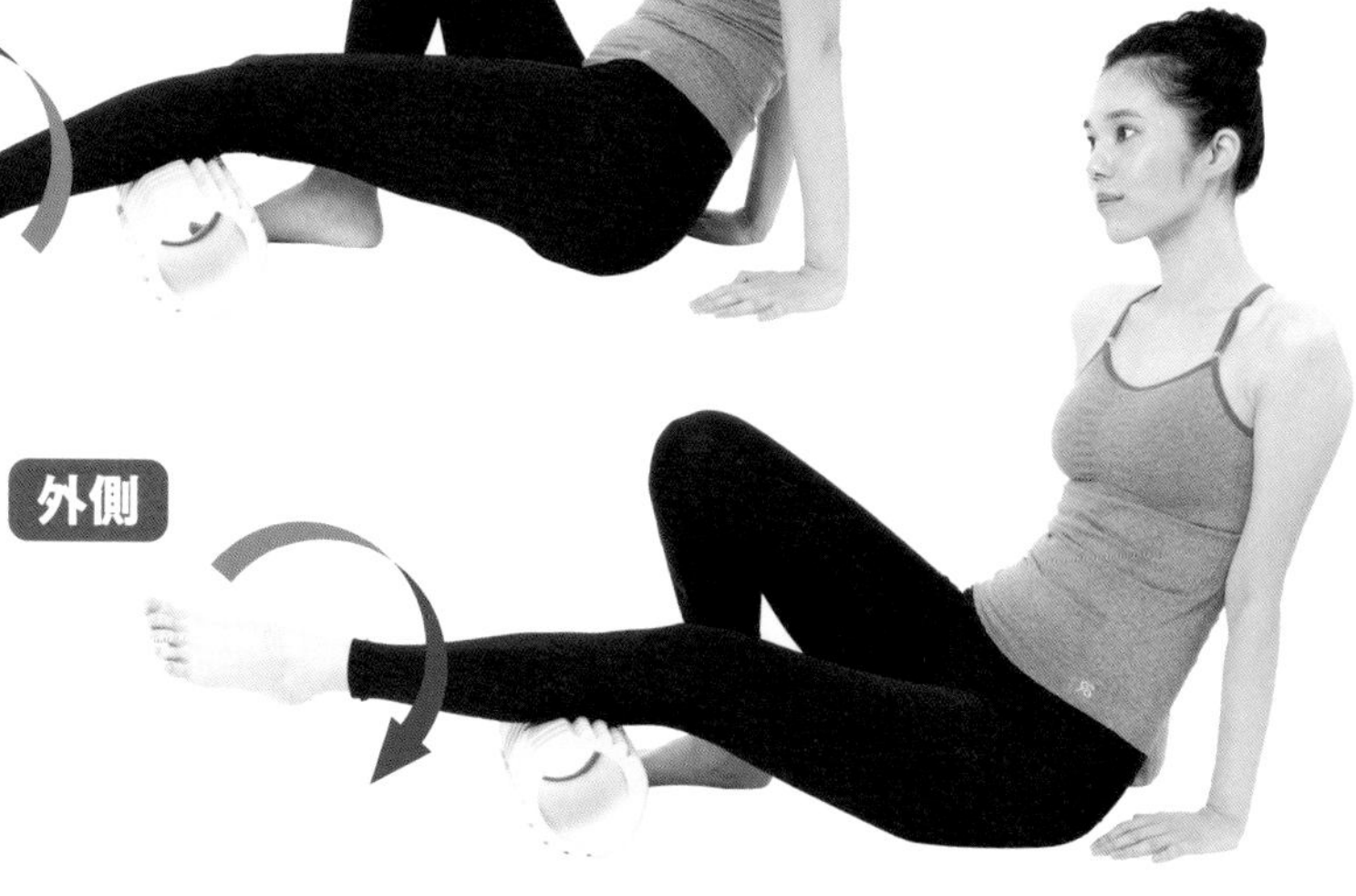

ストレッチの動きをサポートしてくれる ピラティスボールを使ってみよう！

バランスボールを小さくしたような形状のピラティスボール。ボールの上に乗ってバランスを取ることで体幹を整えたり、ストレッチの動きのサポートとして使ったりして体をほぐすことができます。また、座るときにクッションのようにお尻の下に置いておくだけでもいい運動になります。ピラティスボールを置くことであえてバランスが悪い状態をつくれば、バランスを取ろうとする体の動きが体幹を強化することにもつながります。

ピラティスボールってこんなもの

空気を入れて膨らまして使うもので、サイズは直径20～25㎝のものが主流。空気を目いっぱい入れてパンパンにするのではなく、手で押すとぎゅっとつぶれた円形になるぐらいのやわらかさで使用する。

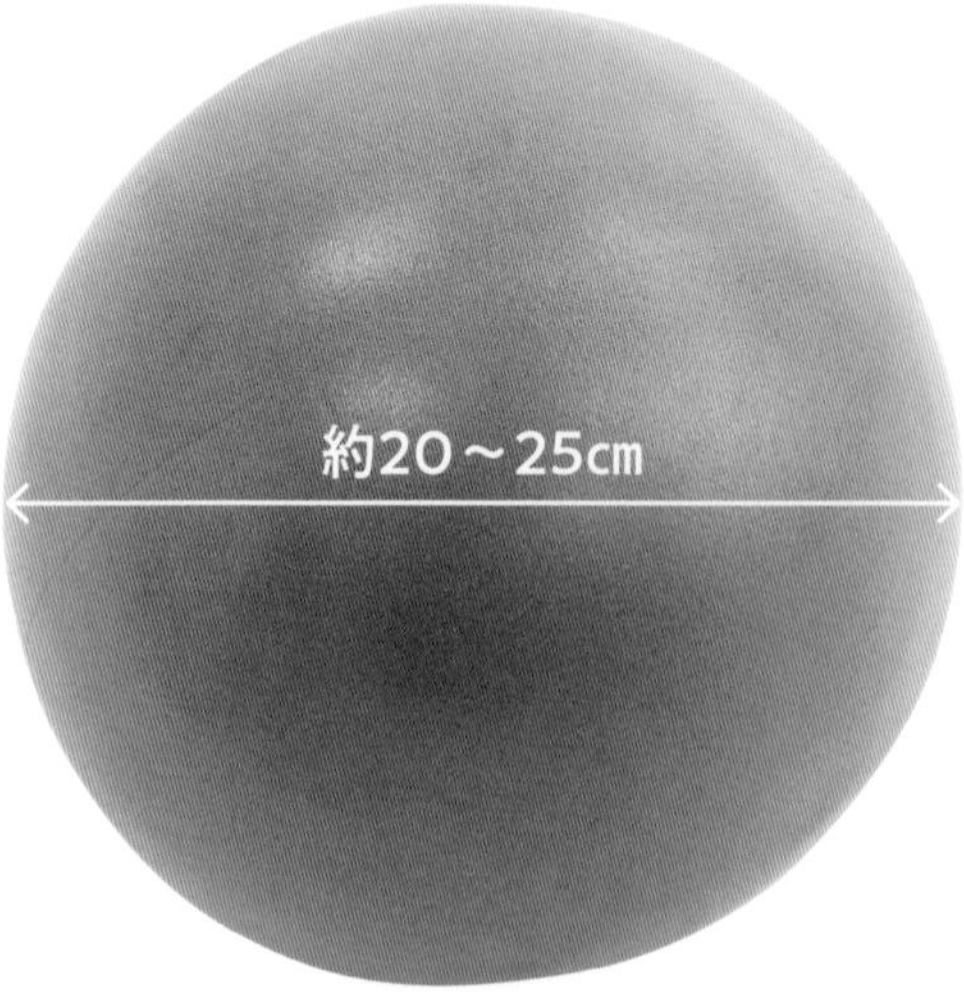

こんなストレッチにおすすめ！

・体幹を強化する　・股関節をほぐす
・ストレッチのサポート

ピラティスボールで仙骨の位置を整える

20秒
左右5回

仰向けに寝て、骨盤の下にピラティスボールを置き片脚を抱える動きです。ひざとひざを前後に引っ張り合うようなイメージでストレッチすることで、骨盤のまん中にある仙骨の位置を整えていきます。

RECOMMEND
- デスクワーク中心
- 姿勢が悪い

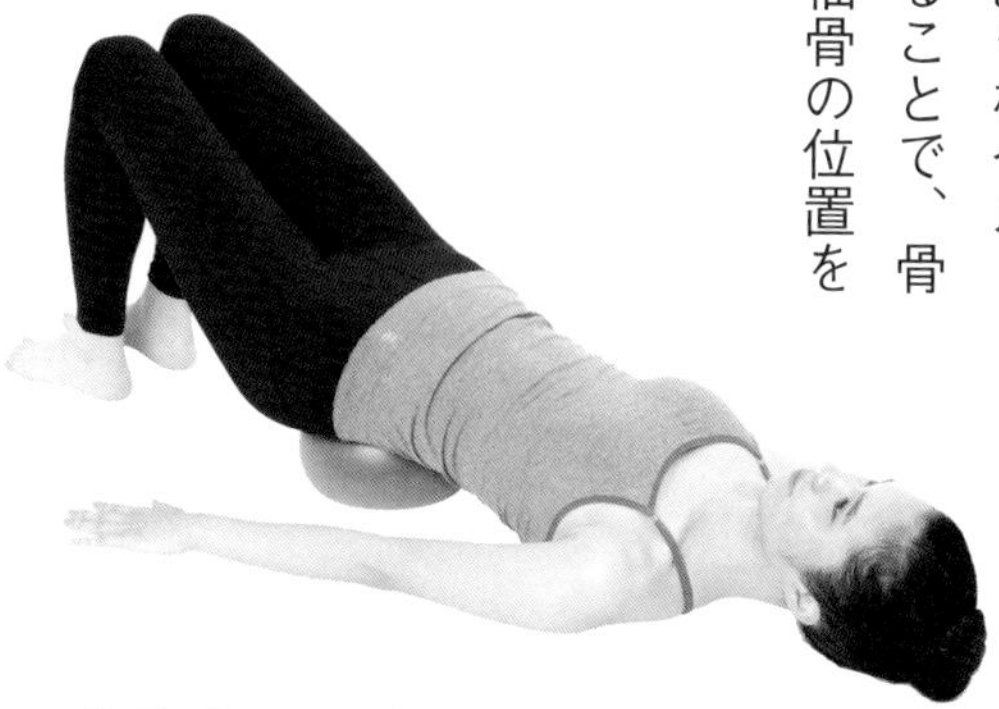

❶仰向けに寝て骨盤の下にピラティスボールを置く

仰向けに寝たら、骨盤の下にピラティスボールを置く。ひざは立てた状態で揃え、手は体側に置いて体を安定させる。

❷脚を抱える

片脚を抱えて体に引き寄せるようにしてもも裏を伸ばす。同時に反対のひざを遠くに離すようなイメージで股関節を伸ばす。反対側も同様に行う。

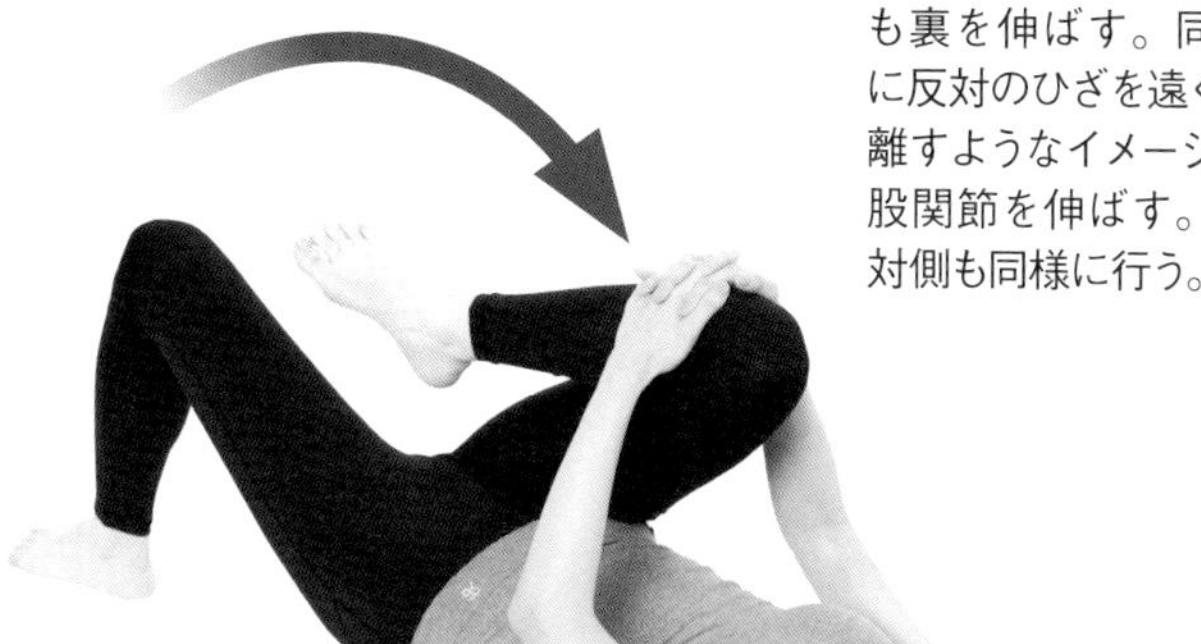

Point

ピラティスボールの上に乗って行うことで、腰をサポートすることができ、さらに体幹の強化にもつながる。

ピラティスボールで骨盤を整える

左右・内外 各30秒

ピラティスボールを骨盤の下に置き、その上に下半身を乗せたら、そのまま片ひざを少し開いてまわします。ひざをまわす際、脚の付け根からまわすように意識して行うこと。股関節をいろいろな方向に動かすことになるので、ゆがみやすい骨盤を整えることにつながります。とくにデスクワーク中心の人など、座りっぱなしの姿勢が多い人は股関節が硬くなりがち。意識して股関節のストレッチを取り入れることで、骨盤のゆがみが整います。

❶仰向けに寝て骨盤の下にピラティスボールを置く

仰向けに寝て、骨盤の下にピラティスボールを置く。手は体側に伸ばして体を支え、両ひざを揃えて床と垂直に上げる。

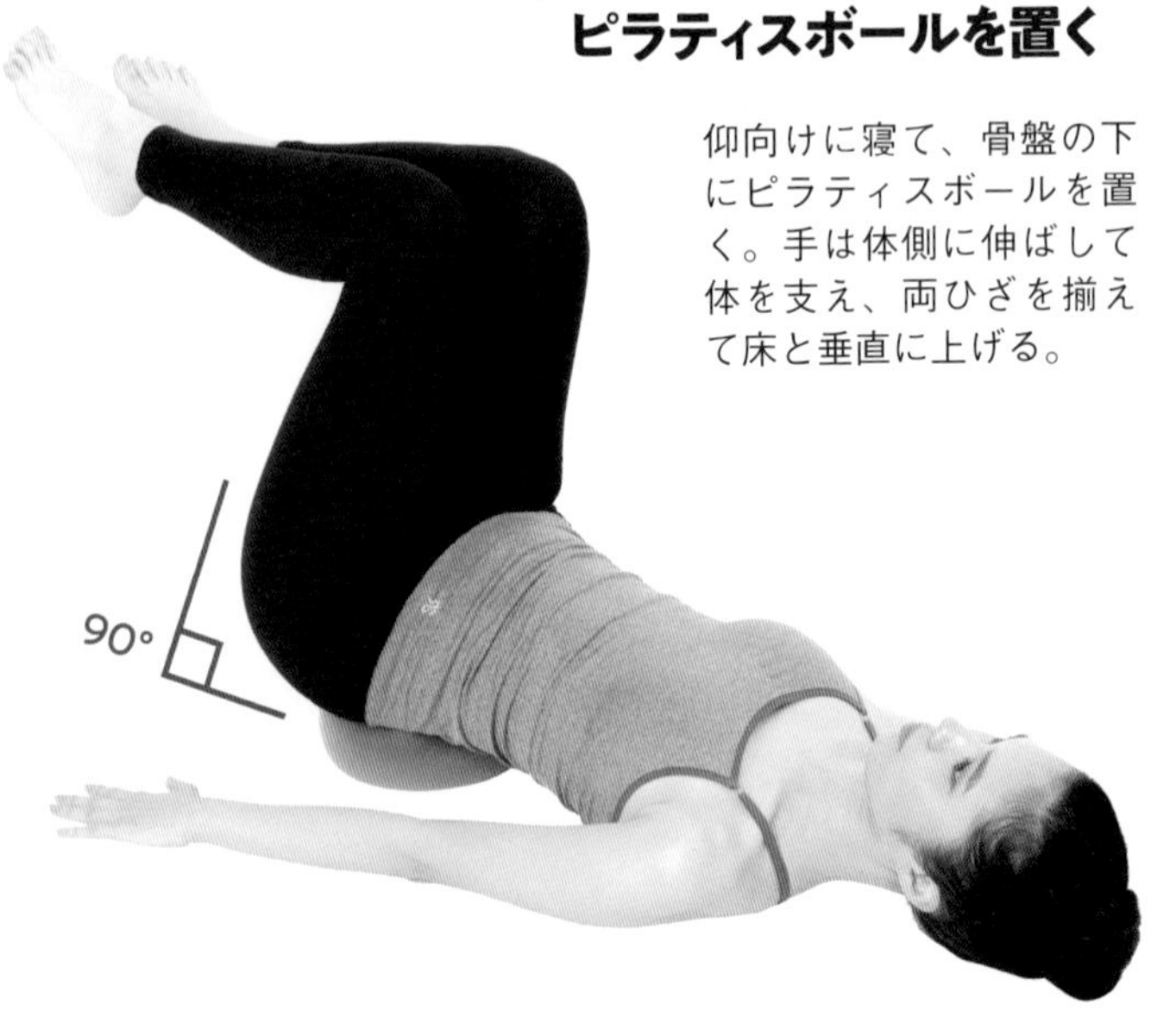

RECOMMEND

デスクワーク中心

運動不足

姿勢が悪い

Point

目的は股関節を動かすことなので、ひざだけをまわすのではなく、ひざで円を描くように股関節から大きく脚を動かす。

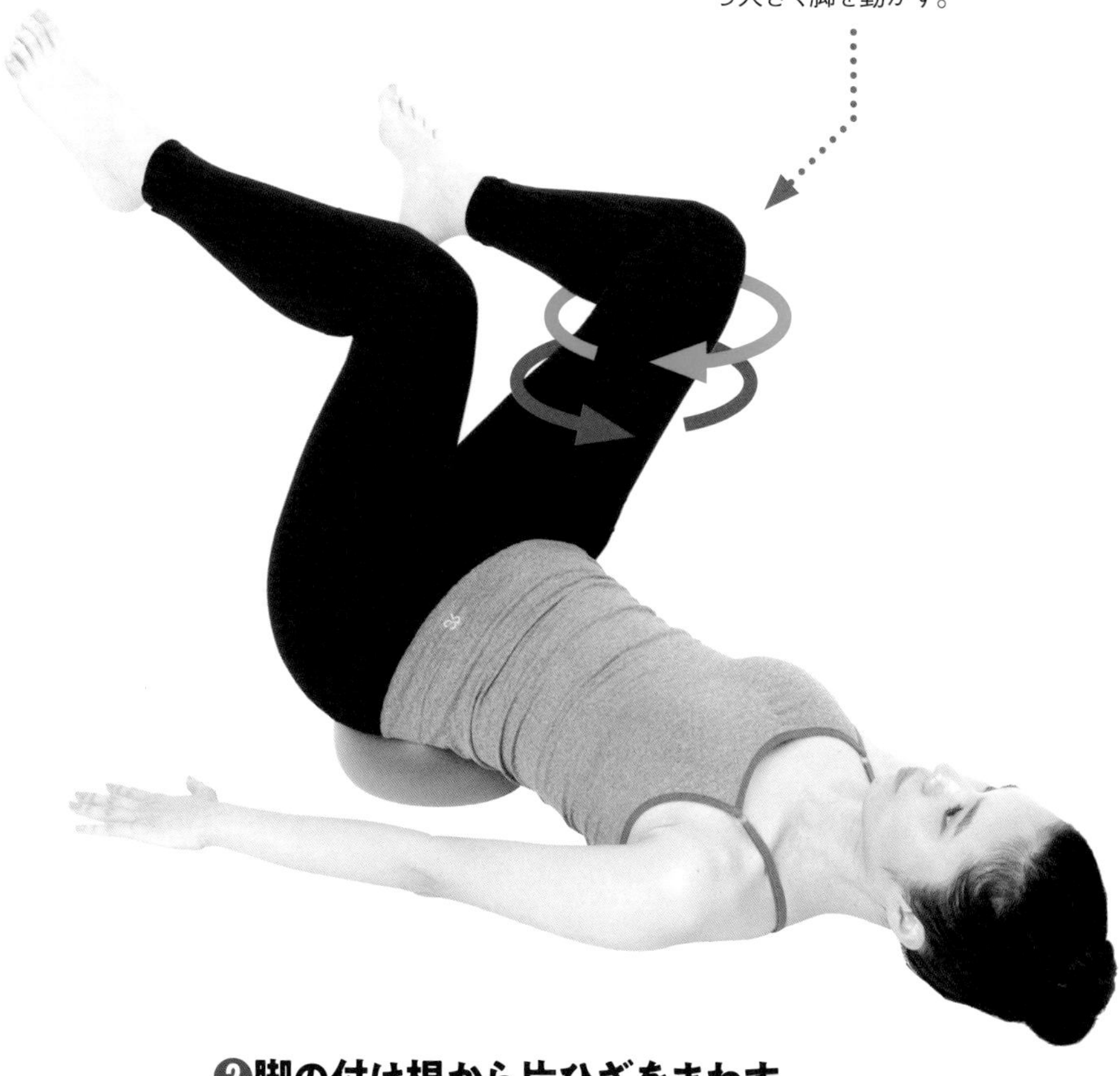

❷脚の付け根から片ひざをまわす

片ひざを少し開き、脚の付け根からひざをまわす。内回り、外回り両方行うこと。反対の脚は動かさない。反対側も同様に行う。

ピラティスボールで股関節を伸ばす

20秒
5回

仰向けに寝てひざを立て、手で体を支えながら腰を浮かせるヒップリフトという動きです。頭や肩は床につけたまま胸からひざをまっすぐ持ち上げることで、体から太ももの前側全体を伸ばしていきます。とくに股関節の前側を伸ばすことができるので、骨盤の調整にもつながります。体を持ち上げたときにひざが外側に開きやすいので、ひざはこぶし一個分程度の幅を保つように意識して。腰痛がある人は、腰が痛くないところまで体を持ち上げましょう。

❶仰向けに寝て骨盤の下にピラティスボールを置く

仰向けに寝て骨盤の下にピラティスボールを置く。ひざは立てて腰幅に開き、手は体側に伸ばして体を安定させる。

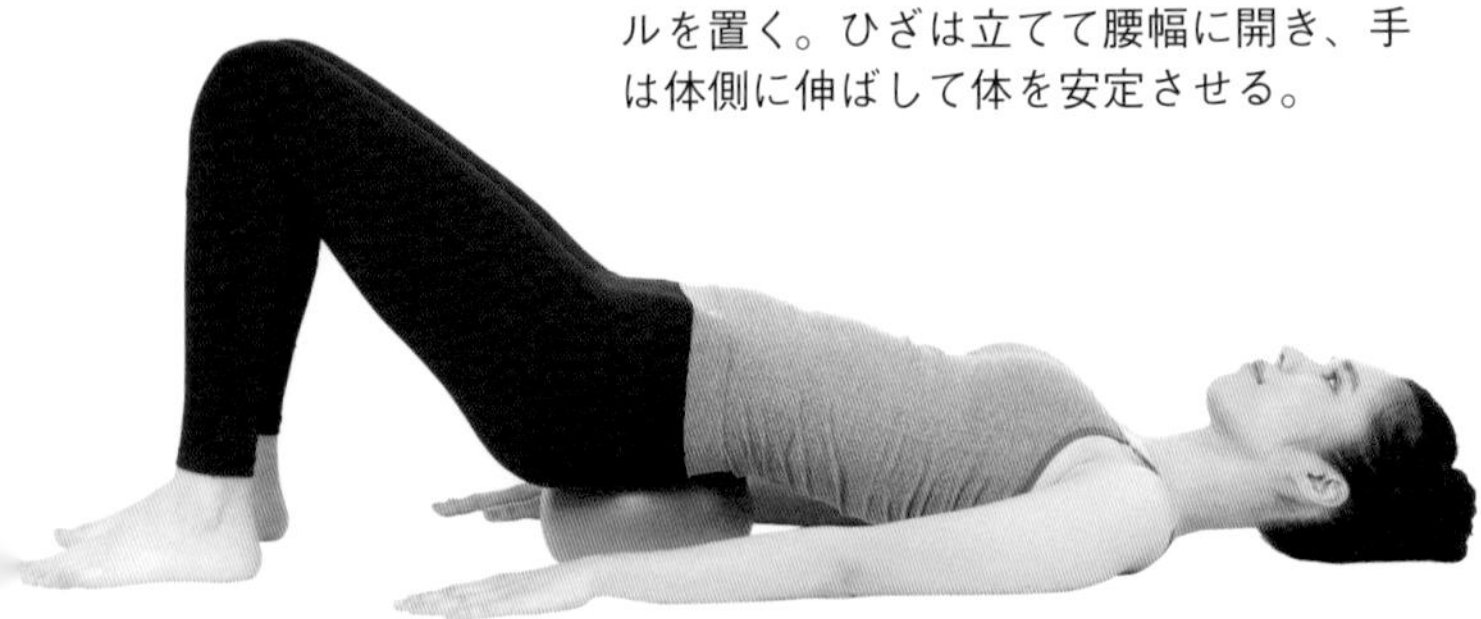

RECOMMEND

デスクワーク中心

運動不足

姿勢が悪い

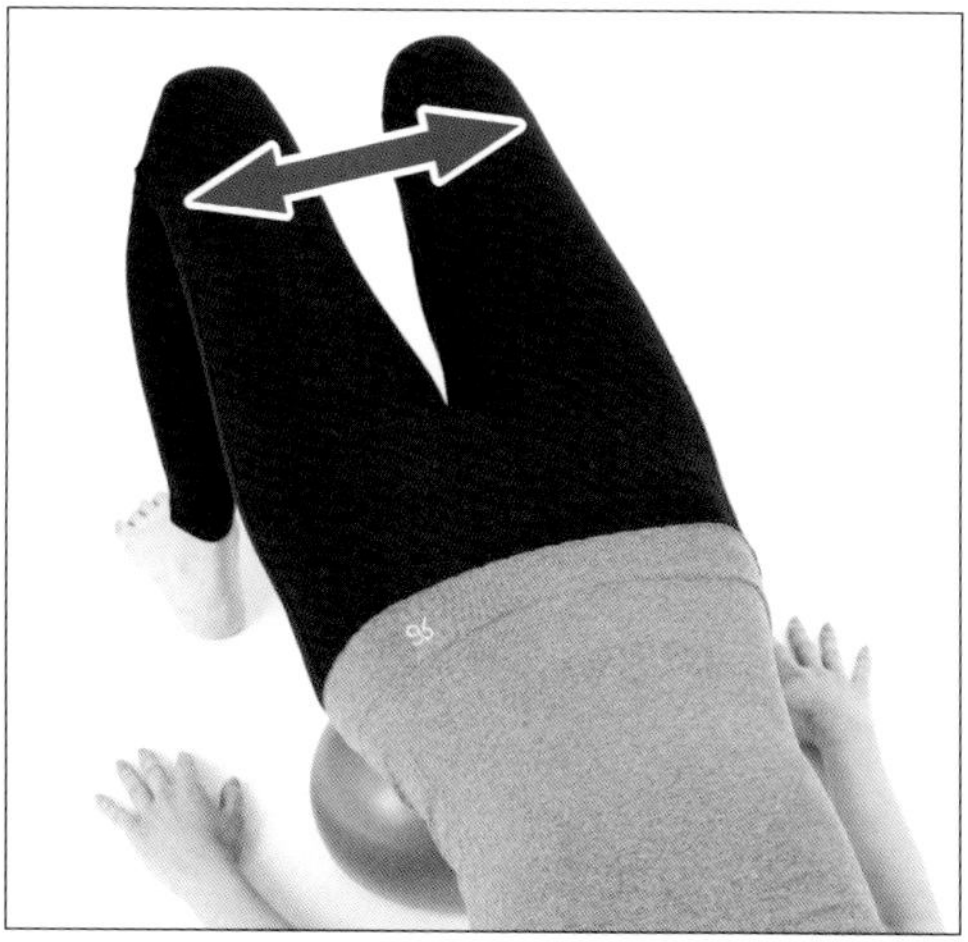

Close-up!

脚の力が弱いと腰を持ち上げたときにひざが開いてしまうので、ひざはこぶし一個分程度に開き、開きすぎないように注意する。

❷腰を持ち上げる

手で体を支えながら、ゆっくり腰を持ち上げる。頭や肩は床につけたまま、できれば胸からひざが一直線になるところまで。

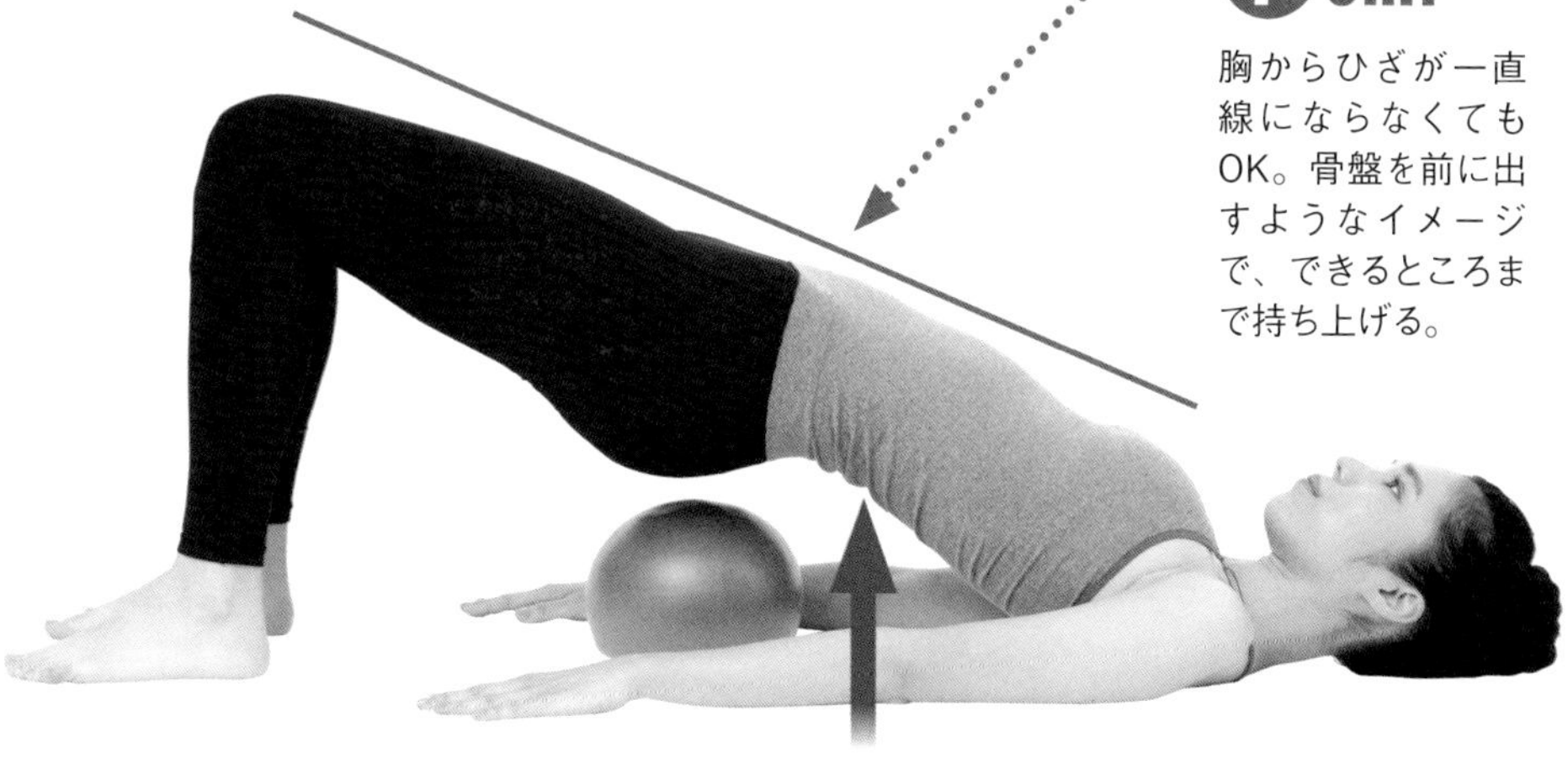

Point

胸からひざが一直線にならなくてもOK。骨盤を前に出すようなイメージで、できるところまで持ち上げる。

足裏などピンポイントでコリをほぐす
マッサージボールを使ってみよう！

マッサージボールは、テニスボールサイズの小さな硬いボールです。ボールの上に足裏をのせて前後に転がすことでその名の通り、マッサージするようにほぐすことができます。足裏を手軽にほぐせるだけでなく、腰やお尻、肩などコリが気になるところや、筋肉が硬くなってしまった部位にフォームローラーと同じような要領（136〜141ページ参照）で使用すると、その部位をマッサージするようにほぐすことが可能です。

マッサージボールってこんなもの

テニスボール大の硬いボール。今回は球状のものを使用するが、ほかにも丸いボールがふたつくっついたダンベル状のものや、全体にトゲのような突起があるものなど、部位や用途によって使い分けが可能。

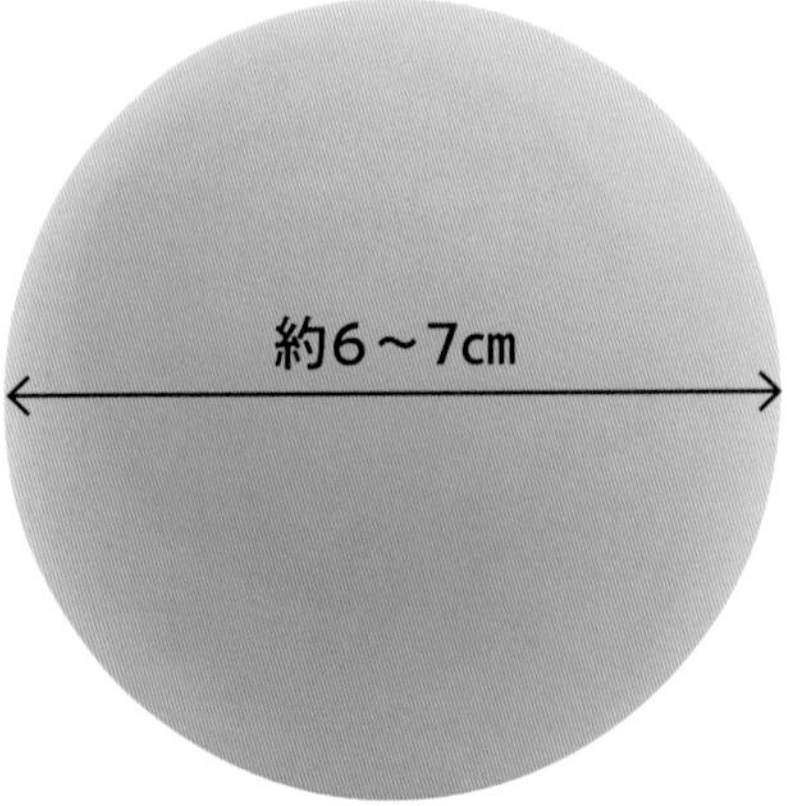

こんなストレッチにおすすめ！

・足裏をほぐす
・むくみを解消する　・血流を促す

マッサージボールで足裏をほぐす

RECOMMEND

デスクワーク中心

運動不足

足裏をマッサージボールの上に乗せ、体重を前にかけることで足裏をほぐしながら、アキレス腱を伸ばすことができます。かかとは常につけたまま行うこと。あまり歩かない人、ヒールの高い靴をよくはく人におすすめ。

各20秒

左右5回

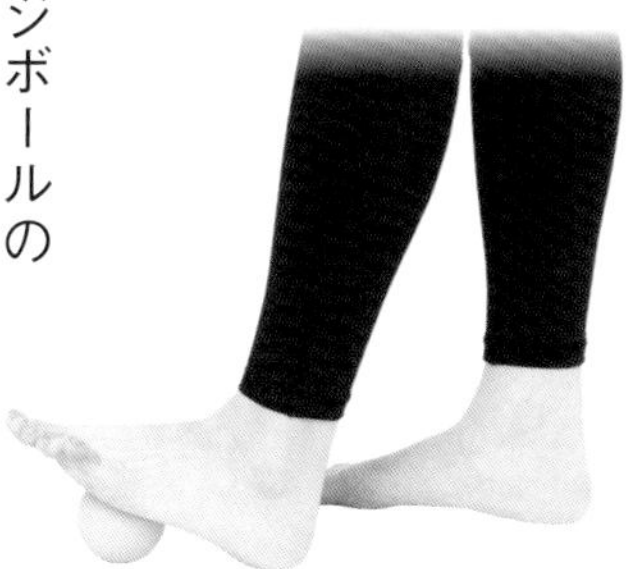

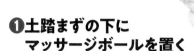

❶土踏まずの下にマッサージボールを置く

土踏まずの下あたりにマッサージボールを置き、かかとは床につけ、まっすぐ姿勢を正して立つ。足先は伸ばしておく。

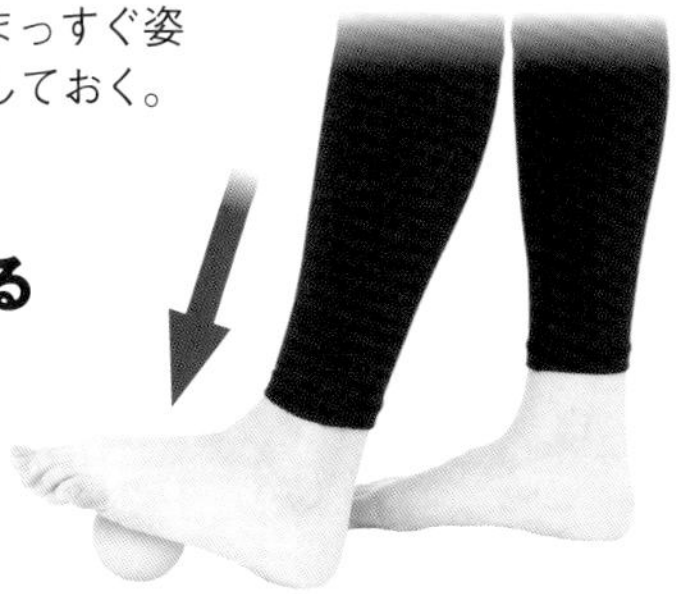

❷前側に体重をかける

かかとをつけたまま、前側に体重をかける。ひざを伸ばした状態で、上半身を少し前に傾けるようなイメージで行う。

Point

前側に体重をかけるとかかとが浮きやすいので、常にかかとが床についているように意識しながら行うこと。

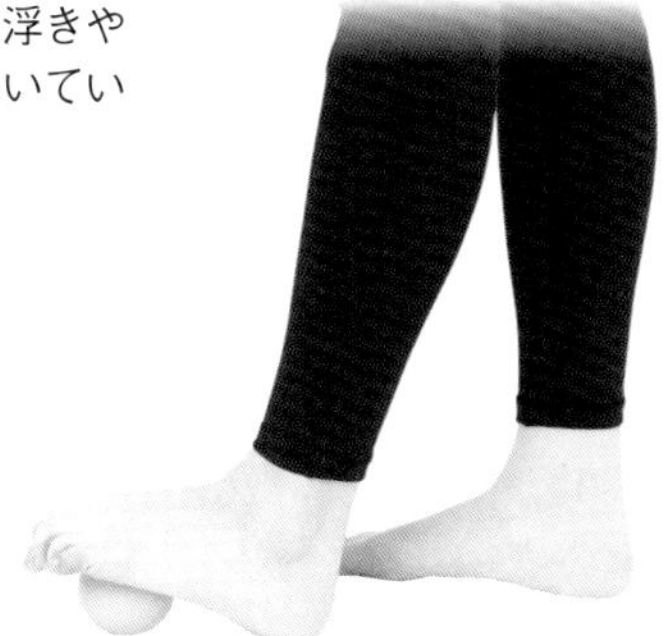

❸足指を閉じたり開いたりする

②の状態を20秒キープしたら、そのまま足指を開いたり閉じたりする。これを20秒行ったら、反対側も同様に行う。

全身に使えて動きのサポートも可能
ストレッチバンドを使ってみよう!

自分の力では筋力、柔軟性が足りず伸ばせないところでも、ストレッチバンドを使うことでできるようになります。とくに足にバンドを引っかけて手で反対側を引っ張ることで、しっかり脚を伸ばす動きができます。また、適度な長さに調整したストレッチバンドを手に持ってストレッチを行うと、手を引っ張り合う力が使えたり、手の距離を保つことができたりといったメリットがあります。上半身にも下半身にも使える汎用性の高さもポイントです。

ストレッチバンドってこんなもの

ループ状のゴムバンドが一般的。薄いテープ製や布製のものもある。やわらかく負荷が低いものから、硬めで負荷が高いものまであり、自分の筋力や柔軟性に合わせて使い分けできる。かさばらず、持ち運びに便利。

こんなストレッチにおすすめ!

- 肩甲骨をほぐす
- 脚(とくに裏側)を伸ばす
- 股関節をほぐす

ストレッチバンドで上半身をほぐす

各5回

RECOMMEND
- デスクワーク中心
- 運動不足
- 姿勢が悪い
- ダイエットしたい

ストレッチバンドを肩幅の長さに調整して両手で持ち、手を上下に動かすストレッチ。さらに上半身を横に倒す、まわすといった動きで上半身全体をほぐしていきます。上半身を動かす際、ひじは伸ばした状態をキープして。

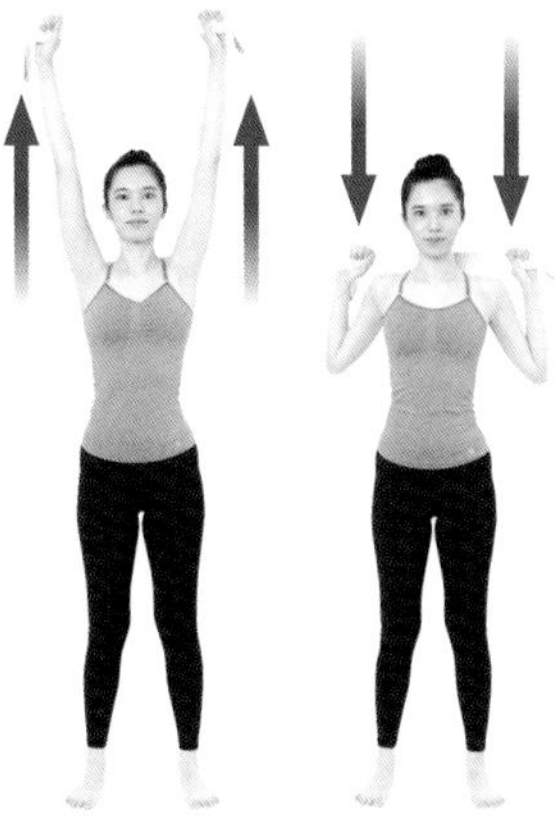

❶背中側で手を上下に動かす

脚を肩幅に開いて立ち、ストレッチバンドを肩幅の長さで持つ。そのまま背中側で肩甲骨を動かすように手を上下に動かす。

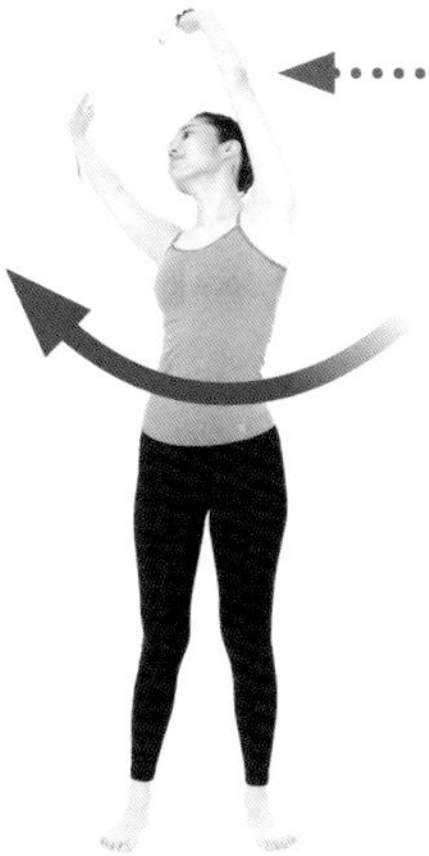

Point

上半身を横に倒したりまわしたりする際、ひじがゆるむと伸びが弱くなるので、ひじはしっかり伸ばしたまま、手は肩幅をキープ。

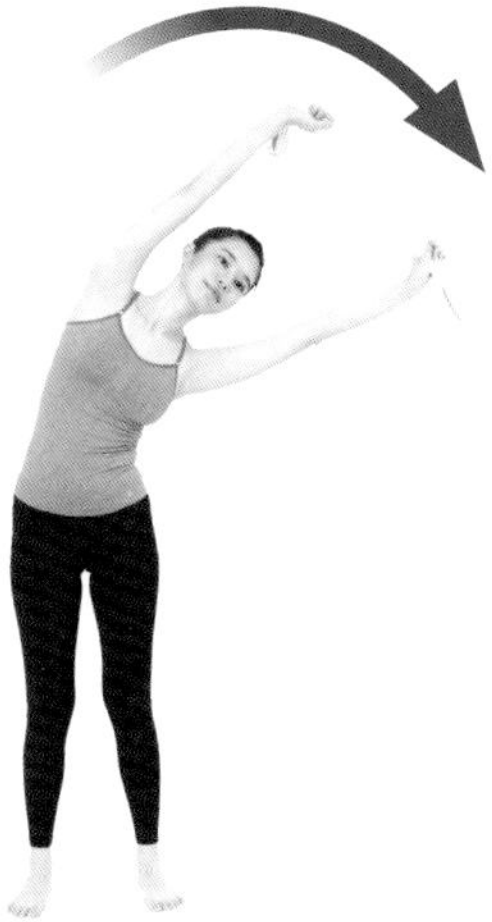

❷上半身を横に倒す

手を頭上に持っていき、そのまま上半身を真横に倒す。一度、中心に戻ってから反対側へ倒す。

❸上半身をまわす

体を中心に戻したら、手に引っ張られるように上半身を大きくまわす。右回り、左回りそれぞれ行う。

ストレッチバンドで脚＆股関節をほぐす

左右
1セット

ループ状のストレッチバンドを足に引っかけ、手で反対側を持って脚を曲げ伸ばししたり、股関節を左右に動かしたりするストレッチです。下半身全体、とくに脚の裏側と股関節をほぐすことができます。バンドの長さや強度はそれぞれ違うので、脚を伸ばしたときに適度にバンドにテンションがかかる（手と足が軽く引っ張り合っている）くらいに調節して持つようにすると、しっかり伸ばすことができます。寝ながら行えるので、就寝前にもおすすめです。

❶仰向けに寝て、脚をストレッチバンドに引っかける

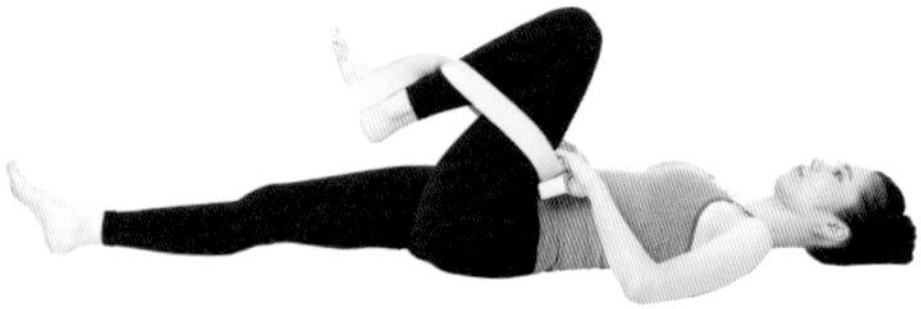

仰向けに寝たら、左足をストレッチバンドに引っかけ、ひざがバンドのループのなかに入るようにする。反対側を両手で持つ。

❷ひざを伸ばす

左ひざを伸ばして、脚の裏側全体をストレッチ。手でバンドを引っ張り、手と足が軽く引っ張り合うくらいのテンションに調整する。

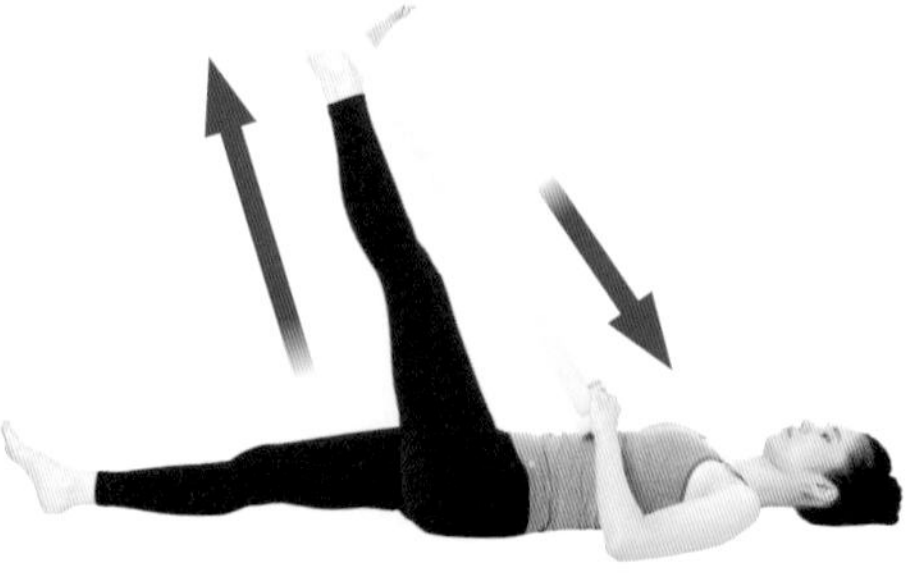

❸軽くひざを曲げる

軽くひざを曲げてゆるめる。このとき、ひざがストレッチベルトのループのなかに入るようにする。②③を5回繰り返す。

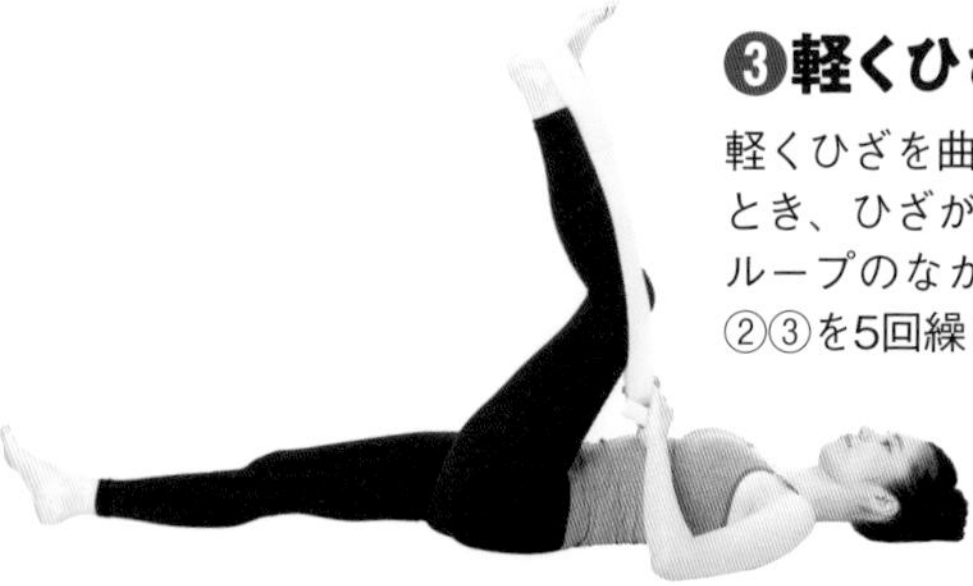

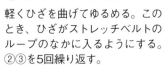

RECOMMEND

- デスクワーク中心
- 運動不足
- 姿勢が悪い
- ダイエットしたい

❹ひざを伸ばして脚を左右に倒す

一度②の状態に戻り、左手は真横に伸ばし、右手だけでストレッチバンドをつかむ。そのまま左脚を大きく左へ倒す。5回繰り返したら手を入れ替えて右側に倒す。反対も同様に行う。

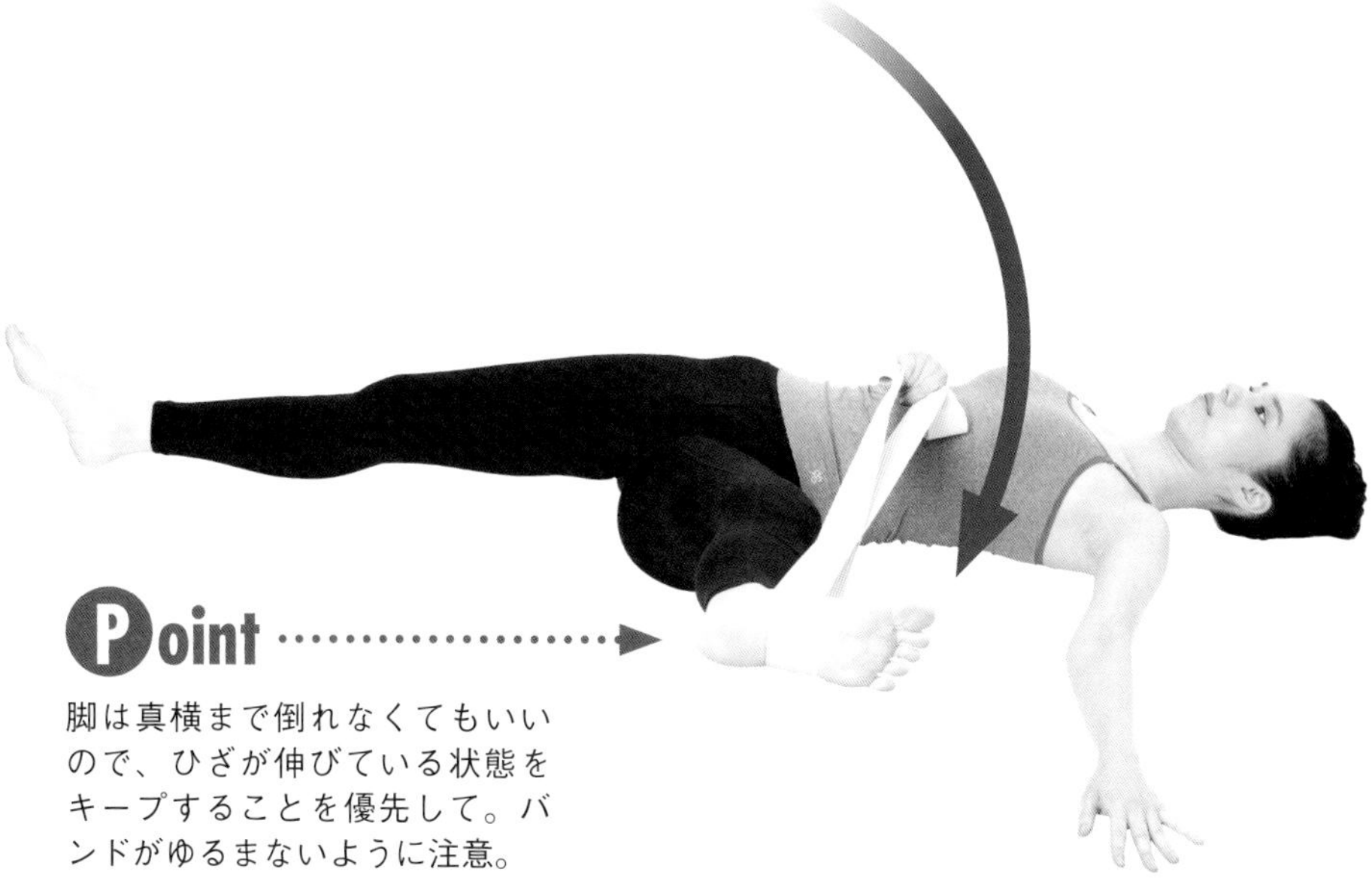

Point

脚は真横まで倒れなくてもいいので、ひざが伸びている状態をキープすることを優先して。バンドがゆるまないように注意。

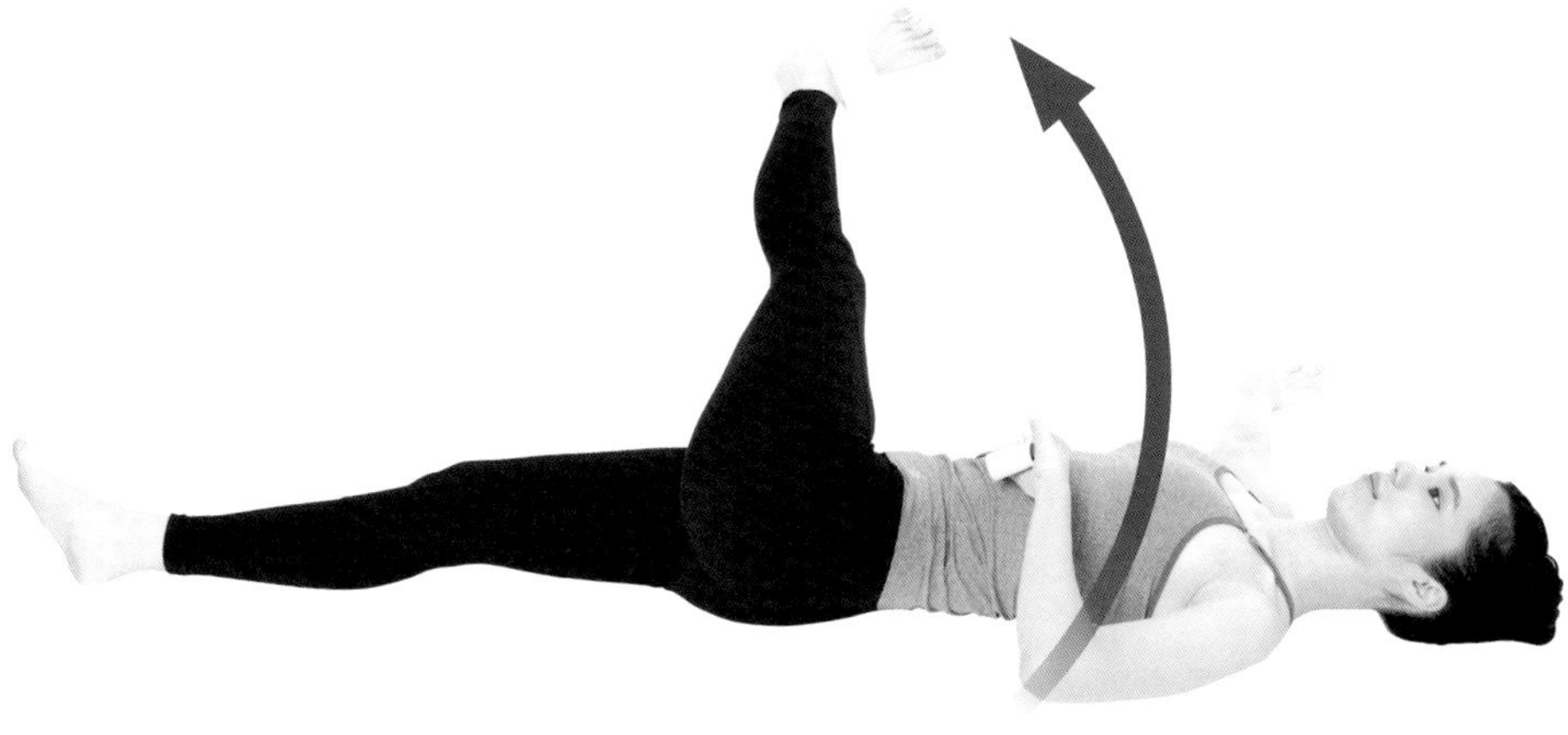

のON&OFFな1日!

通勤や通学などのONのとき、お休みや自宅で過ごしているOFFのとき、それぞれのストレッチの取り入れ方の一例をご紹介。ここで紹介する1日を参考に、本書の簡単ストレッチを日常生活に取り入れていきましょう。

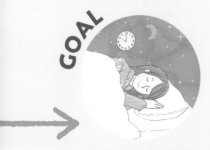

できれば22時までに就寝を。リズムができるだけでなく、ホルモン分泌も促されます。

ON

いつもの日々を変えない“ながら”ストレッチ習慣

通勤、通学などで1日外出という日は、朝からバタバタしてしまいがち。あえてストレッチの時間をつくるのはとても大変なので、準備をしながら、仕事のすき間に、寝る前になど、毎日の流れを変えずにできるものを取り入れて。

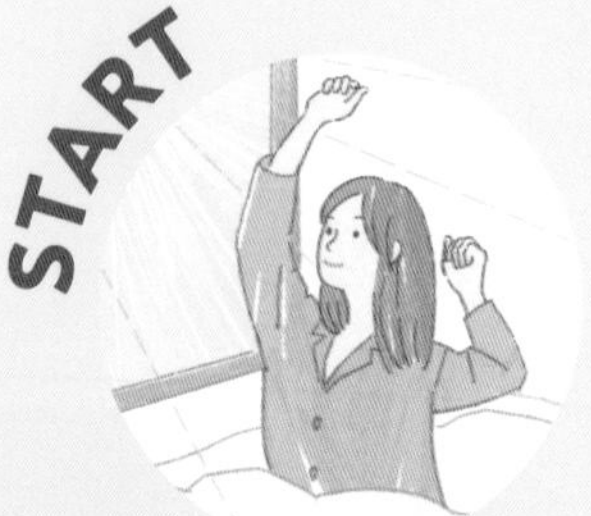

朝起きたら、太陽の光を浴びるのがおすすめ。体内時計がリセットされ、目覚めがすっきり。

朝の目覚めのストレッチ!

外出準備をしながらストレッチ。主に脚を動かすものなら、ヘアセットやメイク、歯磨きをしながら行えるのでおすすめ。起床後30分は体が動きづらいのでストレッチは避けて。

おすすめ!

全身の動きがよくなるストレッチ …………………… 36ページ
ひざの痛みを軽減する①② …………………………… 60、62ページ

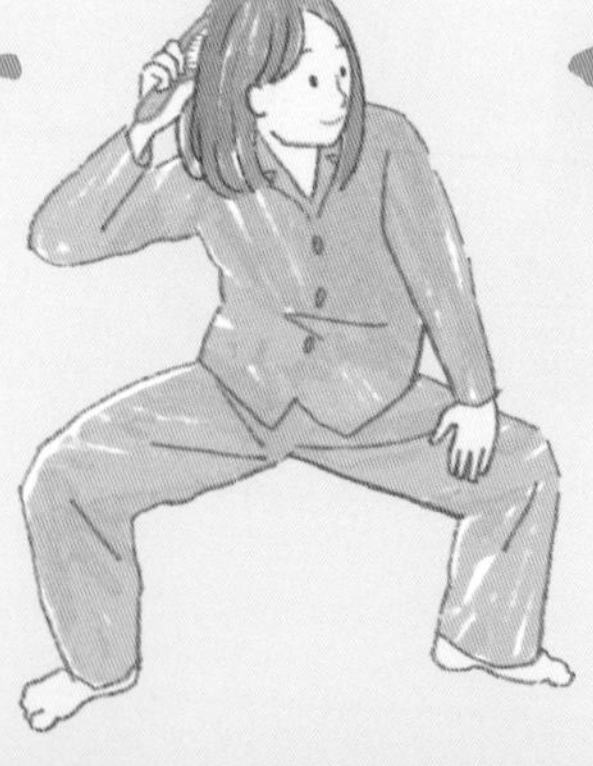

オフィスで、
自宅で、
実践しよう！

簡単ストレッチ

おすすめ！

二の腕のたるみを改善する①② ……… 66、67ページ

手の痛みを軽減する …………………………………… 70ページ

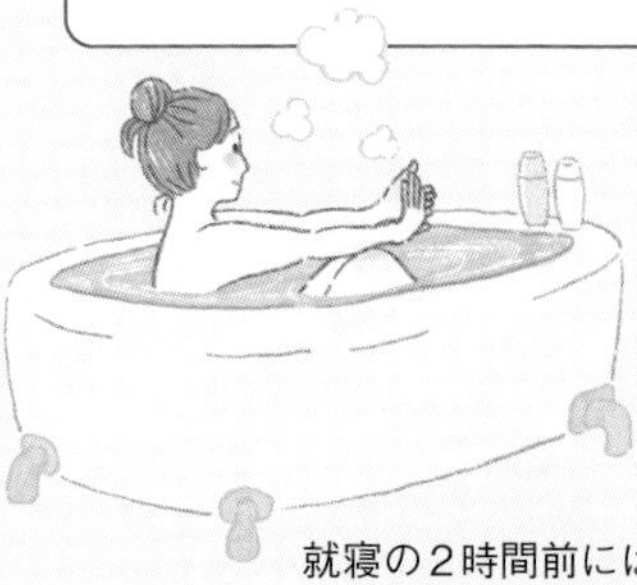

就寝の2時間前には入浴を。リラックスするだけでなく、このタイミングで体温を上げておくと、寝つきがよくなります。入浴しながら腕など上半身のストレッチをするのも◎。

就寝前にストレッチでリラックス♪

あまり動きが大きくないストレッチはリラックス効果が得られるものもあるので、就寝前に取り入れてみるのもおすすめ。寝ながらできるものならベッドの上で行ってもOK。

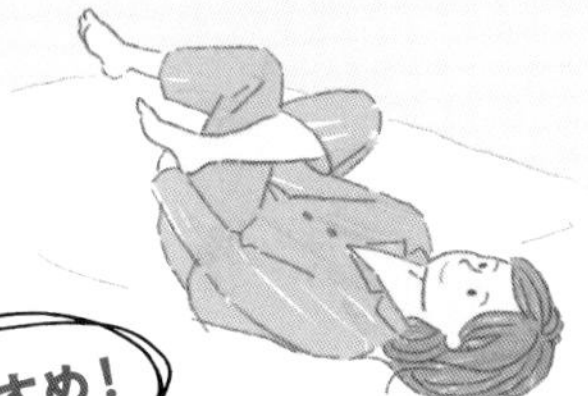

おすすめ！

下半身が楽になる股関節のストレッチ ……………………… 38ページ

骨盤のゆがみを改善する② ………………………………… 110ページ

その場でちょこっとストレッチ それだけでも体が変わる

おすすめ！

上半身が楽になる肩甲骨のストレッチ①② …… 32、34ページ

肩の動きをよくする①② ……………………………… 44、46ページ

駅まで歩くだけでも立派な運動！ 余裕があればひと駅遠くまで歩いてみるのもGOOD。

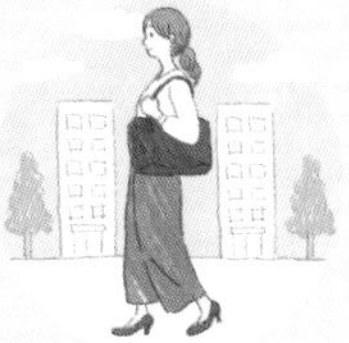

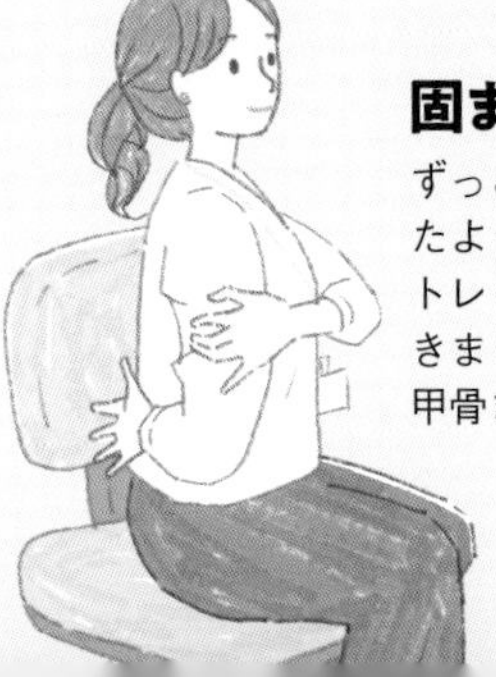

固まった体をストレッチ！

ずっと同じ姿勢でいると、体が固まったような感覚に。気づいたときにストレッチを取り入れて、ほぐしていきましょう。デスクワークの人は肩甲骨まわりを動かすとコリの予防に。

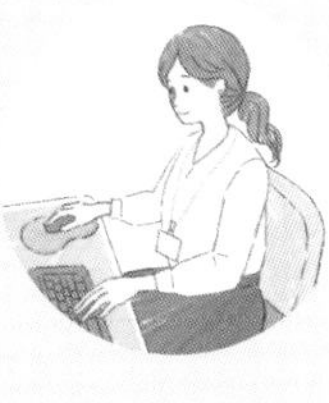

デスクワークや立ち仕事の際は、理想的な姿勢を意識。いつの間にか習慣になっているはず！

レッチが一番！

OFF

こまめなストレッチで運動不足を解消！

仕事や学校がお休みの日、また、家事やテレワークで1日家にいる日は、どうしても運動不足になりやすいので、こまめにストレッチを取り入れて。時間に余裕があるときは、少し外に出てストレッチするのもおすすめです。

GOAL

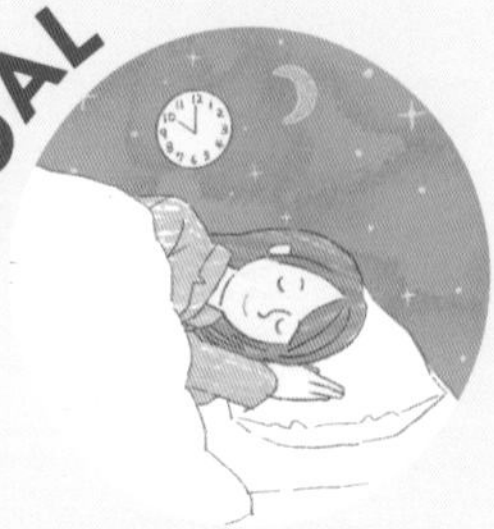

休日でも夜更かしせず、22時までに就寝しましょう。朝の寝起きもよくなります。

START

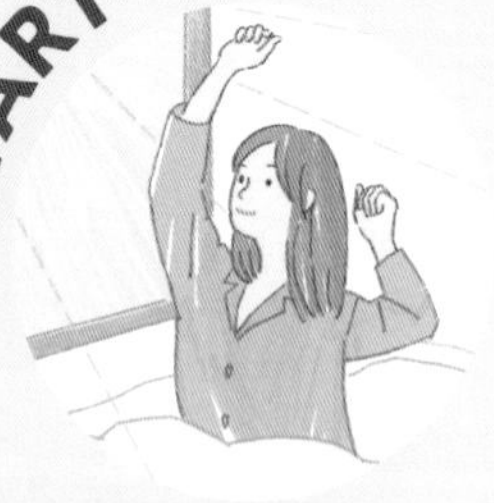

遅くまで寝ているとリズムが狂ってしまうので、できればONの日と同じ時間に起床して。

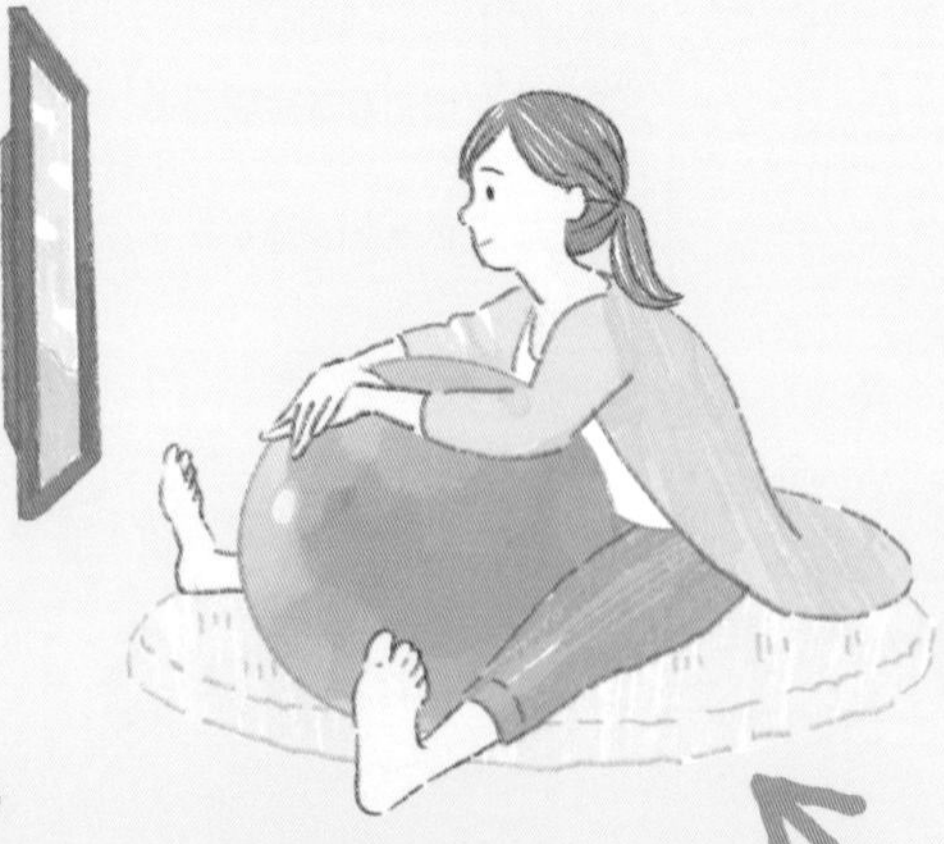

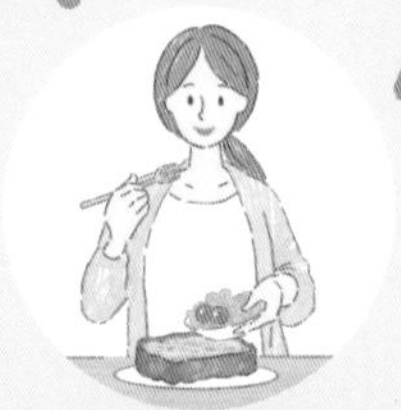

休日でもしっかり朝食を食べましょう。頭や体を目覚めさせ、日中の活動の源になります。

“ながら”でのんびりストレッチ！

家事などの合間の休憩時間にのんびりストレッチ。簡単かつリラックスできるものでお休みモードになるのもいいでしょう。もっと動きたい人は体を大きく動かすストレッチを。

おすすめ！

腰・背中の痛みを軽減する①② ……… 51、52ページ

バランスボールで背中&脇腹を伸ばす …………… 121ページ

リラックス＆リフレッシュにはス

おすすめ！

ひじの痛みを軽減する
……………………………72ページ

足のむくみを改善する
……………………………76ページ

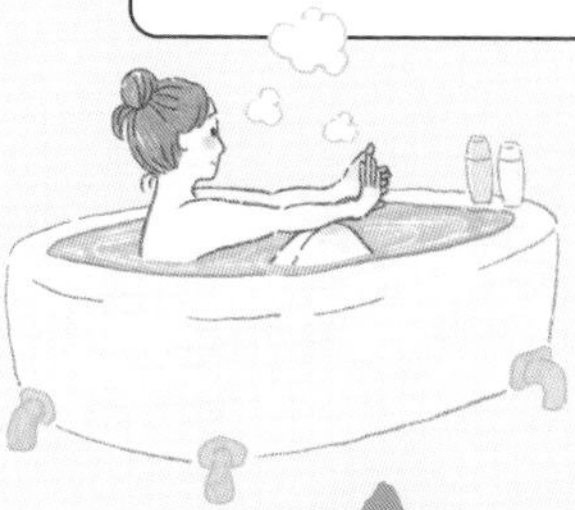

休日でも就寝の２時間前には入浴を。湯船につかることもリラックスにつながります。また、ONの日と同じようなリズムで過ごすことは心身の健康のためにとても大切です。

就寝前にもうひとストレッチ♪

寝る前にもう少しだけ体を動かしておきましょう。ストレッチにはリラックス効果が得られるものもあるので、寝る前に行うことでよりリラックスでき、良質な睡眠に導けます。

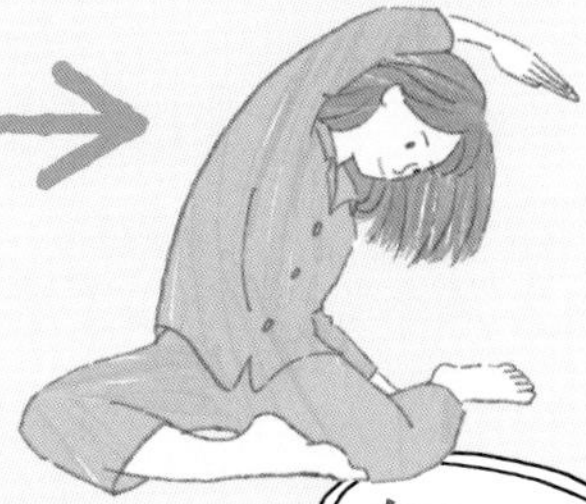

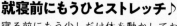

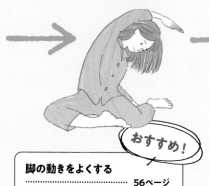

おすすめ！

脚の動きをよくする
…………………………… 56ページ

骨盤のゆがみを改善する①② …… 108、110ページ

おすすめ！

ひざの痛みを軽減する①② ……… 60、62ページ

猫背・前肩を改善する②………………… 96ページ

食器洗いや料理をしながらストレッチを取り入れることも可能。マッサージボールをキッチンに置いておき、いつでもストレッチができるようにしておけば、習慣化も簡単です。

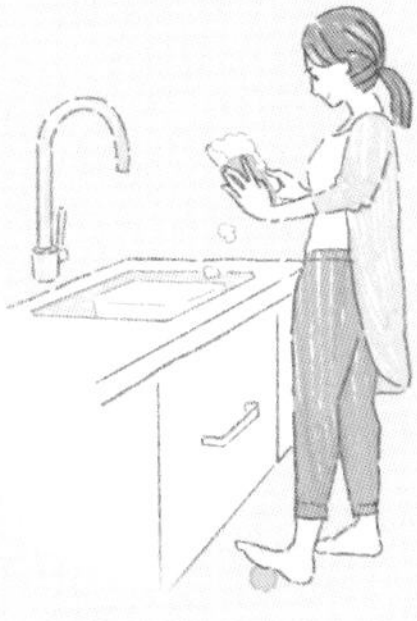

おすすめ！

猫背・前肩を改善する①③ ……… 94、98ページ

マッサージボールで足裏をほぐす …………… 149ページ

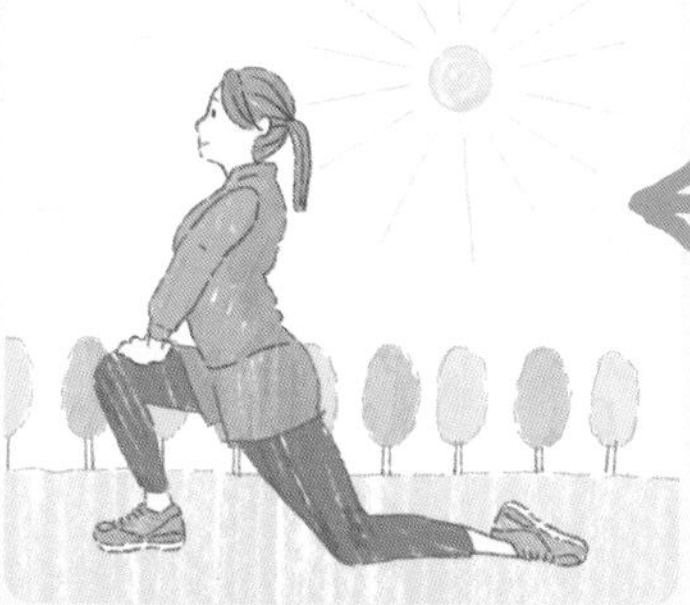

外の空気を吸いながらストレッチしてリフレッシュ☆

家にいるとダラダラしてしまう人は、思い切って外に出てみては。外の空気を吸いながらのストレッチでリフレッシュできます。日中、適度に体を動かすことで寝つきもよくなります。

ストレッチQ&A

筋肉痛のときは？ 呼吸法は？ など
ストレッチを行うときに気になるちょっとした疑問にお応えします。

Q 筋肉痛のときはどうしたらいいの？

A 無理しなければ ストレッチしてもOK！

本書のストレッチで筋肉痛になることは基本的にはありませんが、ほかの運動などを行って筋肉痛になった場合でも、無理しなければストレッチを行って大丈夫です。痛みが強い、またその痛みのせいでうまく体が動かせないという場合は、その部位を動かすのは避け、ほかの部位のストレッチを行いましょう。

Q 特別な呼吸法はある？

A しっかり吸って しっかり吐くだけ！

何かに集中すると呼吸が止まったり、浅くなったりすることがあるので、ストレッチを行う際は、とにかくしっかり吸ってしっかり吐くこと、そして、息を止めないことを意識して行いましょう。最初は意識しないと深い呼吸はできないかもしれませんが、慣れてくると自然とその呼吸ができるようになるはずです。呼吸が深くなるとストレスが溜まりにくくなるといったメリットもあるので、ぜひ実践しましょう。

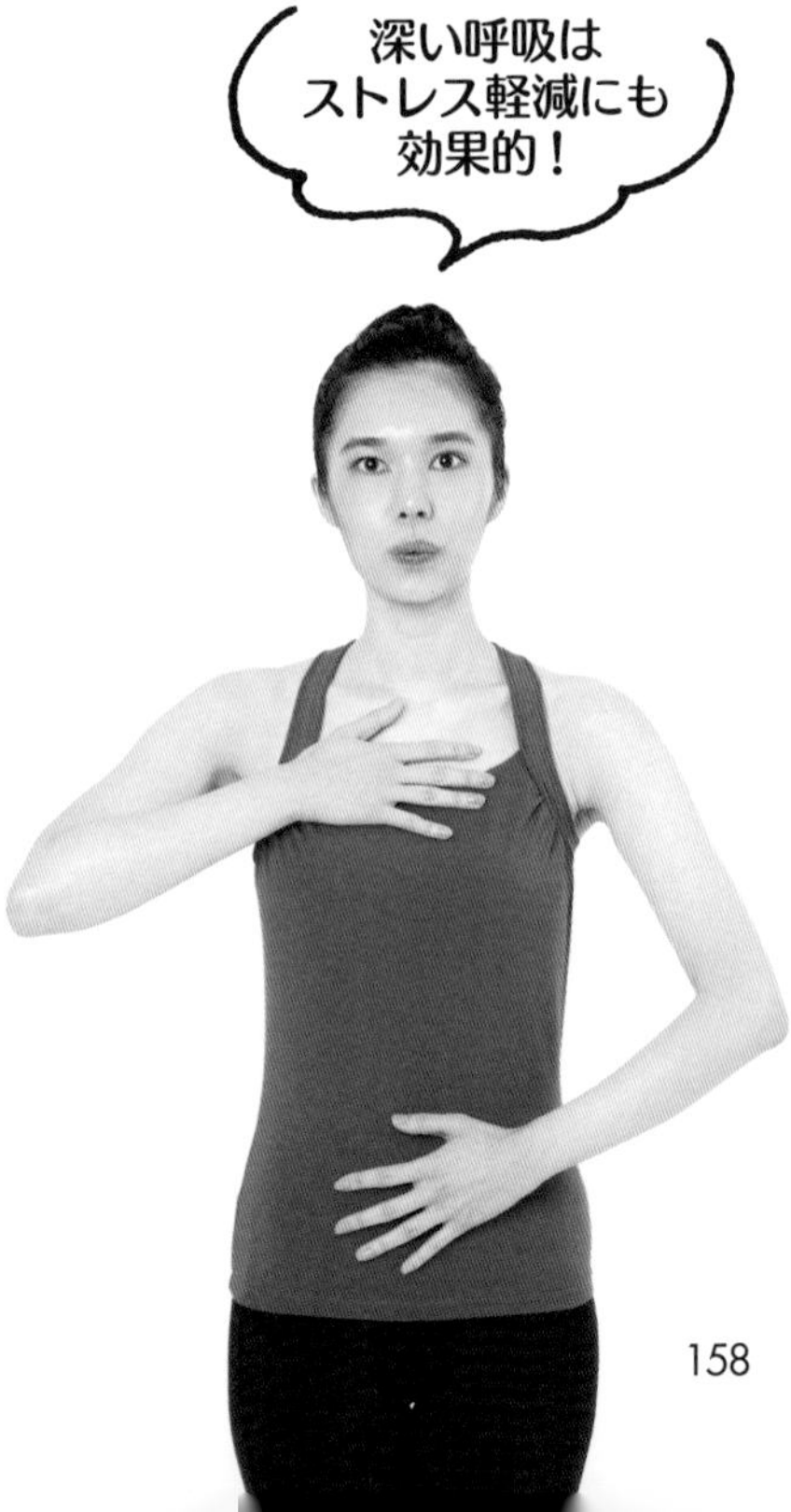

\ Check! /

正しい呼吸法➡24ページ

Q 筋力トレーニングも行ったほうがいい？

A できる人は取り入れて。まずはストレッチから！

早く効果を感じたい、姿勢を改善したいとあれもこれもといきなり頑張っても、長続きさせるのはとても大変です。もちろん、筋肉は使わないと筋力が落ちていくので、できるなら取り入れたほうがいいですが、続けなくては意味がありません。続かない人は本書のぶらぶら体操やストレッチを行うだけでも、十分、筋肉や関節はほぐれ、体のバランスが整ってくるはずです。急にいろいろなことを始めるよりも、まずは簡単なストレッチを無理なく続けていくことが大切です。

Q どのくらいの頻度で行えばいいの？

A 毎日何かしら行うのがベスト。でも、さぼっても大丈夫！

「朝昼晩、1日3回はストレッチしよう！」などとルールを決めてしまうと、そのルールがストレスになって続かないことも。無理にルール化せず、気づいたらやる、体が固まっていると思ったら動かしてみるくらいの感覚でOK！ ただ、できれば毎日、何かしら1種類でもいいのでストレッチまたはぶらぶら体操を行えるといいでしょう。ストレッチを行うと体が動きやすくなり、気分もリフレッシュできます。「気持ちいい！」と思えれば、もっとストレッチしたくなってくるはず。そうすればストレスなく続けられます。

Q ダイエットにストレッチを取り入れる場合、食事制限は必要？

A 食べすぎはもちろんNG。食事内容を見直すことが大切

ダイエットしていなくても、食べすぎやお酒の飲みすぎは健康のためによくないので避けましょう。早くやせたいからと急激な食事制限を行っても、ストレスが溜まるだけで長く続きません。まずは食事の量より、食事内容を見直すことが大切です。揚げ物など脂っぽいものや炭水化物の摂りすぎは控え、発酵食品や野菜などを中心にした食事を意識してみましょう。

＼Check!／

食事内容➡40ページ

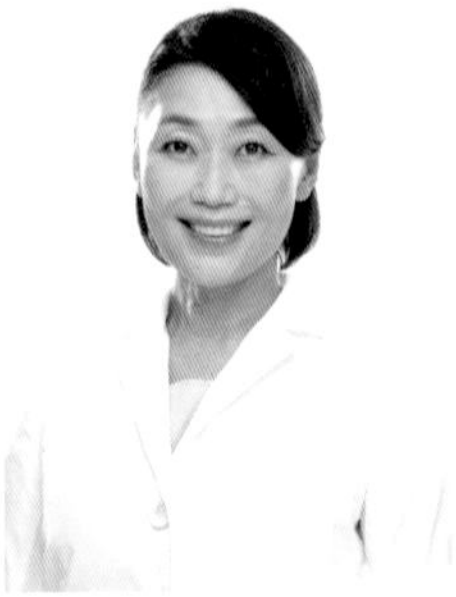

監修

中村格子

整形外科医師、医学博士・スポーツドクター、Dr. KAKUKO スポーツクリニック院長、JOC専任メディカルスタッフ(体操(新体操))。「健康であることは美しい」をモットーに各種競技の日本代表選手をはじめとしたトップアスリートを支えるかたわら、スポーツと医療の架け橋としてより多くの人の健康で美しい人生をサポートすべく自身のクリニックのほか、テレビ・雑誌などのメディアでも多数活動。トップアスリートのコンディショニングの経験から一般向けに独自のエクササイズを提案。特別な道具やテクニックは一切必要なく、体力に自信がない方や痛みのある方、運動が苦手な方でも安心して取り組んでいただけるエクササイズが特長。著書はベスト＆ロングセラーの『実はスゴイ！ 大人のラジオ体操』(講談社)をはじめ多数あり、累計は100万部を超える。

撮影	島本絵梨佳
ヘアメイク	岩澤衣里(プラスナイン)
モデル	井上友里
イラスト	矢野サラ(Art Studio サジッタ)
デザイン	田辺雅人
カバーデザイン	二宮貴子(jam succa)
校閲	東京出版サービスセンター
編集	尾形和華(成美堂出版編集部)
構成・文	小山暢子

硬い体をほぐす かんたんストレッチ

監　修　中《なか》村《むら》格《かく》子《こ》

発行者　深見公子

発行所　成美堂出版

〒162-8445　東京都新宿区新小川町1-7

電話(03)5206-8151 FAX(03)5206-8159

印　刷　大日本印刷株式会社

©SEIBIDO SHUPPAN 2023 PRINTED IN JAPAN

ISBN978-4-415-33280-2

落丁･乱丁などの不良本はお取り替えします

定価はカバーに表示してあります

• 本書および本書の付属物を無断で複写、複製(コピー)、引用することは著作権法上での例外を除き禁じられています。また代行業者等の第三者に依頼してスキャンやデジタル化することは、たとえ個人や家庭内の利用であっても一切認められておりません。